Abstrakte virtuelle Illusionen für die Schlaganfalltherapie

Thomas Schüler

Abstrakte virtuelle Illusionen für die Schlaganfalltherapie

Wie mit Hilfe virtueller Umgebungen motorisches Lernen gefördert werden kann

Mit einem Geleitwort von Prof. Dr. Joachim Hertzberg

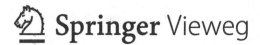 Springer Vieweg

Thomas Schüler
Osnabrück, Deutschland

Als Dissertation erschienen im Fachbereich Informatik an der Universität Osnabrück, 2014.
Diese Arbeit wurde gefördert durch ein Promotionsstipendium der Heinrich Böll Stiftung, Berlin.

ISBN 978-3-658-10060-5   ISBN 978-3-658-10061-2 (eBook)
DOI 10.1007/978-3-658-10061-2

Die Deutsche Nationalbibliothek verzeichnet diese Publikation in der Deutschen Nationalbibliografie; detaillierte bibliografische Daten sind im Internet über http://dnb.d-nb.de abrufbar.

Springer Vieweg
© Springer Fachmedien Wiesbaden 2015

Gedruckt auf säurefreiem und chlorfrei gebleichtem Papier

Springer Fachmedien Wiesbaden ist Teil der Fachverlagsgruppe Springer Science+Business Media
(www.springer.com)

Geleitwort

Die Informatik und die Informationstechnik als ihre kommerzielle Inkarnation lösen sich mehr und mehr aus der Starre ihres Herkunftsimages, der Befassung mit formalen Problemen, um große Rechner in unzugänglichen Rechenzentren mit kryptischen Anweisungen zu versorgen – ich überzeichne bewusst. Glücklicherweise sehen wir es immer öfter, dass in „Dingen" die Informationstechnik verschwindet hinter der Funktion, wie es bei gutem Design eigentlich immer der Fall sein sollte. Eine erhebliche Verstärkung dieser Entwicklung haben Computerspiele bewirkt, inzwischen auch die massenweise Verbreitung von Smartphones und natürlich nicht zuletzt die Tatsache, dass Kinder und Jugendliche inzwischen seit Jahren oder gar Jahrzehnten unter Umgang mit Computern aufwachsen. Etwas wie serious games, soziale Netzwerke oder auch Wikipedia wären vor 30 Jahren technologisch möglich, aber psychologisch und gesellschaftlich undenkbar gewesen.

Damit in Einklang bieten sich völlig neue Einsatz-Szenarien für Informationstechnik und entsprechend zugehörige neue Forschungs-Fragen. Einer solchen vor einigen Jahren noch nicht sinnvollen Frage geht die Dissertation von Thomas Schüler nach:

> Kann eine virtuelle Umgebung entwickelt werden, die algo-
> rithmisch aufbereitete visuelle Illusionen als Rückmeldung
> auf Bewegungen anzeigt und die in der Schlaganfallthera-
> pie zur Unterstützung des motorischen Lernens eingesetzt
> werden kann?

Die paradoxe Formulierung der „abstrakten virtuellen Illusionen" im Titel der Arbeit ist natürlich bewusst gewählt: Es geht einerseits darum, die Rückmeldungen so zu erzeugen, dass in der Therapie eine Immersion der Patienten geschieht, die zu einem intuitiven Umgang mit dem System führt, aber diese Immersion andererseits genau dadurch zu fördern, dass keine „realistischen" Illusionen versucht werden (die bei überschaubarem Maß an Programmierarbeit und Prozessorleistung vermutlich eh zusammenbrechen werden), sondern sie mit abstrakten Bildern zu induzieren, bei denen sie durch das subjektive Gefühl der Kontrollierbarkeit für den Patienten zustande kommt.

Und? Kann eine solche Umgebung entwickelt werden? Wird sie es hier? Sicherlich gäbe es den vorliegenden Band nicht, wenn die Antwort negativ wäre – ich denke, das darf ich bereits an dieser Stelle sagen, ohne Thomas Schülers Text die Schau zu stehlen. Andererseits hat die Frage zu viele und zu reichhaltige Facetten, als dass man sie mit einem platten „Ja, und das geht so: ..." beantworten kann. Die vorliegende Arbeit ist nicht zuletzt dadurch interessant und anregend, dass sie diese vielen Facetten sorgfältig beleuchtet, Schlüsse sehr vorsichtig zieht und am Ende fast mehr Fragen stellt als sie beantwortet. Das macht aber gerade ihren Reiz aus: Wer die Frage interessant findet und gerade deshalb nicht an einer kurzen Antwort im Management-Summary-Stil interessiert ist, der oder die wird Thomas Schülers Arbeit mit Gewinn lesen und ihre Ergebnisse wie die Fragen, die sie offenlegt, als die Basis fürs Weiterarbeiten sehen. Das Thema hat das Interesse Vieler verdient, und wer immer sich daran wagt, sollte die vorliegende Arbeit kennen.

Joachim Hertzberg

Danksagung

Der vorliegende Text ist das Ergebnis mehrerer Jahre Arbeit, in denen ich das Glück hatte, von vielen Menschen unterstützt und gefördert worden zu sein. Ohne diese Hilfe wäre das Fortkommen nicht denkbar gewesen und mein Dank gilt daher allen, die mir mit fachlichem Rat, bestärkenden Worten und Vertrauen zur Seite standen. Sie tragen einen wesentlichen Anteil an der Fertigstellung der Arbeit. Ich möchte einige Personen namentlich erwähnen.

Besonders bedanke ich mich bei meinem Doktorvater Prof. Dr. Joachim Hertzberg, der mir den Weg in die Wissenschaft eröffnet hat und der stets mit Überzeugung hinter mir stand. Danke für die immer offene Tür, die hilfreichen Hinweise und das Sicherstellen optimaler Rahmenbedingungen bei der Arbeit als Forscher.

Weiterhin bedanke ich mich bei Prof. Dr. Karsten Morisse, der mir während meiner Zeit als wissenschaftlicher Mitarbeiter an der Hochschule Osnabrück viele Freiheiten einräumte. Auch für die fachlichen und persönlichen Gespräche mit ihm bedanke ich mich herzlich.

Ich bedanke mich bei Prof. Dr. Harry von Piekartz, der die Durchführung der Pilotstudie ermöglichte und der als klinischer Experte meine Arbeit unterstützt hat. Mein Dank gilt auch Sonja Drehlmann und Friederike Kane, die im Rahmen ihrer Bachelorarbeit die Planung, Durchführung und Auswertung der Studie maßgeblich mitgestaltet haben. Ich danke Dr. Belinda Lange für die Aufnahme in ihrer Arbeitsgruppe am Institute for Creative Technologies während meines Forschungsaufenthalts in Los Angeles und für die dadurch ermöglichten ersten Kontakte zu klinischen AnwenderInnen. Außerdem danke ich allen PatientInnen und TherapeutInnen, die sich bereit erklärten, das entwickelte Therapiesystem im Rahmen der Studie und in den Anwendungstests auszuprobieren.

Ein großes Dankeschön richte ich an die KorrekturleserInnen der Arbeit: meine Eltern Friedegunde und Hermann Schüler, meine Brüder Michael und Thorsten Schüler, Dina Zimmermann, Kim Schlippschuh, Jochen Sprickerhof, Séverine Marguin und Luara Ferreira dos Santos. Abschließend sage ich den wichtigsten Menschen in meinem Leben danke für die unschätzbare Hilfestellung, die sie mir durch Sicherheit, Verständnis, Aufmerksamkeit und Zuneigung gewährt haben: meiner Familie und meiner Freundin Kim.

Thomas Schüler

Inhaltsverzeichnis

Abbildungsverzeichnis

Tabellenverzeichnis

1 Einleitung

Diese Arbeit beschreibt die Hintergründe, die Umsetzung und die empirische Untersuchung eines technisch gestützten, therapeutischen Ansatzes für die Schlaganfalltherapie. Ein neu entwickeltes Therapiesystem, die *Abstrakte Virtuelle Umgebung für Schlaganfalltherapie (AVUS)*, wird vorgestellt und dessen praktischer Einsatz erläutert. Die Arbeit leistet einen Beitrag aus Sicht der angewandten Informatik zum Forschungsfeld der neurologischen Rehabilitation. Die gewählte Herangehensweise liefert Hinweise für die Interaktionsgestaltung mit virtuellen Umgebungen. Es werden die folgenden Abschnitte behandelt:

- Einführung in die Arbeit

- Übersicht über das Forschungsfeld der Virtuellen Rehabilitation.

- Analytische Auseinandersetzung mit den Grundlagen der Schlaganfalltherapie, der psychologischen Wirkung virtueller Illusionen und der Interaktionsgestaltung mit virtuellen Umgebungen.

- Entwicklung von Gestaltungszielen und deren vermuteten therapeutischen Wirkungen.

- Beschreibung des auf dieser Auseinandersetzung aufbauenden Therapiesystems, sowie dessen iterativen und benutzerzentrierten Entwicklung.

- Erläuterung der empirischen Untersuchung des Therapiesystems in einer Pilotstudie. Vorstellung eines therapeutischen Ablaufs mit dem System.

- Diskussion der Forschungsergebnisse und Einordnung in den wissenschaftlichen und gesellschaftlichen Kontext.

- Fazit und Ausblick

1.1 Ausgangslage und Motivation

In den vergangenen Jahren gab es auf den Gebieten der virtuellen
Realität[1] sowie der neurologischen Rehabilitation Entwicklungen, die
beide Bereiche aneinander heranführen. Auf der einen Seite wurden
Technologien eingeführt, durch welche die Interaktion mit computergenerierten Welten auf Basis natürlicher Bewegungen kostengünstig,
unkompliziert und zuverlässig erfolgen kann. Die Sensoren der Nintendo Wii und der Microsoft Kinect sind Geräte, die ohne großen Aufwand
in jedem Wohnzimmer eingesetzt werden können, um Computerspiele
und andere virtuelle Umgebungen zu steuern.

Gleichzeitig verfolgen neue therapeutische Ansätze das Ziel, das
motorische Lernen nach einer neurologischen Schädigung mit Hilfe
visueller Informationen zu unterstützen. Diese Informationen werden
synchron zur Bewegung von PatientInnen erzeugt und trainieren die
kognitive Regelung der motorischen Aktion über die visuelle Wahrnehmung. Solche therapeutischen Ansätze können von der Verwendung
virtueller Umgebungen profitieren, wenn diese durch natürliche Bewegungen gesteuert werden. Mit Hilfe des Computers wird es möglich,
visuelle Informationen als Reaktion auf Bewegungen gezielt aufbereitet
zu erzeugen.

1.1.1 Ausgangslage

Eine zunehmend verbreitete Therapieform, die den beschriebenen
Ansatz verfolgt, ist die Spiegeltherapie (siehe Kapitel 2.2.4). Hierbei
wird die visuelle Illusion einer korrekten Bewegung für das motorische
Lernen genutzt. SchlaganfallpatientInnen mit Hemiparese[2] verwenden

---

[1]Virtuelle Realität bezeichnet im Kontext dieser Arbeit eine computergenerierte,
dreidimensionale Umgebung, mit der NutzerInnen in einem kontinuierlichen
zeitlichen Ablauf interagieren können. Diese Definition des Begriffs ist relativ
eng gefasst, eine kurze Auseinandersetzung mit anderen Definitionen erfolgt in
Abschnitt 1.4.

[2]Hemiparese bezeichnet eine neurologisch bedingte (teilweise) Lähmung der
Extremitäten einer Körperseite, die häufig nach Hirnschädigungen wie einem
Schlaganfall auftritt.

einen Spiegel, der auf ihrer sagittalen Körperachse vor ihnen so positioniert ist, dass er das Spiegelbild der gesunden Körperseite zeigt. Die PatientInnen bewegen nun die gesunde Extremität während sie sich darauf konzentrieren, das Spiegelbild als visuelle Rückmeldung für die Bewegung ihrer betroffenen Körperseite zu verwenden. Es entsteht der Eindruck synchroner, bilateraler Bewegung, obwohl aufgrund des Schlaganfalls die betroffene Seite tatsächlich eingeschränkt ist. Dabei finden Trainingseffekte hinsichtlich der eingeschränkten Extremität statt.

Die therapeutische Wirkung der Spiegeltherapie beruht auf der sogenannten sensomotorischen Bewegungsregulation. Demnach sind motorische Aktionen durch das zentrale Nervensystem im Sinne einer Rückkopplungsschleife geregelt (vgl. Kapitel 2.2.3). Jede komplexe Bewegungshandlung besteht aus einer fein granularen Wiederholung der Schritte Bewegungsvorstellung, -planung, -durchführung und -evaluation. Im Zuge der Evaluation werden die wahrgenommenen Sinnesreize mit dem angestrebten und zuvor antizipierten Ergebnis der Bewegung verglichen und das Ergebnis eines Durchlaufs steht für die Planung des nächsten Durchlaufs zur Verfügung. An dieser Stelle setzt die Spiegeltherapie an und erzeugt eine visuelle Illusion von korrekter Bewegung, durch welche der tatsächliche Bewegungserfolg überdeckt wird. Dies ist für die Rehabilitation von SchlaganfallpatientInnen deswegen von Bedeutung, weil die geschädigten Hirnareale auf diesem Weg über das visuelle System trainiert werden können.

Der Einsatz von virtuellen Umgebungen zur Erzeugung der visuellen Bewegungsrückmeldung anstelle eines Spiegels ist durch die neuen Interaktionsgeräte möglich (vgl. Kapitel 2.2.5) und aus mehreren Gründen interessant. Zunächst können dadurch Einschränkungen, welche durch die Positionierung des Spiegels bedingt sind, aufgelöst werden. Die PatientInnen können gegenüber einer virtuellen Umgebung eine freie Körperposition einnehmen und ggfs. während der Therapie stehen, sitzen oder liegen. Der Blick ist vorwärts gerichtet und Veränderungen der Kopfposition verhindern nicht die Illusion. Darüber hinaus können durch die Verwendung eines Computers zusätzliche Elemente in die virtuelle Umgebung integriert werden, welche Möglichkeiten für zielgerichtete Handlungen bieten. Die Gestaltung kann den PatientInnen helfen, sich auf die Illusion zu konzentrieren. Die Fokussierung auf die virtuelle Umgebung kann zusätzlich durch die Wahl geeigneter Ausgabetechnologien, wie z.B. Head-Mounted-Displays oder die Projektion auf eine große Leinwand gesteigert werden.

Der wesentlichste Mehrwert ergibt sich jedoch aus einer strikt technischen Betrachtung des digitalen Mediums. Der Computer hat das Potential zur gezielten, algorithmischen Aufbereitung der Bewegungsinformationen, bspw. durch die Transformation der Daten von einer Repräsentation in eine beliebige andere (siehe Kapitel 2.4.4). Das Fachgebiet der Visualisierung befasst sich mit der Darstellung von Informationen in einer offensichtlichen und ästhetisch ansprechenden Form. Das Ziel ist es, die Betrachtung der Visualisierung für die NutzerInnen bedeutsamer und interessanter zu machen, als es die Betrachtung der ursprünglichen Daten gewesen wäre.

Genau dieses Ziel kann auch für die Gestaltung der virtuellen Umgebung im Kontext der neurologischen Therapie übernommen werden. Die von den PatientInnen aufgezeichneten Bewegungsinformationen können algorithmisch so aufbereitet und angezeigt werden, dass die Interaktion mit der Umgebung für die Rehabilitation nach einem Schlaganfall bedeutsamer ist, als die reine Wahrnehmung eines Spiegelbilds. Es können abstrakte virtuelle Umgebungen entstehen, welche wesentliche Aspekte der motorischen Aktion visualisieren. Das digitale Medium bietet zudem die Möglichkeit, die Umgebungen ästhetisch ansprechend zu gestalten, so dass sie zur Bewegung motivieren und die Konzentration auf die Illusion fördern. Auf diesem Weg kann der therapeutische Ansatz des motorischen Lernens anhand von visuellen Informationen durch den Computereinsatz weiter entwickelt werden. Die Plausibilität dieses Vorgehens wird in der vorliegenden Arbeit untersucht.

1.1.2 Motivation

Der Einsatz von virtueller Realität für therapeutische Zwecke wird unter dem Begriff „Virtuelle Rehabilitation" untersucht (siehe Kapitel

2.1). Seit mehreren Jahren werden technische Systeme für unterschiedliche Pathologien und therapeutische Ansätze entwickelt[3]. Bei der Betrachtung des Spektrums der angebotenen Systeme fällt auf, dass deren visuelle Gestaltung häufig eng an der realen Welt orientiert ist. Es werden Avatare (siehe Abschnitt 1.4) oder virtuelle Körperteile angezeigt, die von den PatientInnen gesteuert werden, um mit realistischen Objekten im Sinne eines Computerspiels zu interagieren. Die zugrunde liegende, konventionelle Therapie ist oft deutlich zu erkennen und die Verwendung der Technologie geschieht insbesondere unter dem Aspekt der gesteigerten Motivation durch die Aufgaben des Computerspiels sowie der Möglichkeit der Erfolgskontrolle anhand von Punkten und Levels.

Aus der Perspektive der Informatik ist eine enge Orientierung an der konventionellen Therapie nicht unbedingt naheliegend. Vielmehr steht zu Beginn der Anwendungsentwicklung eine abstrakte Analyse der Mechanismen des therapeutischen Ansatzes sowie der Möglichkeiten der technischen Ausstattung. Der darauf aufbauende Systementwurf stellt dann eine Lösung dar, welche die notwendigen Mechanismen unter optimaler Ausnutzung der technischen Möglichkeiten bedient. Hierbei können neue Abläufe definiert werden, welche die intrinsischen Eigenschaften des Mediums berücksichtigen. Diese Herangehensweise ist geeignet, innovative Therapien für die Virtuelle Rehabilitation zu entwickeln, die mit herkömmlichen Mitteln nicht möglich sind. Darüber hinaus kann sie auch für die Interaktionsgestaltung mit virtuellen Umgebungen insgesamt wertvoll sein.

Vor diesem Hintergrund zeigt die vorliegende Arbeit der neurologischen Therapie nach einem Schlaganfall Perspektiven der anwendungsorientierten Informatik auf. Ein Therapiesystem zur Unterstützung des motorischen Lernens durch visuelle Illusionen wurde entwickelt, das mit Hilfe einer virtuellen Umgebung eine völlig neue Therapieform darstellt, die mit herkömmlichen Mitteln nicht möglich wäre. Durch die gezielte Gestaltung der virtuellen Umgebung werden visuelle Reize

---

[3]Auch für den beschriebenen Ansatz der Spiegeltherapie gibt es Lösungen mit virtuellen Umgebungen (siehe Kapitel 2.1.5).

erzeugt, die für die PatientInnen wesentliche Bewegungsinformationen enthalten und die gleichzeitig die Konzentration auf die Illusion
erleichtern. Dabei wird durch die Umgebung eine animierende und
fokussierende Atmosphäre geschaffen. Es wurde eine theoriegeleitete
Entwicklung verfolgt, welche die Grundlagen der Schlaganfalltherapie
berücksichtigte (siehe Kapitel 2.2), Hinweise zur Gestaltung konzentrationsfördernder virtueller Umgebungen aus Untersuchungen zum
Thema Präsenz aufgriff (siehe Kapitel 2.3) und Aspekte der Interaktionsgestaltung mit virtueller Realität einbezog (siehe Kapitel 2.4).

Die Arbeit ist beispielhaft für eine zunehmend populäre Herangehensweise bei der Gestaltung von Mensch-Computer Schnittstellen.
Unterstützt durch die Verbreitung und den Erfolg von Computerspielen ist seit einigen Jahren die Verwendung von Spieletechnologie und
-design für Zwecke jenseits der reinen Unterhaltung vorangeschritten.
Mit dem Begriff „Gamification" wird die Anreicherung von produktiven
Computeranwendungen mit spielerischen Elementen bezeichnet und
damit ist das Ziel verbunden, den BenutzerInnen bei der Interaktion
positive Erfahrungen zu ermöglichen (siehe Kapitel 2.4.3). Auch für
diesen Bereich ist der Ansatz der Orientierung an den intrinsischen
Eigenschaften des Mediums von Bedeutung. Die Ergebnisse der vorliegenden Arbeit werden daher auch im Kontext anderer Anwendungen
virtueller Realität diskutiert (siehe Abschnitt 5.4.3).

Die Rehabilitation nach einem Schlaganfall verläuft langsam und
häufig erlangen PatientInnen ihre Fähigkeiten und Fertigkeiten nicht
vollständig zurück (siehe Kapitel 2.2.1). Allerdings sind insbesondere
durch die verstärkte Forschungstätigkeit auf dem Gebiet der Neurologie in den letzten Jahren neue therapeutische Ansätze entwickelt
worden, durch welche die Effizienz und Effektivität der Rehabilitation gesteigert wird. Diese neuen Ansätze können vom Einsatz der
Computertechnik profitieren. Die Untersuchung des Potentials der
Technologie zur Verbesserung der Schlaganfallrehabilitation erscheint
daher vielversprechend.

1.2 Problemstellung

In den vorigen Abschnitten wurde die Problemstellung der Arbeit bereits skizziert. Als Ziel sollte ein Therapiesystem für die Schlaganfallrehabilitation entwickelt werden, welches den Ansatz des motorischen Lernens durch visuelle Illusionen verfolgt. Die wichtigste Aufgabe war es, hierfür eine virtuelle Umgebung zu gestalten, welche die Konzentration der PatientInnen erleichtert, zum Training animiert und durch gezielt aufbereitete visuelle Bewegungsrückmeldungen das motorische Lernen unterstützt. Es wurde theoriegeleitet vorgegangen, um die Potentiale der Technologie für die Gestaltung auszunutzen. Das entwickelte System sollte in der praktischen Anwendung überprüft und sowohl durch TherapeutInnen als auch durch PatientInnen beurteilt werden. Aus dieser Überprüfung wurden erste Erkenntnisse zur therapeutischen Wirkung des Systems insgesamt sowie der visuellen Illusionen im Speziellen gewonnen.

Die theoriegeleitete Entwicklung und der interdisziplinäre Ansatz der Arbeit erforderten die Auseinandersetzung mit einer Reihe von Forschungsfragen, die im folgenden Abschnitt dargestellt werden. Aus der Problemstellung leiteten sich außerdem Forschungsziele ab, die anschließend aufgeführt und am Ende der Arbeit verifiziert werden. Zudem erforderte der realisierbare Umfang eine Eingrenzung der Untersuchung und eine Fokussierung der Anwendungsentwicklung. Diese Eingrenzung wird deutlich gemacht und im Schlussteil der Arbeit im Rahmen des Ausblicks erneut aufgegriffen.

1.2.1 Forschungsfragen

Die in dieser Arbeit behandelte, zentrale Forschungsfrage lautet:

> *Kann eine virtuelle Umgebung entwickelt werden, die algorithmisch aufbereitete, visuelle Illusionen als Rückmeldung auf Bewegungen anzeigt und die in der Schlaganfalltherapie zur Unterstützung des motorischen Lernens eingesetzt werden kann?*

Aus dieser allgemeinen Frage leiten sich folgende Detailfragen ab:

- Welche kognitiven Mechanismen bilden die Grundlage des motorischen Lernens durch visuelle Informationen?

- Welche Rolle spielt die Realitätsnähe des visuellen Eindrucks bei der Spiegeltherapie?

- Wie kann die sensomotorische Bewegungsregulation durch abstrakte Illusionen unterstützt werden?

- Wie kann eine virtuelle Umgebung die Konzentration auf und Identifikation mit einer Illusion fördern?

- Kann ein Therapiesystem entwickelt werden, das die Mechanismen des motorischen Lernens durch visuelle Informationen anspricht und dafür die Potentiale der Technologie zur Transformation von Daten ausnutzt?

- Welche zusätzlichen Komponenten können in diesem Therapiesystem zur Bewegung animieren und damit zur Effizienz beitragen?

- Ist die Anwendung eines solchen Therapiesystems im klinischen Kontext plausibel?

- Wie beurteilen PatientInnen und TherapeutInnen diesen therapeutischen Ansatz?

Zusätzlich ist die Arbeit durch zwei übergeordnete Forschungsfragen geprägt:

- Können die intrinsischen Eigenschaften des digitalen Mediums die Rehabilitation neurologischer Erkrankungen unterstützen?

- Welche Potentiale ermöglichen die intrinsischen Eigenschaften des digitalen Mediums der Interaktionsgestaltung im Kontext virtueller Realitäten?

1.2.2 Forschungsziele

Es werden vier zentrale, aufeinander aufbauende Forschungsziele verfolgt:

- Die Herleitung einer theoretischen Grundlage für die Verwendung von algorithmisch aufbereiteten visuellen Illusionen zur Unterstützung des motorischen Lernens in der Schlaganfalltherapie.

- Die Entwicklung eines Therapiesystems, welches eine praktische Realisierung des ersten Forschungsziels darstellt und welches die Plausibilität der Theorie mit einer konkreten Anwendung demonstriert.

- Eine prospektive Untersuchung des Therapiesystems in der praktischen Anwendung mit SchlaganfallpatientInnen, deren Ergebnisse als Grundlage für anschließende, umfassende klinische Studien verwendet werden können.

- Die Diskussion der theoretischen Grundlagen, des entwickelten Systems und der Ergebnisse der praktischen Anwendung hinsichtlich der Implikationen für die Virtuelle Rehabilitation und anderer Einsatzbereiche virtueller Realität.

1.2.3 Eingrenzung

Die vorgestellte Untersuchung ist interdisziplinär und anwendungsorientiert. Es wurde ein technisches System entwickelt, das neue Forschungsergebnisse aus den Bereichen der Neurologie, der Therapie des Schlaganfalls sowie der Gestaltung virtueller Umgebungen in einer innovativen Anwendung zusammenführt. Die Notwendigkeit einer praktischen Realisierung sowie der noch junge Forschungsstand des zugrunde liegenden therapeutischen Ansatzes erforderten die Eingrenzung der Untersuchung.

Der Fokus der wissenschaftlichen Auseinandersetzung wurde auf die Gestaltung der visuellen Bewegungsrückmeldung gelegt. Grundsätzlich können auch andere sensorische Kanäle für den oben beschriebenen therapeutischen Ansatz von Bedeutung sein, beispielsweise taktile Reize oder auditive Rückmeldungen. Diese können ebenfalls durch den Computereinsatz gezielt erzeugt werden und die Therapie damit weiterentwickeln. Dennoch erfolgte im Rahmen dieser Arbeit keine

detaillierte Untersuchung der Informationen auf diesen Kanälen. Soweit eine auditive Komponente verwendet wurde, geschah dies nur
unter dem Aspekt der konzentrationsfördernden und animierenden
Gestaltung der Umgebung.

Durch das Erreichen der in Abschnitt 1.2.2 genannten Forschungsziele kann die in Abschnitt 1.2.1 angeführte allgemeine Forschungsfrage
nicht abschließend beantwortet werden. Für die Bestimmung der therapeutischen Wirksamkeit wären weitere klinische und neurologische
Studien erforderlich, die in der frühen Entwicklungsphase des Systems
und im Rahmen der Arbeit nicht durchgeführt werden konnten. Zunächst standen die wissenschaftlich fundierte Entwicklung des Systems
und das Sammeln erster Erfahrungen im praktischen Einsatz im Vordergrund. Die Ergebnisse der Arbeit sollen daher gemessen werden
an der Plausibilität des theoretischen Ansatzes, der softwaretechnischen Realisierung sowie der Aufnahme erster Rückmeldungen der
Zielgruppe. Es sollte eine Ausgangsbasis geschaffen werden, von der
aus weitere Entwicklungen und Untersuchungen den klinischen Nutzen
des Ansatzes belegen können.

1.3 Beitrag

Der wesentliche Beitrag der vorliegenden Arbeit ist die Konzeption
und prototypische Realisierung eines innovativen, technisch gestützten
Systems für die Schlaganfalltherapie. Die theoriegeleitete Entwicklung und die vorläufige Untersuchung der praktischen Anwendung
tragen außerdem Erkenntnisse bei, welche für die berührten Wissen-
schaftsfelder von Bedeutung sind. Der folgende Abschnitt erläutert
die Einordnung der Arbeit in das wissenschaftliche Umfeld.

Die Arbeit hat darüber hinaus eine gesellschaftliche Bedeutung.
Sie thematisiert Fragen der Versorgung von PatientInnen nach einem
Schlaganfall und untersucht die Möglichkeiten der Verwendung von
Computertechnologie hierfür. Außerdem stellt die entwickelte virtuelle
Umgebung exemplarisch die Potentiale einer an den intrinsischen
Eigenschaften des digitalen Mediums orientierten Gestaltung vor.

1.3.1 Einordnung der Arbeit

Die Arbeit ordnet sich ein in das Forschungsfeld der Virtuellen Rehabilitation (siehe Kapitel 2.1). Dieses Feld ist durch die klinische Anwendung geprägt und umfasst insbesondere die Bereiche der Neurologie und der physio- bzw. ergotherapeutischen Behandlung neurologischer Schäden. Darüber hinaus ist die Virtuelle Rehabilitation - aufgrund des Einsatzes von spielerischen Elementen für Zwecke jenseits der Unterhaltung - ein Beispiel für die Gamification produktiver Computeranwendungen. Die Fragestellung der Wirkung visueller Bewegungsrückmeldungen und die an den intrinsischen Eigenschaften des digitalen Mediums orientierte Gestaltung ist für die Entwicklung virtueller Umgebungen von Bedeutung.

Beitrag zur Virtuellen Rehabilitation

Der Ansatz, abstrakte visuelle Illusionen für die Bewegungsrückmeldung zu verwenden, ist neu. Ein ähnliches Vorgehen kann auch für die Entwicklung weiterer Therapiesysteme eine Rolle spielen. Die gelieferten Hinweise über die Gestaltung solcher Rückmeldungen können das motorische Lernen in virtuellen Umgebungen unterstützen. Die Potentiale der Computertechnologie in der therapeutischen Anwendung sind diesbezüglich noch nicht ausgeschöpft. Mit dieser Arbeit werden die Möglichkeiten abstrakter Darstellungsformen für die Virtuelle Rehabilitation demonstriert.

Das Forschungsfeld der Virtuellen Rehabilitation ist in Deutschland bislang wenig bekannt. Während Arbeitsgruppen im Ausland bereits seit mehreren Jahren eine öffentlichkeitswirksame Forschung gelingt und zunehmend Kliniken und Praxen Geräte für den Einsatz der Technologien anschaffen, ist dies hierzulande bislang kaum gelungen. Ein Aspekt der vorliegenden Arbeit ist daher auch die Bekanntmachung des Forschungsfeldes in Deutschland.

Beitrag zur Neurologie und zur motorischen Therapie

Der Ansatz des motorischen Lernens mittels visueller Informationen
ist relativ jung und viele Fragen bezüglich der beteiligten kognitiven
Prozesse sind noch offen (siehe Abschnitt 2.2.4). Das entwickelte Therapiesystem ermöglicht es, nähere Informationen darüber zu sammeln.
Insbesondere ist eine abstrakte Gestaltung der Darstellung geeignet
der Theorie der sensomotorischen Bewegungsregulation Hinweise über
die Bedeutung der visuellen Rückmeldung zu liefern.

Der therapeutischen Praxis ist lange bekannt, wie wichtig die Motivation und Teilnahmebereitschaft der PatientInnen bei den durchzuführenden Interventionen ist. Mit herkömmlichen Methoden ist es
häufig schwierig, die Motivation dauerhaft aufrecht zu halten (siehe
Abschnitt 2.2.2). Die Verwendung von Elementen aus Computerspielen
kann hierfür zuträglich sein. Dies wird anhand der Literatur sowie
durch das entwickelte System exemplarisch demonstriert. Hierdurch
soll der Einsatz verfügbarer Computerspiele für die Behandlung von
PatientInnen mit unterschiedlichen Diagnosen angeregt werden.

Beitrag zur Interaktionsgestaltung mit virtuellen Umgebungen

Das Ziel der Interaktionsgestaltung ist es, die Bedienung von Computern und Software für Menschen möglichst intuitiv und natürlich
erscheinen zu lassen. Was aber ist natürliche Interaktion mit dem
digitalen Medium? Die Verwendung von Bewegung als Eingabeme-
thode erscheint naheliegend. Darüber hinaus ist die Symbolik und
Metaphorik der Schnittstelle entscheidend. Neben der rein technischen
Wahl der Methode stellt sich die Frage, welche Prozesse durch die
Interaktion ausgelöst werden und auf welche Weise die transferierten
Daten gestaltet sein sollen, damit die Auseinandersetzung mit der
Technologie für den Menschen möglichst natürlich erscheint. Insbesondere im Kontext von virtuellen Umgebungen kann eine Orientierung
an der realen Welt für den Nutzer unnatürlich sein (siehe Kapitel
2.3.3). Darüber hinaus kann der Informationsaustausch mit der Technologie möglicherweise effizienter erfolgen, wenn die Beschränkungen
der realen Welt überwunden werden.

Die vorliegende Arbeit stellt diese Frage im Rahmen der therapeutischen Anwendung, die Ergebnisse sind aber auch für die Gestaltung der Interaktion mit anderen virtuellen Umgebungen relevant. Durch die zunehmende Verbreitung von Spielekonsolen neuester Generation bekommt die virtuelle Realität wieder mehr Bedeutung. Gleichzeitig erreichen viele der immer komplexer gewordenen Anwendungen auf herkömmlichen Desktop-Computern die Grenzen der menschlichen Verarbeitungskapazität. Diesem Problem wird unter anderem mit der Gamification dieser Anwendungen begegnet (siehe Abschnitt 2.4.3). Die Verwendung abstrakter, nicht an der realen Welt orientierter Metaphern sollte hierfür in Betracht gezogen werden.

1.3.2 Gesellschaftliche Bedeutung

Die gesellschaftliche Bedeutung der Arbeit leitet sich aus der Einführung eines Therapiesystems für die Schlaganfalltherapie ab.

Epidemiologie Schlaganfall

Der Schlaganfall ist weltweit eine der häufigsten Ursachen für Behinderungen im Erwachsenenalter und die dritthäufigste Todesursache [98, S. 1179]. In Deutschland ereignen sich derzeit jährlich ca. 196.000 erstmalige Schlaganfälle und weitere ca. 66.000 wiederholte Schlaganfälle [75]. Durch die zu erwartende Alterung der Bevölkerung ist mit einer steigenden absoluten Zahl an SchlaganfallpatientInnen zu rechnen. Medizinische Innovationen haben zu einer höheren Überlebensrate nach einem Schlaganfall geführt. Daraus folgt eine zusätzlich höhere Anzahl an Menschen, die mit den Folgen eines Schlaganfalls leben [208, S. 1].

Die Prävalenz (Erkrankungshäufigkeit) des Schlaganfalls wird durch Risikofaktoren beeinflusst. Dazu gehören mit Bewegungsmangel und Adipositas zwei Faktoren, die in der heutigen Gesellschaft zunehmend auftreten [20].

Eine systematische Versorgung durch therapeutische Interventionen insbesondere in den ersten Monaten nach einem Schlaganfall beeinflusst den Erfolg der Rehabilitation positiv [106]. Sie macht allerdings auch

den Großteil der für das Gesundheitssystem entstehenden Kosten aus
(37%), die sich im Durchschnitt für alle PatientInnen auf 18.517 Euro
im ersten Jahr belaufen [98, S. 1181]. Im Jahr 2004 beliefen sich die
finanziellen Aufwendungen der gesetzlichen Versicherungsanstalten
in Deutschland für die Behandlung von erstmaligen ischämischen
Schlaganfällen[4] auf 7,1 Milliarden Euro (ib.).

Drei Monate nach einem Schlaganfall ist immer noch jeder bzw.
jede fünfte PatientIn an den Rollstuhl gebunden und jeder bzw. jede
Zweite bleibt in der Durchführung von Alltagsaktivitäten deutlich
beeinträchtigt [208, S. 1]. Etwa 80% der PatientInnen erleiden motorische Einschränkungen durch den Schlaganfall [107, S. 741]. Die
PatientInnen sind im Anschluss an die Akuttherapie der klinischen
Erstversorgung auf physio- und ergotherapeutische Maßnahmen angewiesen. Es gibt heute keine medikamentöse Behandlung, welche
Beeinträchtigungen, die über mehr als 24 Stunden nach einem Schlaganfall bestehen, beeinflussen kann [208, S. 1].

Vor diesem Hintergrund gewinnt die (Weiter-)Entwicklung effektiver
Therapieverfahren an Dringlichkeit. „Letztendlich besteht ein großer
Bedarf an einer wissenschaftlich untermauerten und effizienten Rehabilitation nach Schlaganfall, welche auf die Ziele der Patienten und deren
Angehörige ausgerichtet ist." (ib.) Dabei steht die motorische Rehabilitation im Vordergrund. Das Wiedererlangen motorischer Funktion
hat den größten Effekt auf die Lebensqualität der PatientInnen und
ihrer Familien [107, S. 741].

Das Potential neuer Technologien wird in der therapeutischen Anwendung noch wenig ausgenutzt. Erst seit einigen Jahren können
Computer kostengünstig und zuverlässig durch Bewegungen gesteuert werden, wodurch sie für die motorische Rehabilitation interessant
werden. Die Entwicklung und Untersuchung von Therapiesystemen,
die virtuelle Umgebungen einsetzen, erscheint dabei geeignet, die Rehabilitation eines der bedeutsamsten Krankheitsbilder der modernen

---

[4]Der ischämische Schlaganfall ist Resultat einer durch Minderdurchblutung bedingten Sauerstoffunterversorgung im Gehirn. Er stellt mit etwa 80% die häu-
figste Form des Schlaganfalls dar [106, S. 1694]. Auf die Unterscheidung der
verschiedenen Schlaganfalltypen wird in Kapitel 2.2.1 eingegangen.

Gesellschaft zu unterstützen. Die Steigerung der Effizienz und der Effektivität der Therapie sowie die Verbesserung der Lebensqualität der PatientInnen und ihrer Familien beeinflussen das Wohlbefinden einer wachsenden Gruppe von Menschen und senken die durch die Behandlung entstehenden Kosten. Der Einsatz moderner Technologie kann dadurch dazu beitragen, den heute hohen Standard des Gesundheitssystems auch zukünftigen Generationen zu sichern.

Klinische Anwendung

Die Einführung von Technologie in einem auf die zwischenmenschliche Interaktion angewiesenen und sensiblen Anwendungsfeld wie der Therapie von SchlaganfallpatientInnen ist kritisch zu hinterfragen. Es muss eine Auseinandersetzung mit einer Reihe potentiell negativer Effekte erfolgen, die einerseits grundsätzlich mit der Einführung von Computertechnologie einher gehen und die andererseits speziell im klinischen Anwendungsfeld von Bedeutung sind. Für die Vermeidung dieser Effekte ist es wesentlich, zu einem frühen Zeitpunkt Vorkehrungen zu treffen.

Die Einführung des Computers hat in vielen Arbeitsbereichen neben der erhofften Effizienzsteigerung für die NutzerInnen zu einer zunehmenden Fokussierung auf die Technologie bei abnehmendem Kontakt zu anderen Menschen geführt. Im Kontext der therapeutischen Anwendungen wäre diese Entwicklung fatal. Die PatientIn-TherapeutIn Interaktion ist für den Rehabilitationserfolg von zentraler Bedeutung (siehe Abschnitt 2.1.3). Die neu entwickelten Therapiesysteme müssen daher als ein Instrument in den Händen der TherapeutInnen verstanden und entsprechend gestaltet werden. Die Betreuung der Therapie und die zwischenmenschliche Beziehung müssen durch die Systeme mindestens in dem Maße eingefordert werden, in dem sie heute erfolgen. Dies wurde im Rahmen der im weiteren Verlauf beschriebenen Entwicklung berücksichtigt und wird am Ende der Arbeit weiter diskutiert.

Zusätzlich gilt es bei der klinischen Anwendung den Datenschutz und die Privatsphäre der Menschen besonders zu beachten. Gesundheitsrelevante Informationen dürfen keinesfalls personenbezogen oder ohne besondere Sicherung und Autorisation gespeichert und ausgetauscht werden. Durch die Verwendung des Computers kann die Therapie allerdings von den Möglichkeiten der automatisierten Datenverarbeitung und Vernetzung profitieren. Die Einführung solcher Methoden muss jedoch durch eine möglichst breite gesellschaftliche Debatte unterstützt werden und die Umsetzung mit entsprechenden Vorsichtsmaßnahmen für Dritte unzugänglich erfolgen. Soweit dies für das entwickelte Therapiesystem in Frage kam, wurden entsprechende Maßnahmen getroffen. Im Ausblick der Arbeit wird diese Problematik erneut aufgegriffen und für das gesamte Feld der Virtuellen Rehabilitation diskutiert.

1.4 Was ist virtuelle Realität?

Der Begriff virtuelle Realität steht für einen alten Menschheitstraum und bezeichnet eine mittels Technologie realisierte Schöpfung von fiktiven oder realistischen Welten, die betreten und mit allen Sinnen erfahren werden können. Die Grenzen dessen, was hierbei als „Welt" und was als „Technologie" bezeichnet werden kann, sind fließend und bei einer weiten Auffassung können bereits Höhlenmalereien - wie bspw. die erstaunlich lebhaften Tierdarstellungen im französischen Lascaux (ca. 20.000 v. Chr.) - als virtuelle Realitäten bezeichnet werden [164, S. 581ff]. Eine sinnvolle Eingrenzung beschränkt sich allerdings auf die Betrachtung von elektronisch erzeugten Welten.

Mit der Entwicklung der Computertechnik waren schon früh visionäre Zukunftsszenarien verbunden, in denen Technologien zum Einsatz kommen, die virtuelle Welten erzeugen. Morton Heilig stellte 1962 seine sogenannte „Sensorama" Maschine vor. Diese gab einen Film stereographisch wieder, erzeugte dazu Raumklang, Düfte und Luftbewegung, und vermittelte haptische Eindrücke [70]. Sensorama gilt als erste realisierte Form einer virtuellen Realität im engeren Sinne. Der Begriff wurde dann allerdings erstmals im Jahr 1982 in Damien Brodericks Roman „The Judas Mandala" für die Bezeichnung einer entsprechenden Technologie verwendet. Es folgte eine Popularisierung der grundlegenden Ideen mit dem Begriff des „Cyberspace", der durch William Gibsons Klassiker „Neuromancer" (1984) geprägt ist, und dem „Holodeck" auf dem Raumschiff Enterprise in Gene Roddenberrys „Star Trek: The Next Generation" (1987). Im akademischen Bereich gilt Jaron Lanier als Vordenker [8] und er gründete 1984 zusammen mit Thomas Zimmermann das Unternehmen „VPL Research", das Hard- und Softwarekomponenten für die Interaktion mit virtuellen Realitäten vermarktete (z.B. Datenhandschuhe, 3d-Grafikengines).

Seit diesen frühen Entwicklungen bezeichnet virtuelle Realität vor allem *computererzeugte dreidimensionale Umgebungen, die über mehrere Sinne erfahren werden und in denen BenutzerInnen mit Hilfe natürlicher Interaktionsformen in einem kontinuierlichen zeitlichen Ablauf handeln* (vgl. [21, 164, 188]). Dies soll in dieser Arbeit als Definition gelten. Für die Darstellung von virtuellen Umgebungen werden unterschiedliche Endgeräte verwendet, wie bspw. Head-Mounted Displays, raumgreifende Projektionen, 3d-Brillen oder einfache Bildschirme, und die Interaktion erfolgt bspw. über Datenhandschuhe, kamerabasierte Bewegungsaufzeichnung oder Sprache. Die Begriffe *virtuelle Realität, virtuelle Umgebung* und *virtuelle Welt* werden im Folgenden synonym verwendet. In der Literatur werden ähnliche Technologien und Konzepte außerdem als „Cyberspace", „Computer Simulation" und „künstliche Realität" bezeichnet [8].

Trotz der bereits früh vorhandenen Endgeräte und der visionären Anwendungsbeispiele setzten sich virtuelle Realitäten zunächst nicht durch [201]. Erst der Erfolg von Computer- und Videospielen in den vergangenen zehn Jahren führte zu einem Aufleben der Branche und seit der Einführung der Nintendo Wii Konsole im Jahr 2006 und der Microsoft Kinect für die Xbox im Jahr 2010 kann eine signifikante Verbreitung von entsprechenden Technologien beobachtet werden. Computerspiele sind daher auch eine typische Anwendung virtueller Realität, allerdings wird diese bereits seit den 1990er Jahren auch zu Trainingszwecken z.B. in Form von Flugsimulatoren, zur Planung von medizinischen Operationen, zur Visualisierung architektonischer Entwürfe oder in der Industrie für die Produktentwicklung eingesetzt [22].

Häufig sind die BenutzerInnen in virtuellen Umgebungen durch grafische Objekte repräsentiert. Solche Repräsentationen werden als *Avatare* bezeichnet und die BenutzerInnen führen über die Steuerung dieser „Stellvertreter" Aktionen in der Umgebung aus [188, S. 13]. Je nach Kontext der Umgebung sind Avatare anthropomorphe Figuren (von menschlicher Form) oder stellen beliebig abstrakte und fiktive Formen dar.

1.5 Aufbau der Arbeit

Die Arbeit ist folgendermaßen strukturiert.

Kapitel 2 gibt den Stand der Forschung auf dem Gebiet der Virtuellen Rehabilitation wieder und behandelt die weiteren wissenschaftlichen Grundlagen, die für die Entwicklung des Therapiesystems von Bedeutung waren. Dies sind zunächst neurologische Erkenntnisse über die Behandlung des Schlaganfalls und das motorische Lernen mit visuellen Informationen. Dann wird das Konzept der Präsenz in virtueller Realität erläutert und die Bedeutung dieses Gefühls für die neurologische Therapie herausgestellt. Abschließend werden theoretische und praktische Aspekte der Interaktionsgestaltung mit virtueller Realität besprochen.

Kapitel 3 beschreibt die Entwicklung, die aktuelle Version und die erste praktische Überprüfung des AVUS-Therapiesystems. Zuerst werden die in Kapitel 2 erläuterten Grundlagen hinsichtlich der Gestaltung der virtuellen Umgebung ausgewertet und es werden Gestaltungsziele und erwartete therapeutische Wirkungen aufgestellt. Dann werden technische Anforderungen und therapeutische Rahmenbedingungen des Systems beschrieben. Es folgt eine Dokumentation der AVUS aus Anwendersicht, die auch auf wesentliche softwaretechnische Methoden eingeht, welche die virtuelle Umgebung hervorbringen. Abschließend wird die iterative Entwicklung des Systems nachvollzogen und es werden Ergebnisse aus frühen Anwendungstests mit neurologischen PatientInnen und deren TherapeutInnen erläutert.

Kapitel 4 beschreibt die Planung, die Durchführung und die Auswertung einer prospektiven Pilotstudie, welche die AVUS im klinischen Einsatz mit SchlaganfallpatientInnen testete. Es werden konkrete Forschungshypothesen aufgestellt und Wirkungszusammenhänge postuliert, die mit dem im Folgenden beschriebenen Studienablauf untersucht wurden. Der Fokus der Studie lag auf dem Sammeln erster Hinweise bzgl. der Wirkung des Trainings mit der AVUS, der Überprüfung eines therapeutischen Ablaufs und der Aufnahme von Rückmeldungen aus PatientInnensicht. Die abschließend vorgestellten Ergebnisse der Studie lieferten tendenzielle Informationen, die als Grundlage für anschließende, umfassende Studien verwendet werden können.

Kapitel 5 diskutiert die Forschungserkenntnisse, die aus der theoretischen Fundierung, der Entwicklung und ersten Anwendung der AVUS, sowie aus der Pilotstudie gewonnen wurden. Es werden konkrete Empfehlungen für das Forschungsfeld der Virtuellen Rehabilitation und die motorische Therapie von SchlaganfallpatientInnen abgeleitet. Dann werden Potentiale und Einschränkungen des Einsatzes der AVUS besprochen. Abschließend werden die Ergebnisse im größeren Kontext des Anwendungsbereichs diskutiert und es werden allgemeine Hinweise für den Einsatz virtueller Umgebungen mit PatientInnen und anderen Zielgruppen gegeben.

Kapitel 6 fasst die Arbeit zusammen, zieht ein Fazit und gibt einen Ausblick auf weiterführende Forschungen und gesellschaftliche Konsequenzen. Im Rahmen des Ausblicks wird auch der Einsatz virtueller Realitäten im therapeutischen Umfeld kritisch reflektiert.

2 Grundlagen

In diesem Kapitel werden die wissenschaftlichen Grundlagen der Arbeit erläutert. Hierfür werden vier Bereiche behandelt.

Zunächst wird ein Überblick über das Forschungsfeld der Virtuellen Rehabilitation gegeben. Anhand einer Begriffsbestimmung, der Vorstellung einiger Beispiele, der Erläuterung wesentlicher Merkmale und einer Diskussion von Übersichtsarbeiten wird der aktuelle Stand der Forschung in diesem Feld deutlich gemacht. Zudem werden Therapiesysteme beschrieben, die einen ähnlichen Ansatz verfolgen, wie diese Arbeit.

Der zweite Bereich befasst sich mit den neurologischen Grundlagen des motorischen Lernens, der Schlaganfalltherapie und den kognitiven Prozessen bei der visuellen Wahrnehmung von Bewegungen. Hierfür wurde eine anwendungsorientierte Perspektive eingenommen und es werden nur solche Aspekte behandelt, die für die Gestaltung und Anwendung des Therapiesystems wesentlich erschienen.

Danach erfolgt eine Einführung in die Forschung zum Thema Präsenz in virtueller Realität. Diese betrachtet die Interaktionsprozesse mit Computertechnologie und untersucht die subjektiven Eindrücke, die aus der Auseinandersetzung mit dem Medium resultieren. Im Zentrum steht die Wahrnehmung virtueller Sinnesreize als nicht medienvermittelt, was zur Konstitution eines Gefühls der Anwesenheit in einer virtuellen Umgebung führen kann. Aus den vorgestellten Ergebnissen dieses Forschungsfeldes werden Hinweise gewonnen, welche für den Ansatz des motorischen Lernens durch visuelle Informationen bedeutsam sind. Diese Hinweise leiteten die Gestaltung des Therapiesystems.

Abschließend werden relevante Aspekte der Interaktionsgestaltung im Kontext virtueller Realität vorgestellt. Es werden psychologische Vorgänge der Wahrnehmung, sowie Theorien menschlichen Handelns eingeführt, die für ein Verständnis der Interaktionsprozesse notwendig sind. Dann folgt eine Auseinandersetzung mit der als Gamification bezeichneten Integration von spielerischen Elementen in produktive Anwendungen. Abschließend wird die für diese Arbeit besonders wichtige Technik der Visualisierung vorgestellt.

2.1 Virtuelle Rehabilitation - Stand der Forschung

Therapeutische Übungen für die motorische Rehabilitation zeichnen sich durch häufige Repetition, hohe Intensität und Monotonie aus und TherapeutInnen ist bewusst, wie schwer es ist, die PatientInnen zur Mitarbeit zu motivieren [207, S. 233]. Macht man sich auf der anderen Seite ein Bild der heute verfügbaren bewegungsbasierten Computerspiele, dann wird schnell klar, dass hier vergleichbare Übungen durchgeführt werden, mit dem Unterschied, dass den BenutzerInnen diese Tätigkeit offenbar Spaß macht. Eine Übertragung der Prinzipien von Computerspielen auf das Gebiet der motorischen Rehabilitation erscheint vor diesem Hintergrund vielversprechend.

Seit dem ersten „International Workshop on Virtual Rehabilitation" in Zürich, Schweiz im Jahr 2002 wird der Einsatz von virtueller Realität und Computerspielen zur Unterstützung von Physio- und Ergotherapie unter dem Stichwort *Virtuelle Rehabilitation* (engl. *Virtual Rehabilitation* oder *Virtual Reality Rehabilitation*) untersucht [26].

2.1.1 Begriffsbestimmung

Virtuelle Rehabilitation bezeichnet den Einsatz von virtueller Realität zum Zweck der Rehabilitation bestimmter Krankheitsbilder, insbesondere motorischer und kognitiver Defizite[1]. Ein Teil der mit PatientInnen durchgeführten Therapie findet in der Interaktion mit der

---

[1]Unter dem Begriff wird außerdem der Einsatz der Technologie für psychologische und soziale Störungen sowie für die Schmerztherapie untersucht. Der genannte Schwerpunkt kann aus den verfügbaren Forschungsarbeiten abgeleitet werden.

Technologie statt. Hierfür können unterschiedliche Varianten der virtuellen Realität (z.B. Computerspiele, Visualisierungen, Simulationen) sowie verschiedene Ein- und Ausgabegeräte (z.B. Motion-Tracking Hardware, Head-Mounted Displays, Bildschirme) eingesetzt werden.

Eine Klassifikation verschiedener Einsatzformen ist möglich über die zwei Dimensionen der virtuellen Umgebung und der Steuerung des Therapieablaufs durch die TherapeutInnen (siehe Abbildung 2.1 und vgl. [26]): Die virtuelle Umgebung kann im Sinne eines Computerspiels umfassend gestaltet sein und die volle Aufmerksamkeit der PatientInnen auf sich ziehen, oder sie kann nur bestimmte Aspekte einer ansonsten herkömmlich durchgeführten Therapie durch z.B. Visualisierung unterstützen. Gleichzeitig kann der Einsatz des Systems die ständige therapeutische Anleitung erfordern oder z.B. im Heimtraining durch die PatientInnen eigenständig erfolgen. Dabei sind Mischformen möglich. Beispielsweise kann ein System angeboten werden, das sowohl in der ambulanten Versorgung in einer Praxis unter Anleitung durchgefuhrt, als auch zu Hause für das Training zwischen den Terminen eingesetzt wird.

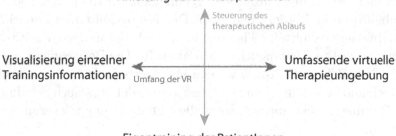

Abbildung 2.1: Spektrum der Einsatzformen Virtueller Rehabilitation.

Ein anderer Weg der Klassifikation bezieht sich auf die spezifische Zielgruppe und den zugrunde liegenden therapeutischen Ansatz der Systeme [26]. So gibt es beispielsweise Systeme für SchlaganfallpatientInnen, PatientInnen mit Parkinson, Kinder mit Zerebralparese[2] oder SchmerzpatientInnen (siehe Abschnitt 2.1.2). Diese trainieren bestimmte Muskelgruppen, unterstützen das motorische Lernen oder tragen zur Schmerzlinderung bei.

Die Virtuelle Rehabilitation fokussiert den therapeutischen Einsatz der Technologie und sie kann damit von allgemeinen Bewegungsspielen abgegrenzt werden. Letztere haben in den vergangenen Jahren durch die Einführung der Nintendo Wii Konsole und der Microsoft Kinect für die Xbox zunehmende Popularität erreicht. Die Verwendung solcher Spiele bspw. zur Bewegungsmotivation in Altersheimen wurde unter anderem durch die Wii-Bowling-Seniorenmeisterschaft bekannt gemacht [5] und heute finden sich Spielekonsolen in vielen Betreuungseinrichtungen und Kliniken wieder. Für den unspezifischen Einsatz der Technologie zur allgemeinen Bewegungsmotivation wurde der Begriff *Exergames* gefunden - eine Zusammensetzung aus den Worten Exercise und Videogames. Die Virtuelle Rehabilitation verfolgt demgegenüber konkretere Rehabilitationsziele.

In der Literatur haben sich weitere Begriffe etabliert, die ähnliche Ansätze beschreiben. Der Begriff *Cybertherapy* wird synonym verwendet, wobei hier jedoch der Einsatz der Technologie für die psychologische Rehabilitation im Vordergrund steht. Die *Telerehabilitation* bezeichnet die technologievermittelte Therapie bei räumlicher und/oder zeitlicher Distanz zwischen TherapeutIn und PatientIn. Die Bezeichnungen *Medical/Clinical Virtual Reality* werden als Oberbegriffe für den Einsatz der Technologie in klinischen Bereichen verwendet, was auch Schulungs- und Trainingszwecke umfasst, sowie die Unterstützung televermittelter Chirurgie.

Die Virtuelle Rehabilitation ist ein junges Forschungsfeld, das erst in den vergangenen zehn Jahren Bedeutung erhalten hat. Im Jahr 2009 wurde die „International Society for Virtual Rehabilitation" [84] gegründet, um die Forschung in diesem Bereich zu stärken und Ergebnisse zu bündeln. Zwar gab es bereits in den 1990er Jahren Untersuchungen

---

[2]Die infantile Zerebralparese ist eine Bewegungsstörung, die in Folge einer Schädigung des zentralen Nervensystems in der frühen Kindheit auftritt [156, S. 2].

mit dem Ziel, motorische und kognitive Rehabilitation durch virtuelle Umgebungen zu unterstützen [211, 102], allerdings fehlte damals die zuverlässige und kostengünstige Hardware, um entsprechende Systeme in die praktische Anwendung zu bringen. Auch heute ist dies erst ansatzweise gelungen, denn trotz der mittlerweile beachtlichen Anzahl von Studien und entwickelten Systemen[3] steht die Durchdringung des therapeutischen Alltags weiterhin aus.

2.1.2 Erläuterung anhand von Beispielen

Zur näheren Illustration des Forschungsfeldes werden in diesem Abschnitt einige Beispiele für Therapiesysteme von verschiedenen Arbeitsgruppen gegeben. Es werden drei Systeme näher erläutert, welche die motorische Rehabilitation der oberen Extremitäten und des Oberkörpers von neurologischen PatientInnen zum Ziel haben. Dieser Bereich ist für die vorliegende Arbeit von besonderer Bedeutung. Der Einsatz von virtuellen Realitäten wird jedoch auch mit anderen Zielgruppen untersucht. Vorab werden deshalb einige Verweise auf Arbeiten gegeben, welche Systeme für das Training der unteren Extremitäten, die kognitive Rehabilitation, die psychologische Therapie, die Behandlung von sozialen Störungen und die Schmerzlinderung vorstellen.

Für das Training der unteren Extremitäten sind häufig Trainingsgeräte wie Laufbänder oder Orthesen notwendig. Seit einigen Jahren sind diese Geräte zunehmend mit Sensoren und computergesteuerten Aktuatoren ausgestattet, weshalb ihr therapeutischer Einsatz auch als Roboter-assistierte Therapie bezeichnet wird. Mit Hilfe der Sensoren können virtuelle Umgebungen durch Gangbewegungen gesteuert werden, um der Eintönigkeit des Laufbandtrainings entgegen zu wirken. Dies wurde unter Verwendung des *Lokomat* Gangtrainers für SchlaganfallpatientInnen [131], ParkinsonpatientInnen [132] und Kinder mit neurologischen Störungen umgesetzt [23].

---

[3]Eine Suche in der Datenbank *pubmed* [140] ergab 675 Veröffentlichungen in medizinischen Fachzeitschriften, welche im Titel Kombinationen der Worte „virtual", „VR" oder „video/computer gam(e,es,ing)" mit den Worten „rehabilitation" oder „therapy" bzw. die Begriffe „cybertherapy" oder „telerehabilitation" enthielten.

Die kognitive Rehabilitation hat das (Wieder-)Erlernen komplexer alltäglicher Aktivitäten, wie die Zubereitung von Mahlzeiten, die tägliche Hygiene oder die sichere Teilnahme am öffentlichen Leben zum Ziel. Die Verwendung virtueller Umgebungen ermöglicht das Training komplexer Aufgaben in einem geschützten Raum und mit anpassbarem Schwierigkeitsgrad. Es gibt unter anderem Systeme mit denen das sichere Überqueren einer Straße [91, 96], der Einkauf in einem Supermarkt [160] oder die Zubereitung eines heißen Getränks geübt wird [51].

Beispiele für den Einsatz in der Psychotherapie sind die „Virtual Iraq/Afghanistan" Systeme [169]. Diese werden vom US-amerikanischen Militär für aus Kriegsregionen heimkehrende SoldatInnen angeboten, die unter einer posttraumatischen Belastungsstörung[4] leiden. Der zentrale Ansatz hierbei ist die Konfrontation der PatientInnen mit der angstauslösenden Erinnerung bzw. Situation in einer geschützten, virtuellen Umgebung, deren Inhalte durch die TherapeutInnen gesteuert werden. Solche Umgebungen können auch für die Therapie von sozialen Angststörungen[5] [97] und anderen Phobien [145] angewendet werden.

Virtuelle Umgebungen werden außerdem für die Linderung von Schmerzen bspw. bei der Wundbehandlung eingesetzt. Es wird eine verschneite Landschaft angezeigt, die Kälteempfinden hervorruft und dadurch von den Schmerzen des Verbandwechselns ablenkt [77].

Hand- und Fingertraining

Eine der frühesten Untersuchungen auf dem Gebiet der Virtuellen Rehabilitation befasste sich mit dem Hand- und Fingertraining von PatientInnen mit Hemiparese in der chronischen Phase[6] nach einem

---

[4]Die posttraumatische Belastungsstörung ist eine Angststörung, die Menschen nach einer typischerweise lebensbedrohlichen Situation (bspw. interpersonelle Gewalt, Umweltkatastrophe, Unfall) entwickeln können. [225]

[5]Soziale Angststörungen sind durch die deutliche Angst vor oder Vermeidung von Situationen gekennzeichnet, in denen eine Person im Zentrum der Aufmerksamkeit einer Gruppe ihr unbekannter Personen steht. [71, S. 10]

[6]Die Rehabilitation nach einem Schlaganfall wird grob in die drei Phasen akut, subakut und chronisch aufgeteilt (siehe Abschnitt 2.2.2).

Schlaganfall [85, 128]. Eine Arbeitsgruppe der Universitäten in New Jersey entwickelte ein computergestütztes und mobiles System, mit dem therapeutisches Training in hoher Intensität durchgeführt werden kann. Das System stellt den PatientInnen Übungsaufgaben, gibt Instruktionen und Rückmeldungen über den Fortschritt und zeichnet darüber hinaus quantifizierte Messwerte aus der Interaktion auf [128, S. 901]. Perspektivisch soll dieses System im Heimtraining eingesetzt werden können [128, S. 913].

Die entwickelte virtuelle Umgebung bietet vier verschiedene Übungsprogramme für spezifische Fingerbewegungen, die nach einem Schlaganfall trainiert werden müssen: das Beugemaß der Finger, die Geschwindigkeit des Faustschlusses, die Bewegung einzelner Finger unabhängig voneinander, sowie die Kraft der Fingerflexion ([16], siehe Abbildung 2.2 a-d). Die Interaktion mit der Umgebung geschieht bei den ersten drei Trainingsprogrammen mit dem Datenhandschuh *CyberGlove*, sowie bei den Kraftübungen mit dem eigens entwickelten Interaktionsgerät *Rutgers Master II ND force-feedback glove*. Das System bietet einstellbare Programmabläufe an, in denen die vier Übungen nacheinander entsprechend der Fähigkeiten der PatientInnen durchgeführt werden. Dabei wird die individuelle Trainingsstufe automatisch berechnet [85, S. 311f].

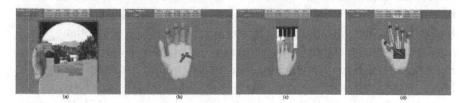

Abbildung 2.2: Vier Trainingsspiele des Therapiesystems der Arbeitsgruppe aus New Jersey. *(Grafik aus [16])*

Im Rahmen einer ersten Fallstudie erwies sich das System als einsetzbar und es zeichneten sich positive Effekte des Trainings ab [128]. Seither wurde das System weiter entwickelt [16] und weitere Untersuchungen bestätigten die positiven Ergebnisse [126]. Inzwischen sind

Nachfolger für SchlaganfallpatientInnen [127] und Kinder mit Zerebralparese [156] im Einsatz.

Training der oberen Extremitäten

Vergleichsweise häufig werden Systeme für das Training der oberen
Extremitäten entwickelt. Ein Grund hierfür ist, dass die Interaktion
mit virtuellen Umgebungen über Bewegungen der Arme oder Hände
besonders umfassend erfolgen kann. Darüber hinaus können solche
Systeme häufig für verschiedene PatientInnengruppen und unterschiedliche therapeutische Ansätze verwendet werden.

Ein Beispiel ist das *Interactive Computer-based Therapy System
(iCTuS)*. Es wurde von einer Arbeitsgruppe der ETH Zürich entwickelt
und unterstützt das motorische Lernen durch visuelle Informationen
[55]. Die virtuelle Umgebung bietet drei verschiedene Trainingsspiele
an ([155], siehe Abbildung 2.3). Für die Interaktion mit der virtuellen
Umgebung werden eigens entwickelte Datenhandschuhe verwendet, die
sowohl Fingerbewegungen, als auch mit Hilfe eines kamerabasierten
Verfahrens die Positionen der Handgelenke aufzeichnen. Es werden
virtuelle Arme angezeigt, die entsprechend der Bewegungen der Patient-
tInnen animiert sind. Die Bewegungskopplung erfolgt auf verschiedene
Weise: im Sinne einer direkten Übertragung der Bewegungsinformationen beider Körperseiten, durch die gespiegelte oder ungespiegelte
Übertragung der Bewegung der gesunden Seite auf die betroffene Seite,
oder durch eine variable Verstärkung der Bewegung auf der betroffenen
Seite. Zusätzlich kann ausschließlich ein virtueller Arm auf der betroffenen Seite angezeigt werden, so dass alle Aufgaben in der virtuellen
Umgebung mit dieser Seite durchgeführt werden müssen [55]. Während
der Intervention werden durch das System Messdaten (Spielmetriken
wie die Anzahl erfolgreich ausgeführter Aufgaben) aufgenommen, die
für eine Beurteilung des Therapieerfolgs herangezogen werden können
[55].

Das System wurde mit verschiedenen PatientInnengruppen getestet.
PatientInnen mit Hemiparese nach einem Schlaganfall verwendeten
eine frühe Version des Systems in einer Pilotstudie [55]. Es zeichne-

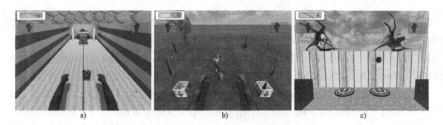

Abbildung 2.3: Drei Trainingsspiele des iCTuS/PITS Therapiesystems. *(Grafik aus [155])*

ten sich positive Effekte ab. Anschließend verwendeten Kinder mit angeborenen oder erworbenen motorischen Defiziten das System (in diesem Falle wurde es *Pediatric Interactive Therapy System (PITS)* genannt) in einer weiteren Pilotstudie ebenfalls erfolgreich [155]. Eine Weiterentwicklung des Systems bietet eine spezielle Konfiguration der Monitore an, so dass die virtuelle Umgebung die Position der tatsächlichen Arme überlagert [54]. Außerdem wurde auf Grundlage des Systems eine Version entwickelt, bei welcher die Steuerung durch Beinbewegungen erfolgt (iCTuS Leg). Dieses wurde für PatientInnen mit Rückenmarksverletzungen erfolgreich eingesetzt [210].

Balance und Oberkörpertraining

Das Wiedererlangen von posturaler Kontrolle ist für PatientInnen mit einer neurologischen Schädigung eine wichtige Voraussetzung für das Training weiterer Aktivitäten wie Sitzen, Stehen und Gehen [78, S. 95]. Dabei stellt das Aufrechterhalten von Balance eine komplexe Interaktion mit der Umgebung dar, für welche die visuelle Orientierung entscheidend ist (ib.). Diese kann durch eine virtuelle Umgebung unterstützt werden.

Eine Arbeitsgruppe des Institute for Creative Technology der USC in Los Angeles, Kalifornien entwickelte das Therapiesystem *Jewel Mine* für PatientInnen nach einer Hirnverletzung [104]. Mit diesem System werden einfache Bewegungen des Oberkörpers und der oberen Extremitäten zum Zwecke des Balancetrainings durchgeführt. In

einer virtuellen Umgebung werden Diamanten angezeigt, welche die
PatientInnen durch Berührung mit der Hand einsammeln (siehe Abbildung 2.4). Die erforderlichen Bewegungen sind so gewählt, dass
der Massenmittelpunkt der PatientInnen bei der Ausführung leicht
verschoben wird. Hierdurch kann die Stabilität und Orientierung im
Raum bei gleichzeitiger Manipulation mit den oberen Extremitäten
trainiert werden. Die Interaktion mit der virtuellen Umgebung erfolgt
unter Verwendung des Microsoft Kinect Sensors sowie der OpenNI
Treibersoftware[7].

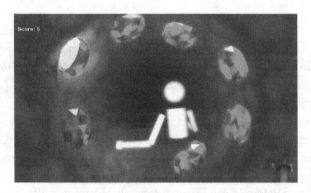

Abbildung 2.4: Das Therapiesystem Jewel Mine trainiert durch einfache Oberkörperbewegungen die Balance von Patien-
tInnen mit neurologischen Schädigungen. *(Grafik von
http://ict.usc.edu/prototypes/jewel-mine/)*

Zur Orientierung in der virtuellen Umgebung können zwei Darstellungsformen verwendet werden, die unterschiedliche Schwierigkeitsgrade darstellen. Entweder wird ein einfacher Avatar angezeigt, durch
welchen die PatientInnen ihre Körperhaltung beurteilen können. Alter-
nativ können nur an der Position der Hände Markierungen angezeigt
werden, wodurch die PatientInnen ihre Körperhaltung allein auf Basis
der propriozeptiven Empfindungen einschätzen müssen. Dies stellt eine
wichtige Stufe des Balancetrainings bei der Therapie dar [104].

---

[7]Dieselbe technische Ausstattung wird in der vorliegenden Arbeit verwendet
(siehe Abschnitt 3.2.2).

Der Einsatz des Therapiesystems wurde in der neurologischen Rehabilitation getestet. Im Rahmen von qualitativen Befragungen wurden Rückmeldungen von PatientInnen und TherapeutInnen eingeholt, welche die Anwendbarkeit bestätigten und auf den positiven Nutzen des Systems hindeuteten [104].

2.1.3 Merkmale der Virtuellen Rehabilitation

Mit den im vorigen Abschnitt vorgestellten Therapiesystemen werden bereits einige Merkmale der Virtuellen Rehabilitation deutlich. Es folgt nun eine systematische Betrachtung der Mehrwerte und Gefahren, die mit dem Einsatz der Technologie verbunden werden. Zudem werden Herausforderungen besprochen, vor denen das Forschungsfeld steht.

Zwei Vorbemerkungen erscheinen sinnvoll. Aus den Beispielen kann eine Fokussierung der Virtuellen Rehabilitation auf die Therapie von neurologischen Schäden abgeleitet werden. Diese wird in den verfügbaren Forschungsarbeiten auch tatsächlich vorgefunden. Hierfür können verschiedene Gründe ausschlaggebend sein (vgl. [1]). Zum Einen erfordern neurologische Schäden häufig einen intensiven, langwierigen und komplexen Rehabilitationsprozess [207, S. 230] und effektive Therapieverfahren sind deshalb besonders gefragt. Darüber hinaus ist die neurologische Therapie selbst ein relativ junges Forschungsfeld und durch den Einsatz der Technologie ergeben sich neue Möglichkeiten für Untersuchungen der kognitiven Grundlagen von therapeutischen Ansätzen [14]. Während also die im Folgenden beschriebenen Merkmale für den therapeutischen Einsatz der Technologie insgesamt gelten können, sind sie für die neurologische Rehabilitation von besonderer Bedeutung.

Der Einsatz virtueller Realitäten in der Rehabilitation ist in einem zentralen Punkt verschieden von anderen klinischen Anwendungsfeldern: hier wird die Technologie zu einem essentiellen Teil des Therapieprozesses. Sie leistet damit mehr als die bloße Visualisierung bestimmter Informationen, wie beispielsweise die plastische Darstellung von CT oder MRT Aufnahmen. Sie soll wesentliche Voraussetzungen erfolgreicher Rehabilitation unterstützen. Aus diesem Grund ist eine umfassende Auseinandersetzung mit den Folgen des Einsatzes eines neu entwickelten Therapiesystems erforderlich. Die im Folgenden angesprochenen Aspekte bieten einen Orientierungsrahmen für diese Auseinandersetzung.

Mehrwerte gegenüber herkömmlicher Therapie

Einer der am besten dokumentierten Aspekte der Virtuellen Rehabilitation ist die Möglichkeit zur *gesteigerten Motivation* der PatientInnen. Dies wird von mehreren Autoren herausgestellt [103, 168, 215, 26]. Therapeutischer Erfolg setzt zumeist die andauernde Wiederholung von sehr einfachen Übungen voraus, weswegen die Durchführung eintönig und langweilig ist [26, S. 520]. Gleichzeitig ist aber das Engagement und die motivierte Grundeinstellung der PatientInnen eine der wichtigsten Voraussetzungen für eine effektive Rehabilitation [58, S. 628]. Dieses Spannungsfeld profitiert von der Technologie in besonderem Maße. Durch die Verwendung virtueller Umgebungen können Kontexte geschaffen werden, die für die PatientInnen bedeutungsvoll sind und die Integration von Spielelementen erzeugt einen Wettbewerbscharakter, der einerseits motiviert und andererseits jederzeit eine *Einschätzung der persönlichen Leistung* ermöglicht. Die Möglichkeit zur Variation der Kontexte kann die Therapie zusätzlich *abwechslungsreich* gestalten.

Eine wesentliche Eigenschaft des digitalen Mediums ist die *Kontrolle über die Stimuli*, die vom System an die PatientInnen gesendet werden. Dies ermöglicht die freie Gestaltung und eine feine Justierung der Rückmeldungen, welche für die Therapie verwendet werden, um wesentliche Aspekte der Therapie hervorzuheben bzw. zu unterstützen [215, S. VIII]. Hierdurch kann auch eine *Individualisierung* der therapeutischen Anwendung nach den persönlichen Vorlieben der PatientInnen erreicht werden. Gleichzeitig ermöglicht der Computereinsatz die *automatische Aufzeichnung und Auswertung objektiver Messwerte*. Ein Problem konventioneller Therapieverfahren sind fehlende quantitative Daten über therapeutische Fortschritte, so dass die Evaluation des Erfolgs häufig allein auf Basis subjektiver Einschätzungen erfolgt. Mit Hilfe der Technologie können einheitliche *Datenbanken* aufgebaut werden, mit welchen Daten anonymisiert ausgetauscht werden können, um Anhaltspunkte für effektive Rehabilitationsmaßnahmen zu erarbeiten [26, S. 521].

Wie im vorigen Kapitel bereits angesprochen wurde, bieten virtuelle Umgebungen einen *geschützten und sicheren Raum* für therapeutische Maßnahmen, die andernfalls nur mit hohem Aufwand und unter unrealistischen oder gefährlichen Bedingungen möglich wären [168, S. 126]. Beispielsweise ist es nur schwer vorstellbar, für die Konfrontationstherapie mit SoldatInnen tatsächliche Kriegsregionen aufzusuchen. Auch das angesprochene Üben des sicheren Straßeüberquerens oder die Zubereitung von Mahlzeiten birgt für AnfängerInnen an einer befahrenen Straße bzw. in einer Küche Gefahren. Virtuelle Umgebungen können solche Situationen weitgehend realistisch und mit steigendem Schwierigkeitsgrad darstellen [215, S. VIII].

Mit zunehmender Verfügbarkeit der technologischen Voraussetzungen für die Interaktion mit virtuellen Umgebungen stellt sich ein *Kostenvorteil* dar [103, S. 147]. Auf der einen Seite kann durch gesteigerte Motivation sowie die Möglichkeit eines *durch die Technologie geleiteten Heimtrainings* eine *erhöhte Therapieintensität* erreicht werden, wodurch die Aufwendungen des Gesundheitssystems je PatientIn reduziert werden können. Zum Anderen ermöglicht die *Telerehabilitation* ein therapeutisches Angebot in ländlichen Gegenden, in denen keine TherapeutInnen verfügbar sind [26, S. 521]. Hierdurch können logistische Aufwendungen der PatientInnen bzw. deren Familien reduziert werden.

Abschließend ist mit der Einführung der Technologie in diesem Bereich auch die Entwicklung völlig *neuer Therapieverfahren* möglich, die mit herkömmlichen Mitteln nicht möglich wären [14, 1]. Hierin liegt das Potential einer erhöhten Effizienz und Effektivität der Rehabilitation, aber auch die Möglichkeit zur wissenschaftlichen Untersuchung bislang ungeklärter Aspekte der behandelten Krankheitsbilder [168].

Gefahren des Einsatzes der Technologie

Durch die Einführung von Virtueller Rehabilitation besteht die Gefahr eines *übermäßigen Übertragens therapeutischer Aktivitäten in die Interaktion mit der Technologie*. Im Zuge des Ausschöpfens des vollen Potentials der Geräte können zwischenmenschliche Kontakte während der Therapie zunehmend in den Hintergrund rücken. Dabei ist die Interaktion zwischen TherapeutIn und PatientIn aus mehreren Gründen wichtig. Durch die professionelle Ausbildung können TherapeutInnen ihre PatientInnen und den therapeutischen Fortschritt umfassend beurteilen. Rehabilitation ist außerdem eine „tief humanistische Einstellung" [58, S. 627]. Neben dem Üben motorischer und kognitiver Funktionen sind häufig auch Verhaltensänderungen erforderlich [207, S. 12]. Der zwischenmenschliche Kontakt bei der Therapie ermöglicht die Analyse des Verhaltens und die emphatische Anregung von Veränderungen. Virtuelle Rehabilitation wird daher als ein „Kraftverstärker" [26, S. 522] für die TherapeutInnen verstanden, nicht als Ersatz ihrer Fähigkeiten.

Einleitend zu dieser Arbeit wurde bereits auf die Gefahr hingewiesen, die aus der Speicherung und dem Austausch patientInnenbezogener Daten resultieren kann. Zugriffe Dritter auf Krankheitsinformationen können die *Privatsphäre der PatientInnen verletzen* [103, S. 149]. Eine *unzulässige Analyse therapeutischer Kennzahlen* ermöglicht Einblicke in den Prozess der Rehabilitation, welche die Persönlichkeitsrechte der PatientInnen und TherapeutInnen einschränken können. Um dennoch von den Vorteilen der automatisierten Datenverarbeitung zu profitieren, ist eine gesellschaftliche Debatte über den Umgang mit den Daten und eine politische und rechtliche Autorisierung erforderlich.

Die Interaktion mit virtuellen Umgebungen kann *gesundheitsschädigende Nebenwirkungen* haben. Es ist bekannt, dass durch inkongruente sensorische Signale die sogenannte Bewegungskrankheit (engl. motion sickness, auch cyber sickness) ausgelöst werden kann [178, S. 74]. Insbesondere unter Verwendung von Head-Mounted-Displays für die Interaktion mit einer virtuellen Realität kann sich ein Gefühl der Übelkeit und Kopfschmerzen einstellen, die auch von anhaltender

Dauer sein können. Darüber hinaus können aus der Interaktion Balanceprobleme, kognitive Erschöpfung oder übermäßige Aufgeregtheit resultieren. Der Einsatz der Technologie mit PatientInnen, die ohnehin bereits unter entsprechenden gesundheitlichen Einschränkungen leiden, erfordert daher besondere Vorsicht.

Durch die technologische Innovation besteht die Gefahr, *überzogene Erwartungen* bezüglich des therapeutischen Nutzens zu wecken: „All first-time VR users bring into the situation a set of expectations. (...) If someone's expectation is the Holodeck, it is likely that they will be disappointed when they are required to don an array of encumbering devices that support primitive interaction in an imperfect replica of the real world." [168, S. 141] Neben den Hinweisen auf die Vorteile der Virtuellen Rehabilitation ist es daher wichtig, die Grenzen des mit dem jeweiligen System therapeutisch Erreichbaren klar zu kommunizieren.

Aus den angesprochenen Gefahren resultieren *juristische Fragestellungen*, die bislang nicht geklärt sind [168, S. 139]. Sollten aus der Verwendung von Therapiesystemen unerwünschte Nebenwirkungen erfolgen, ist die Verantwortlichkeit hierfür festzulegen. Diese kann jedoch zwischen den Herstellern der Therapiegeräte, den TherapeutInnen und den klinischen Organisationen unklar verteilt sein. Die Einführung der technologischen Innovation erfordert daher auch die Klärung der rechtlichen Rahmenbedingungen.

Herausforderungen für die erfolgreiche weitere Entwicklung des Feldes

Die eben diskutierten Gefahren können auch als Herausforderungen an die Forschung und Anwendung der Virtuellen Rehabilitation verstanden werden. Darüber hinaus gibt es aber weitere Herausforderungen, die aufgrund des vergleichsweise jungen Forschungs- und Entwicklungsstandes bestehen.

Eine wesentliche Entwicklung der Gesundheitsversorgung in den letzten Jahren ist der zunehmende Einsatz *Evidenz basierter Verfahren* [115, S. 175]. Bisherige Untersuchungen in der Virtuellen Rehabilitation zeichnen sich durch kleine ProbandInnenzahlen und geringe

Standardisierung der Systeme aus (siehe Abschnitt 2.1.4), weshalb ihr therapeutischer Nutzen wissenschaftlich unzureichend belegt ist. Nachdem inzwischen allerdings für viele PatientInnengruppen bereits mehrere Systeme vorhanden sind, können umfassend angelegte klinische Studien erfolgen. Diese müssen durchgeführt werden, um die *Akzeptanz in der therapeutischen Praxis* zu erhöhen und die *Unterstützung durch Versicherungsunternehmen* sicher zu stellen [103, S. 149].

Viele Geräte für die Interaktion mit virtuellen Umgebungen wurden nicht für den klinischen Einsatz entwickelt [26, S. 522]. Sie können häufig nur *schwer desinfiziert* werden und sind für Menschen mit körperlichen Einschränkungen *umständlich zu bedienen*. Zudem verursacht ihre Anschaffung noch immer *hohe Kosten*, weshalb sie in kleineren therapeutischen Praxen nicht verfügbar sind. Der Einsatz im therapeutischen Alltag erfordert darüber hinaus eine möglichst *einfache und kurzfristige Installation* der Systeme. Diese Herausforderungen werden zum Teil durch die fortschreitende technische Innovation gelöst, innerhalb der Virtuellen Rehabilitation müssen sich aber auch Bedienungsstandards bei der Entwicklung neuer Therapiesysteme etablieren. Für die Lösung *unerwarteter, technischer Probleme* beim praktischen Einsatz muss zudem kurzfristige Unterstützung von Seiten der EntwicklerInnen sicher gestellt sein [103, S. 149].

Die oben genannten Vorteile bezüglich der Motivation sind auch abhängig vom jeweiligen Zeitgeist. Heutige Generationen von ComputerspielerInnen entwickeln hohe Ansprüche gegenüber der unterhaltenden Komponente und der allgemeinen Qualität virtueller Umgebungen. Diese Ansprüche können viele der bisher entwickelten Therapiesysteme nicht erfüllen. Es fehlen entsprechend ausgebildete Entwicklungsteams und häufig werden etablierte Herangehensweisen der Softwareentwicklung missachtet [92, S. 930]. Zukünftige Entwicklungen erfordern eine *professionelle Gestaltung*, welche sowohl klinische Maßgaben erfüllt, als auch Erkenntnisse über erfolgreiche Computerspiele umsetzt. Es ist außerdem nicht bekannt welche Gestaltungselemente für einen therapeutischen Nutzen wesentlich sind [57, 111].

Eine weitere große Herausforderung hängt mit den erwarteten Vorteilen der automatischen Datenverarbeitung zusammen. Die *Entwicklung automatischer Analyseverfahren*, die aus den erhobenen Bewegungsdaten *aussagekräftige Informationen* bestimmen, steht aus. In einigen Studien wurden die Leistungsparameter der Trainingsspiele verwendet (z.B. Anzahl erfolgreich abgeschlossener Aufgaben [55, 28]). Inwieweit diese allerdings Aufschluss über den Rehabilitationserfolg ermöglichen, ist ungeklärt. Darüber hinaus besteht das Potential, durch fortgeschrittene Analyse der reinen Bewegungsdaten Messwerte zu generieren, welche nur durch den Einsatz der Technologie zugänglich sind (z.B. bzgl. der vorhandenen Bewegungsvariabilität [199]). Die Integration entsprechender Analyseverfahren in die Therapiesysteme stellt eine technologische Herausforderung dar. Schlussendlich ist es notwendig *einheitliche Standards* für die Daten zu definieren, die den Austausch und eine therapeutische Beurteilung ermöglichen [103, S. 148].

2.1.4 Evidenz des Einsatzes für die neurologische Rehabilitation

Im Folgenden wird der Stand der Forschung des Einsatzes von Virtueller Rehabilitation für die Therapie motorischer Defizite nach neurologischen Störungen erläutert. Andere Autoren haben den Forschungsstand in psychotherapeutischen Anwendungsfeldern [166, 145], der Telerehabilitation [52], der Behandlung von Kindern [146] sowie der Schmerztherapie [14] beschrieben. Dies soll hier nicht wiedergegeben werden.

Die überwiegende Zahl an Studien, welche die Wirksamkeit von Virtueller Rehabilitation untersuchten, wurden mit SchlaganfallpatientInnen durchgeführt [1]. Dies kann auf die hohe Verfügbarkeit dieser PatientInnengruppe sowie deren besonders komplexe Anforderungen an die Rehabilitation zurück geführt werden. Weitere untersuchte Zielgruppen mit häufig vergleichbaren motorischen Defiziten sind PatientInnen mit Schädel-Hirn-Trauma, Kinder mit Zerebralparese und ParkinsonpatientInnen [79].

Zumeist werden neu entwickelte Therapiesysteme zunächst in Pilot-
oder Fallstudien überprüft, bei denen keine starke Kontrollgruppe zur
Verfügung steht [1]. Dies entspricht zwar der jungen Vergangenheit des
Forschungsfeldes, aber es schränkt die Aussagekraft der Ergebnisse ein.
Die Studien können untereinander selten verglichen werden, da die
durchgeführten Interventionen sowohl in der Art der trainierten Bewegungen als auch bezüglich der Intensität variieren [79, S. 207]. Darüber
hinaus unterscheiden sich die verwendeten technischen Komponenten
oft deutlich. So erfolgt die Darstellung der virtuellen Umgebung bspw.
mit Head-Mounted Displays oder auf einfachen Bildschirmen. Für
die Interaktion werden kamerabasierte Verfahren wie die Microsoft
Kinect oder haptische Datenhandschuhe verwendet[8]. Aufgrund dieser
Heterogenität können keine generellen Aussagen zur Effektivität der
Virtuellen Rehabilitation gemacht werden. Virtuelle Rehabilitation
stellt allerdings auch keine Behandlungsform an sich dar, sondern ist
ein Werkzeug, das für die Unterstützung des motorischen Lernens auf
verschiedene Weise eingesetzt werden kann [79, S. 207].

Im Jahr 2012 wurde eine erste systematische Übersicht von Therapiesystemen für SchlaganfallpatientInnen veröffentlicht, für die eine
relevante Anzahl randomisiert bzw. quasi-randomisiert kontrollierter
Studien zur Verfügung stand [111]. Es wurden 19 Studien mit insgesamt 565 TeilnehmerInnen ausgewertet, in welchen verschiedene
Therapiesysteme für das Training motorischer und kognitiver Funktionen untersucht wurden. Von diesen 19 befassten sich sieben (205
TeilnehmerInnen) mit dem Training der oberen Extremitäten und
sie testeten den Einsatz der Therapiesysteme gegenüber konventionellen Maßnahmen. Bei diesen Systemen konnte eine hinreichende
Vergleichbarkeit der trainierten Bewegungen sicher gestellt werden, so
dass eine zusammenfassende Auswertung sinnvoll war. Es wurde ein
signifikanter Vorteil des Einsatzes von Virtueller Rehabilitation gegen-

---

[8]Anhand der eingesetzten technischen Komponenten werden Therapiesysteme
　der Virtuellen Rehabilitation häufig grob in zwei Gruppen aufgeteilt: immersiv
　gegenüber nicht-immersiv [73]. Immersive Therapiesysteme verwenden Endge-
　räte, durch welche die PatientInnen weitgehend alle sensorischen Reize techno-
　logievermittelt erfahren (vgl. Abschnitt 2.3).

über den getesteten konventionellen Interventionen festgestellt [111, S. 525]. Allerdings trainierten die PatientInnen in diesen Studien mit unterschiedlicher Intensität und die Stichproben waren stark selektiert, so dass sich keine generellen Empfehlungen für den Einsatz anderer Therapiesysteme ableiten lassen [111, S. 528]. Die Autoren schließen daher auch mit dem Hinweis, das weitere groß angelegte Untersuchungen dringend erforderlich sind, um die Zielgruppen unterschiedlicher Systeme und therapeutischer Ansätze klarer einzugrenzen, sowie die Wirkung einzelner Aspekte der virtuellen Umgebungen genauer beurteilen zu können [111, S. 529].

Die in Abschnitt 2.1.3 genannten Vorteile der Virtuellen Rehabilitation können als erwartet und theoretisch begründbar gelten, sie sind allerdings zum heutigen Zeitpunkt nicht belegt. Gleichzeitig entsprechen aber die Anforderungen erfolgreicher Therapieverfahren in weiten Teilen den Möglichkeiten, welche der Einsatz virtueller Realität bietet [105, S. 3]. Die Forschungstätigkeit der vergangenen zehn Jahre hat Anhaltspunkte gefunden, die darauf hinweisen, dass mit Systemen, die sorgfältig auf die Bedürfnisse der PatientInnen abgestimmt sind, tatsächlich therapeutischer Erfolg möglich ist. Unabhängig von den erwähnten Einschränkungen können daher aus den verfügbaren Übersichtsarbeiten einige grundsätzliche Fragestellungen beantwortet werden, welche für den Einsatz von Virtueller Rehabilitation in der neurologischen Therapie bedeutsam sind (vgl. [111, 1, 73, 79]):

- PatientInnen mit neurologischen Schäden können durch das Training in einer virtuellen Umgebung motorische Fähigkeiten (wieder-)erlernen.

- Bewegungen, die in einer virtuellen Umgebung gelernt werden, können auf solche in der realen Welt übertragen werden und die Durchführung von Aktivitäten des täglichen Lebens dadurch erleichtern.

- Nachteilige Effekte wie die cyber sickness treten selten auf[9].

---

[9][111] berichtete, dass 5 von 224 PatientInnen über vorübergehenden Schwindel und (Kopf-)Schmerzen klagten.

- Durch die Verwendung von Virtueller Rehabilitation kann eine hohe Therapieintensität erreicht werden.

- Das Potential für die Gestaltung von Therapiesystemen ist noch nicht ausgeschöpft.

- Die bisher vorliegenden Ergebnisse bestärken die Durchführung weiterer Forschung und Entwicklung auf dem Gebiet der Virtuellen Rehabilitation.

2.1.5 Verwandte Arbeiten

Das mit dieser Arbeit vorgestellte Therapiesystem richtet sich an SchlaganfallpatientInnen mit Hemiparese und hat die Rehabilitation der oberen Extremitäten zum Ziel. Hierfür verfolgt es den Ansatz, durch die gezielte Darstellung von Bewegungsinformation das motorische Lernen zu unterstützen. Es setzt abstrakte Visualisierungen von Armbewegungen ein und schafft eine bedeutungsvolle, ästhetisch ansprechende virtuelle Umgebung, welche die Konzentration auf die visuellen Informationen erleichtert und zum Explorieren anregt (siehe Kapitel 3). Aspekte dieses Ansatzes wurden von anderen EntwicklerInnen ebenfalls verfolgt und deren Arbeiten werden im Folgenden vorgestellt. Dabei erfolgt keine ausführliche Beschreibung der Therapiesysteme, sondern der Fokus liegt auf den Gemeinsamkeiten mit dieser Arbeit.

Therapiesystem iCTuS

Das Therapiesystem iCTuS der ETH Zürich wurde in Abschnitt 2.1.2 als Beispiel für die Therapie der oberen Extremitäten beschrieben. Das System bietet die Möglichkeit, die Bewegungsinformationen der gesunden Körperseite der PatientInnen gespiegelt bzw. ungespiegelt auf die in der virtuellen Umgebung dargestellte Armbewegung der betroffene Seite zu übertragen [55, S. 902]. Es soll damit für das motorische Lernen von PatientInnen in der akuten Phase nach einem Schlaganfall eingesetzt werden. Die AutorInnen orientierten sich am therapeutischen Ansatz der Spiegeltherapie, wonach durch die visuelle Wahrnehmung von Bewegungen bei gleichzeitiger Intention zur Imitation funktionale Rehabilitation einsetzen kann (siehe Abschnitt 2.2.4). Sie vermuten, dass durch die Visualisierung der virtuellen Armbewegung optimale kortikale Plastizität[10] hervorgerufen werden kann, wodurch das motorische Lernen begünstigt wird [55, S. 902]. Eine experimentelle Untersuchung dieser theoretisch begründeten Hypothese wurde allerdings bislang nicht durchgeführt. In einer Pilotstudie stellte sich zwar ein positiver Effekt auf die motorischen Funktionen heraus, es wurde jedoch nicht näher erläutert, auf welchen Aspekt der Intervention dies zurückzuführen war [55].

Rehabilitation Gaming System

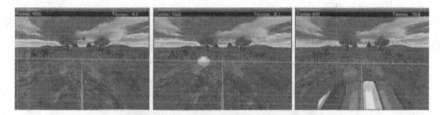

Abbildung 2.5: In der virtuellen Umgebung des Rehabilitation Gaming Systems müssen heranfliegende Sphären durch Arm- und Handbewegungen manipuliert werden. *(Grafik aus [28])*

Einen ähnlichen Ansatz verfolgt das Rehabilitation Gaming System (RGS) der Universitat Pompeu Fabra in Barcelona [28]. Auffällig ist die ähnliche Gestaltung der virtuellen Umgebungen und der Übungsaufgaben dieser beiden Systeme (vgl. Abbildungen 2.3 und 2.5). Das RGS erfordert die Manipulation von heranfliegenden Sphären. Mit steigendem Schwierigkeitsgrad müssen diese entweder berührt, gegriffen oder entsprechend ihrer Farben in Kästen einsortiert werden. Es

---

[10]Kortikale Plastizität bedeutet Veränderbarkeit bzw. Anpassungsfähigkeit des zentralen Nervensystems bzw. jeder einzelnen Nervenzelle (siehe Kapitel 2.2).

werden ein kamerabasiertes Verfahren zur Aufzeichnung der Armbewegungen sowie Datenhandschuhe für die Fingerbewegungen verwendet. Obschon auch dieses System das motorische Lernen nach einem Schlaganfall durch die Visualisierung von Armbewegung unterstützt, bietet es allerdings keine gespiegelte Übertragung der Bewegungsinformation. Die virtuellen Arme werden durch die entsprechenden Körperseiten gesteuert. Die AutorInnen gehen dennoch davon aus, dass durch die Beobachtung der virtuellen Arme im Kontext von aufgabenorientierten Handlungen die funktionale Reorganisation des Nervensystems nach einem Schlaganfall unterstützt wird [35]. Die Ergebnisse einer ersten Studie, in der eine Kontrollgruppe ein Bewegungsspiel ohne die Visualisierung virtueller Arme verwendete, deuten auf diesen Wirkmechanismus hin (ib.). Mit einer Reihe weiterer Studien konnten positive Effekte des Systems für die motorische Rehabilitation nachgewiesen werden [28, 35, 27].

Behandlung von Phantomschmerzen mit VR-Spiegeltherapie

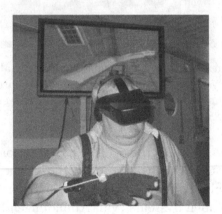

Abbildung 2.6: Verwendung einer virtuellen Umgebung für die Behandlung von amputierten PatientInnen mit Phantomschmerzen. *(Grafik von http://aig.cs.man.ac.uk)*

Es wird noch auf ein System hingewiesen, das ebenfalls den Ansatz der Spiegeltherapie verfolgt, aber für die Therapie von amputierten

PatientInnen mit Phantomschmerzen[11] eingesetzt wurde [139]. Eine Arbeitsgruppe der University of Manchester entwickelte eine virtuelle Umgebung, die mit Hilfe eines Head-Mounted Displays dargestellt wird. Die Umgebung zeigt einen gewöhnlichen Therapieraum, in dem ein Avatar der PatientInnen zu sehen ist (siehe Abbildung 2.6). Dieser Avatar zeigt auf der amputierten Seite der PatientInnen eine Extremität an, die durch die Bewegungen der gesunden Körperseite gesteuert wird. Bei der Spiegeltherapie ist es für viele PatientInnen nicht einfach, die gesunde Körperseite auszublenden und sich ganz auf die Illusion zu konzentrieren. Aus diesem Grund werden von dem System nur Armbewegungen auf der amputierten Körperseite angezeigt [139]. In einer ersten Untersuchung mit drei PhantomschmerzpatientInnen zeigten sich positive Effekte auf das subjektiv empfundene Schmerzgefühl.

Elements VR System

Es gab außerdem bereits Untersuchungen, die abstrakte Visualisierungen für die Virtuelle Rehabilitation eingesetzt haben. Ein Beispiel hierfür ist das *Elements VR System* einer Arbeitsgruppe der Australian Catholic University in Melbourne [138]. Es richtet sich an PatientInnen mit einem Schädel-Hirn-Trauma. Auch bei diesem System ist es das Ziel, den Prozess der visuellen Regelung von motorischen Aktionen zu unterstützen, allerdings werden keine virtuellen Extremitäten angezeigt. Das System setzt abstrakte visuelle und auditive Rückmeldungen ein. Auf einem interaktiven Tisch wird eine Umgebung angezeigt, mit der verschiedene Aufgaben durchzuführen sind und die zur Bewegung animiert (siehe Abbildung 2.7). Farbige Objekte werden bewegt und erzeugen Spuren, die zu einem ästhetischen Gesamtbild zusammenfließen. Die Aufgaben erfordern zielgerichtete Bewegungsaktionen, welche

---

[11]Amputierte PatientInnen haben häufig noch für einen langen Zeitraum deutliche „Gefühle" in den amputierten Gliedmaßen. Diese Phantomglieder sind dabei oft in einer verkrampften Haltung und verursachen Schmerzen. Die Spiegeltherapie wurde ursprünglich mit dem Ziel entwickelt, den PatientInnen eine Möglichkeit zu geben, eine willentliche Bewegung mit den Phantomgliedern durchzuführen und die Verkrampfung zu lösen. Der Einsatz in der Schlaganfalltherapie erfolgte erst später (siehe Kapitel 2.2.4).

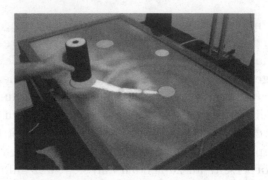

Abbildung 2.7: Das Elements VR System animiert zur Bewegung und
trainiert die kognitive Regelung von motorischer Aktion bei PatientInnen mit einem Schädel-Hirn-Trauma.
(Grafik aus [218])

durch die virtuelle Umgebung vorgegeben sind, und ermöglichen darüber hinaus die freie Exploration von Bewegungen und deren Effekten
[218]. Durch das Training soll der Aspekt der Antizipation von Endzu-
ständen nach Bewegungen geübt werden, der ein wesentlicher Teil der
in Abschnitt 2.2.3 erläuterten sensomotorischen Bewegungsregulation
ist [218, S. 207]. In einer Pilotstudie zeigten sich positive Effekte für
die funktionale Rehabilitation der PatientInnen.

2.1.6 Zusammenfassung und Schlussfolgerungen

Die Informationen über das Forschungsfeld und die vorgestellten Systeme zeigen das Potential von virtuellen Umgebungen für die neurologische Rehabilitation. Neben einer Reihe von erwarteten Mehrwerten
bestehen aber auch Gefahren und Herausforderungen, mit denen sich
das Forschungsfeld auseinandersetzt. Für die Zielgruppe der SchlaganfallpatientInnen wurden bereits mehrere Therapiesysteme entwickelt.
Deren therapeutische Wirkungen sind allerdings noch ungenügend
nachgewiesen und der Einsatz im Klinikalltag erfolgt daher bislang
nur vereinzelt. Für die Verwendung virtueller Illusionen von Bewegungen zur Unterstützung des motorischen Lernens ergeben sich darüber
hinaus offene Fragen.

Die in Abschnitt 2.1.5 vorgestellten Therapiesysteme verfolgen das Ziel der Stimulation motorischer Hirnzentren über die visuelle Wahrnehmung von Bewegungen bzw. Bewegungseffekten. Für die Darstellung der Bewegungsinformationen verwendet die Mehrzahl dieser Systeme virtuelle Abbilder von realen Armen und Händen. Diese werden aus der Ich-Perspektive angezeigt. Teilweise sind die Ausgabegeräte so konfiguriert, dass eine Überlagerung der Darstellung an der tatsächlichen Position der betroffenen Extremität möglich ist [54, 139]. Auch für die Gestaltung des Kontextes der virtuellen Umgebungen orientierten sich die Arbeitsgruppen an realen Objekten.

Durch die Wahrnehmung der Bewegungsinformationen sollen kortikale Mechanismen ausgelöst werden, die auch von der Spiegeltherapie adressiert werden (vgl. [55, S. 902] [35, S. 288] [139, S. 1466] [138, S. 782]; siehe Kapitel 2.2.3 und 2.2.4). Einige der AutorInnen gehen davon aus, dass eine möglichst realistische Darstellung der virtuellen Körperteile hierfür entscheidend ist (vgl. [55, S. 902] [35, S. 288] [139, S. 1466]). Wie in Kapitel 2.2.3 näher erläutert wird, ist die Wahrnehmung von Bewegungen aber vor allem durch die damit durchgeführte zielgerichtete Aktion bestimmt. Dies bestätigen auch die AutorInnen des Elements VR Systems [138, S. 782]. Darüber hinaus können sich Menschen auch mit sehr einfachen geometrischen Formen körperlich identifizieren (siehe Kapitel 2.3.3 und 2.4.1). Es ist eine offene Frage, ob die therapeutischen Mechanismen der Spiegeltherapie auch durch den Einsatz abstrakter Darstellungsformen von Bewegungen in einer virtuellen Realität ausgelöst werden können. Zudem wird das Potential des Mediums zur Erzeugung solcher Darstellungen von bisherigen Therapiesystemen nicht ausgenutzt. Mit der vorliegenden Arbeit erfolgt eine Untersuchung dieser offenen Fragen.

2.2 Neurologische Grundlagen

Eine Entdeckung hat die Praxis und Forschung der neurologischen Rehabilitation in den letzten Jahren fundamental beeinflusst. *Neuronale Plastizität* bezeichnet die Eigenschaft des Gehirns, auf veränderte

Bedürfnisse und äußerliche Einflüsse durch Reorganisation zu reagieren [25]. Während der gesamten Lebenszeit ändert sich die neuronale Struktur des Gehirns. Durch wiederkehrende Stimulation entstehen neue synaptische Verbindungen und die Funktionen einzelner Hirnregionen differenzieren sich [76]. Die ständige Veränderung des Gehirns wird als eine zentrale Voraussetzung für dessen Funktionsweise verstanden [147]. Diese Sicht auf das menschliche Nervensystem stellt einen Paradigmenwechsel dar [157].

Bis vor etwa 20 Jahren hielt die Auffassung, das Gehirn entwickle sich mit dem Heranwachsen und sei ab dem Erwachsenenalter statisch bzw. einer langsamen Degeneration unterworfen [196, S. 148] [207, S. 1]. Nach neurologischen Schädigungen würde sich zwar das periphere Nervensystem teilweise erholen, morphologische Veränderungen des zentralen Nervensystems (ZNS) wären jedoch nicht zu erwarten [207, S. 1]. Trotz Berichten von bemerkenswerten Heilungsprozessen einiger PatientInnen, war man der Überzeugung, dass Verletzungen des ZNS permanente und nicht umkehrbare Beeinträchtigungen nach sich ziehen (ib.).

Die motorische Rehabilitation war von dieser Auffassung geprägt. Therapieprogramme zielten auf die passive Mobilisierung isolierter Bewegungsmuster und das Einüben von Bewegungsalternativen, durch welche eine möglichst große Unabhängigkeit im Alltag erreicht werden sollte [101]. Eine tatsächliche Rehabilitation der betroffenen Hirnregionen wurde skeptisch betrachtet. Heute ist hingegen bekannt, dass aktives Training der betroffenen Hirnregionen zur Veränderung neuronaler Funktionen führen kann [116, S. 17]. Die bisherige „fatalistische Grundhaltung" [207, S. 8] gegenüber der Behandlung ist demnach unbegründet. Ein wichtiges Ziel neuer therapeutischer Maßnahmen ist daher die Unterstützung von Plastizität durch gezieltes Training [42]. Unter dieser Perspektive sind in den vergangenen Jahren eine Vielzahl therapeutischer Ansätze entwickelt worden, die neurologische Erkenntnisse über kognitive Prozesse motorischer Aktion integrieren und welche die Praxis der Rehabilitation umfassend verändert haben [224, S. 27].

Dieses Kapitel führt in die neurologischen Grundlagen der Arbeit ein. Hierbei wird anwendungsorientiert vorgegangen und es werden solche Aspekte hervorgehoben, die für die theoriegeleitete Entwicklung des Therapiesystems von Bedeutung waren. Zunächst wird das Krankheitsbild und die heute etablierte Behandlung des Schlaganfalls beschrieben[12]. Anschließend wird der Stand des Wissens über die kognitiven Prozesse motorischer Aktion und das motorische Lernen erläutert. Erkenntnisse hierüber bilden die Grundlage für den im weiteren Verlauf vorgestellten, therapeutischen Ansatz der Spiegeltherapie. Forschungsergebnisse über den praktischen Einsatz dieses Therapieverfahrens werden erläutert. Bei der Spiegeltherapie findet eine Stimulation des motorischen Kortex über visuelle Bewegungsrepräsentationen statt (siehe Abschnitt 2.2.4). Die vorliegende Arbeit schließt daran an und generiert als Reaktion auf Bewegungen visuelle Reize, die abstrakte Form haben. Inwiefern solche Reize vergleichbare Bewegungsrepräsentationen und Aktivität im ZNS auslösen können, wird anhand einiger Untersuchungen diskutiert.

2.2.1 Pathologie des Schlaganfalls

Unter dem Begriff Schlaganfall werden zwei unterschiedliche Gefäßerkrankungen zusammengefasst, deren Folge die Fehlfunktion bestimmter Gehirnregionen ist, die aber unterschiedlicher Genese sind. Der *Hirninfarkt* deutet auf eine Mangelversorgung der Zellen mit Blut hin (Ischämie, ca. 80-85% aller Schlaganfälle), die durch eine Gefäßverengung oder einen Gefäßverschluss bedingt ist [68, S. 343]. Eine *Hirnblutung* beschreibt eine kompakte Einblutung in umgebendes Gewebe (Hämorrhagie, ca. 15-20%) in Folge eines arteriellen Risses [46]. Bei der Hirnblutung kommt es durch die Verdrängung von Gewebe häufig zu einem nachgelagerten Hirninfarkt. Die fehlerhafte Blutversorgung führt in beiden Fällen zu einem Sauerstoff- und Glukosemangel, wodurch ein neurologisches Defizit ausgelöst wird [68, S. 343].

Das Ausmaß und die Dauer der Fehlversorgung bestimmen maßgeblich die gesundheitlichen Folgen des Schlaganfalls. Bei einem nur

---

[12]Zur Epidemiologie des Schlaganfalls siehe Abschnitt 1.3.2.

leichten Abfall der Durchblutung (Oligämie) kann durch eine Rekanalisation der verschlossenen Gefäße bzw. eine Erhöhung des Blutdrucks ein bleibender Zellschaden vermieden werden [68, S. 346f]. Diese Maßnahmen sind Teil der intensivmedizinischen Versorgung und wenn sie zu einem frühen Zeitpunkt durchgeführt werden, können viele der die Läsion umgebenden Gewebeterritorien (Penumbra) gerettet werden [179, S. 349]. Je länger die Fehlfunktion jedoch anhält und je geringer die Sauerstoffversorgung des Gewebes ausfällt, desto größere Areale erleiden irreversible Schäden [68, S. 347].

Funktionale Einschränkungen

Abhängig von der Lokalisation des Schlaganfalls im Gehirn kommt es zu unterschiedlichen Symptomen und Behinderungen [106, S. 1694]. Es können kognitive Funktionen wie mathematische Fähigkeiten, Sprache, Aufmerksamkeit und Gedächtnis betroffen sein. Verhaltensänderungen sind möglich, welche die Persönlichkeit der PatientInnen betreffen und auch emotionale Folgen treten auf (z.B. Depressionen). Zudem ist die sensorische Wahrnehmung oft eingeschränkt. Die häufigsten und für das Leben der PatientInnen ebenso bedeutsamen Folgen des Schlaganfalls sind jedoch motorische Beeinträchtigungen [107, S. 741].

Betrifft die fehlerhafte Blutversorgung Gehirnregionen, die für die Regelung motorischer Aktionen benötigt werden (vor allem den motorischen und prämotorischen Kortex), kommt es zu einer teilweisen oder vollständigen, halbseitigen Lähmung [107]. Diese sogenannte *Hemiparese* konstituiert sich aufgrund der Kreuzung der herabsteigenden Nervenbahnen des ZNS auf der anderen Körperseite, gegenüber (kontralateral) der betroffenen Gehirnregion. Es können verschiedene Stufen der Lähmung beobachtet werden, wobei für gewöhnlich distale Abschnitte der Extremitäten zuerst betroffen sind und die Lähmung nach proximal zunimmt. Die vollständige Lähmung einer Körperseite wird auch als *Hemiplegie* bezeichnet [179, S. 348]. Zusätzlich sind Sensibilitätsstörungen der betroffenen Körperteile zu beobachten (ib.).

Durch das neurologische Defizit der betroffenen Hirnregionen können Bewegungen nicht mehr durchgeführt werden, obwohl die mechanischen Voraussetzungen zunächst noch erfüllt sind. Erst mit der Zeit degeneriert auch die Muskulatur. Aufgrund des vaskulären Risikos besteht für die PatientInnen erhöhte Gefahr eines erneuten Schlaganfalls, was durch mangelnde Bewegung verstärkt wird [20, S. 366]. Eine frühe Mobilisierung ist daher sowohl für einen möglichst umfassenden Erhalt der körperlichen Leistungsfähigkeit als auch für die Sekundärprävention[13] wichtig [179, S. 350].

Erholung nach einem Schlaganfall

Die Erholung der motorischen Fähigkeit nach einem Schlaganfall ist ein komplexer und langwieriger Prozess [107, S. 741]. Es kommt zu spontanen Veränderungen und solchen, die durch motorisches Lernen ausgelöst werden. Dabei spielt sowohl Restitution (die Wiederherstellung ursprünglicher Funktionalität neurologischen Gewebes), Substitution (Reorganisation von Hirnregionen für die Übernahme der verlorenen Funktionalität) als auch Kompensation (Anpassung der Durchführung von Aktivitäten an die eingeschränkten Fähigkeiten) eine Rolle [106, S. 1693]. Häufig bleiben motorische Funktionen allerdings ein Leben lang beeinträchtigt.

Grundsätzlich erfolgt die Funktionserholung der unteren Extremitäten vor jener der oberen Extremitäten. Tatsächlich ist der Schweregrad der Beinparese innerhalb der ersten Woche nach einem Schlaganfall die stärkste Determinante für das zu erwartende Ergebnis der Rehabilitation der oberen Extremitäten [221, S. 13].

Bedeutung für die Arbeit

Wenn auch die Hemiparese für die vorliegende Arbeit die bedeutsamste Einschränkung darstellt, so mussten dennoch mögliche Nebendiagnosen bei der Entwicklung des Therapiesystems in Betracht gezogen werden. Aufgrund der beschriebenen komplexen Auswirkungen eines

---

[13]Sekundärprävention bezeichnet vorbeugende Maßnahmen und die Behandlung von Risikofaktoren nach einem Schlaganfall zum Zwecke der Vermeidung eines erneuten Schlaganfalls.

Schlaganfalls sind neben den motorischen Funktionen häufig auch andere Fähigkeiten eingeschränkt, die einem effektiven Training mit dem System entgegenstehen können. Insbesondere Probleme bei der visuellen Wahrnehmung und kognitive Einschränkungen sind im Kontext virtueller Umgebungen zu beachten. Es gilt daher genau zu untersuchen, welche PatientInnengruppe vom Einsatz des Therapiesystems profitieren kann. Für den praktischen Einsatz des Systems im Rahmen der in Kapitel 4 vorgestellten Pilotstudie wurden Ein- und Ausschlusskriterien für die TeilnehmerInnen definiert, die durch die ersten Erfahrungen anschließend weiter eingegrenzt werden konnten (siehe Kapitel 5.1.4).

2.2.2 Therapeutische Behandlung des Schlaganfalls

Die Therapie nach einem Schlaganfall umfasst drei Phasen. In der akuten Phase (Stunden bis Tage nach dem Vorfall) dominiert die intensivmedizinische Versorgung mit lebenserhaltenden Maßnahmen. Ihr Ziel ist der Erhalt von möglichst viel bedrohtem Gehirngewebe sowie die Vorbeugung vor Komplikationen bzw. einem weiteren Schlaganfall [179, S. 349]. Im Rahmen der Frührehabilitation spielen bereits eine erste Mobilisierung, kognitive Übungen und die psychotherapeutische Behandlung eine Rolle. Die anschließende subakute Phase (Tage bis Monate nach dem Vorfall) wird von der Physio- und Ergotherapie, der Logopädie sowie der neuropsychologischen Therapie bestimmt. Diese sind entscheidend für eine Verbesserung der durch den Schlaganfall bedingten Behinderung (funktionale Rehabilitation) sowie die soziale Wiedereingliederung [179, S. 350]. Abhängig von der Schwere des Schlaganfalls werden die PatientInnen nach mehreren Wochen bis einigen Monaten für gewöhnlich aus der stationären Behandlung entlassen und die chronische Phase beginnt [106, S. 1695]. Während dieser wird häufig noch eine ambulante Versorgung in Anspruch genommen. Seit einiger Zeit gewinnt die chronische Phase in der Rehabilitation zunehmend an Bedeutung, da inzwischen bekannt ist, dass auch Jahre nach einem Schlaganfall noch Funktionsverbesserungen möglich sind [207, S. 8].

Die motorische Rehabilitation wird durch die Physiotherapie geleitet und diese Disziplin nimmt eine Schlüsselrolle bei der Behandlung von SchlaganfallpatientInnen ein [208, S. 2]. Dennoch ist eine interdisziplinäre Sicht in allen Belangen erforderlich, da motorische, kognitive, emotionale und soziale Aspekte häufig nicht voneinander zu trennen sind [207, S. 16]. Grundsätzlich verläuft die Rehabilitation nach einem Schlaganfall sehr heterogen [106, S. 1693]. Insbesondere in den frühen Phasen kommt es zu spontanen Heilungseffekten. Von den TherapeutInnen wird daher eine hohe Sensibilität und Flexibilität bezüglich der eingesetzten Therapieverfahren erwartet. Eine universelle Methode existiert nicht [207, S. 292]. Das Repertoire ist jedoch in den vergangenen Jahren stark gewachsen und inzwischen ist für eine Reihe von Maßnahmen ein positiver Nutzen nachgewiesen [106, S. 1698].

Traditionelle therapeutische Ansätze

Trotz des eingangs angesprochenen Paradigmenwechsels in der neurologischen Forschung ist die therapeutische Praxis der Behandlung des Schlaganfalls noch stark durch traditionelle Ansätze geprägt. Während moderne Verfahren das aktive motorische Lernen zum Ziel haben, basieren traditionelle Herangehensweisen auf der sogenannten *Fazilitation*. Dabei ist der Kerngedanke „die Förderung des somato-sensiblen Inputs zur Erzielung eines erwünschten motorischen Outputs." [61, S. 242] Die TherapeutInnen bewegen die Extremitäten der PatientInnen und fazilieren damit das gewünschte Bewegungsmuster. Die PatientInnen sind bei dieser Behandlung weitgehend passiv und dies ist auch der wesentliche Kritikpunkt, der durch moderne Verfahren adressiert wird.

Ein Beispiel für ein traditionelles Therapieverfahren ist das *Bobath-Konzept* [61, S. 242]. Hierbei sind zentrale Maßnahmen die „Inhibition pathologischer Haltungs- und Bewegungsmuster" sowie die „Fazilitation normaler Bewegungen" (ib.). Das Konzept legt Wert auf die Unterdrückung pathologischer Bewegungen, da es eine Grundannahme ist, dass hierdurch die falschen synaptischen Verbindungen *eingeschliffen* werden. Alle betreuenden Personen im Umfeld der PatientInnen werden angewiesen, Bewegungen durch Fazilitation zu kontrollieren und „selbstständige Aktivitäten eines Patienten müssen so lange unterbleiben, bis ein normaler Bewegungsablauf bei einer normalen Tonusentwicklung möglich ist." (ib.) Da dies den bereits angesprochenen und in Kapitel 2.2.3 weiter erläuterten Erkenntnissen über das motorische Lernen widerspricht, werden in jüngerer Zeit vermehrt zielorientierte Aufgaben und funktionelle Selbstständigkeit der PatientInnen in das Konzept integriert (ib.).

Vergleichbare traditionelle Ansätze sind die *Propriozeptive Neuromuskuläre Fazilitation (PNF)*, die *Vojta-Therapie*, das *Affolter-Konzept* und das *Perfetti-Konzept* [61, S. 243]. Da die traditionelle Herangehensweise für die vorliegende Arbeit keine besondere Rolle spielt, wird auf diese Konzepte hier nicht weiter eingegangen.

Evidenz basierte Therapieprogramme

Spezifische Therapieprogramme umfassen mehrere Behandlungsansätze und häufig werden traditionelle und moderne Verfahren kombiniert. Das Angebot sollte auf die PatientInnen individuell abgestimmt und mit den Betroffenen und Angehörigen abgesprochen sein. Seit einigen Jahren werden für die eingesetzten Maßnahmen zunehmend Wirksamkeitsbelege im Sinne einer *Evidenz basierten Therapie* erwartet. Für viele Ansätze sind diese jedoch noch nicht in hinreichendem Umfang verfügbar [106, S. 1700]. Die folgenden Therapieverfahren wurden in mehreren Studien untersucht und stellten für spezifische PatientInnengruppen Mehrwerte dar.

Die sogenannte *constraint-induced movement therapy* (CIMT) erzwingt die Durchführung von Aktionen mit der betroffenen Körperseite, indem die gesunde Extremität demobilisiert wird. Gleichzeitig wird mit hoher Intensität ein repetitives Training funktionell relevanter Armbewegungen durchgeführt [59, S. 43]. Bei *Roboter-assistierten Trainingsmethoden* werden u.a. sogenannte Exoskelette verwendet, welche die PatientInnen bei der Durchführung von Bewegungen unterstützen. Dadurch kann eine Kombination aus aktivem Üben und passiver Mobilisierung erreicht werden [125, S. 153]. Beim *bilateralen*

Training werden Bewegungen zugleich mit beiden Armen und Händen durchgeführt, um die Geschicklichkeit und die Kraft bei andauernden Einschränkungen der Handfunktion zu verbessern [107, S. 747]. Für das Einüben spezifischer Aufgaben des alltäglichen Lebens wird *repetitives Training* mit *hoher Intensität* empfohlen. Dabei soll PatientInnen soviel Gelegenheit wie möglich gegeben werden, die spezifischen Bewegungen zu trainieren [107, S. 748]. Durch *elektrische Stimulation* können das periphere Nervensystem angesprochen und funktionale Muskelgruppen stimuliert werden. Die elektronischen Potentiale des Nervensystems können darüber hinaus auch mit Hilfe eines Elektromyogramms erfasst und für das sogenannte *Biofeedback Training* verwendet werden. Durch definierte Muskelaktivität werden visuelle oder auditive Signale ausgelöst, die beim Training unterstützen. Schlussendlich werden die *Spiegeltherapie*, die in Kapitel 2.2.4 beschrieben wird, und das *mentale Training* als begleitende Maßnahmen grundsätzlich empfohlen. Mentales Training bezeichnet die konzentrierte Vorstellung von Bewegungsabläufen im Sinne einer rein kognitiven motorischen Simulation [61, S. 346]. Diese Bewegungsvorstellung aktiviert motorische Areale und kann daher für die Therapie von SchlaganfallpatientInnen eingesetzt werden (siehe Abschnitt 2.2.3). Inzwischen kann für beide Verfahren ein gutes Evidenzniveau attestiert werden [106, S. 1699].

Persönliche Voraussetzungen und Mitarbeit der PatientInnen

Ein auf die spezifischen Defizite von PatientInnen fokussiertes Therapieprogramm schafft gute Voraussetzungen für die motorische Rehabilitation. Darüber hinaus spielt die Motivation und die persönliche Einstellung der PatientInnen eine wesentliche Rolle für die Effektivität der Therapie [106, S. 1695]. Motorisches Lernen ist abhängig von der Befriedigung dreier grundlegender menschlicher Bedürfnisse: Kompetenz, Autonomie und soziale Eingebundenheit ([224, S. 28], vgl. Abschnitt 2.4.2). In allen Phasen sind daher „Instruktionen und Rückmeldungen, die positive Informationen zum Lernfortschritt oder zur Bedeutung von Anstrengungen und Übung beinhalten, die Fähigkeiten und Fertigkeiten als erlernbar darstellen, und die den Aufmerksam-

keitsfokus auf externe Bewegungseffekte lenken" [224, S. 37] wichtige
Elemente eines optimierten Rehabilitationsprozesses. Es ist außerdem
notwendig, die Zielsetzung der Therapie mit den Betroffenen und deren
Familien abzustimmen, sowie für die PatientInnen bedeutsame aber
realistische Perspektiven zu wählen [60, S. 122f].

Die selbstwahrgenommene Kompetenz ist nach einem Schlaganfall
häufig verringert [224, S. 33]. Motorische Übungen erfordern üblicherweise korrigierende Rückmeldungen durch die TherapeutInnen, was
als negative Kritik aufgefasst werden kann. Um über den langen Zeitraum des Rehabilitationsprozesses die Motivation und die Mitarbeit
der PatientInnen aufrecht zu erhalten ist es notwendig, die vorhandenen Bewegungskapazitäten hervorzuheben und zu würdigen [224,
S. 34]. Der subjektive Eindruck hinreichender Kompetenz stärkt das
Selbstvertrauen und trägt zum motorischen Lernen bei (ib.).

Bedeutung für die Arbeit

Für die motorische Rehabilitation nach einem Schlaganfall stehen eine
Vielzahl unterschiedlicher Verfahren zur Verfügung. Moderne Ansätze
orientieren sich an den in Abschnitt 2.2.3 näher erläuterten neurologischen Erkenntnissen über das motorische Lernen und unterstützen
den Lernprozess durch gezielte Übungen. Auch das mit dieser Arbeit
entwickelte Therapiesystem orientiert sich an diesen Erkenntnissen und
setzt daher - neben dem zentralen Aspekt der Beobachtung virtueller
Illusionen (siehe Abschnitte 2.2.4 und 2.2.5) - auf aktive Bewegungsübungen mit der betroffenen Seite. Außerdem wurde die Bedeutung
der persönlichen Einstellung der PatientInnen für eine effektive Therapie hervorgehoben. Bei der Gestaltung der virtuellen Umgebung
fanden die Möglichkeiten zur Steigerung der Motivation, zur Förderung
von Kompetenz und zur Fokussierung der Aufmerksamkeit besondere
Beachtung (siehe Kapitel 3.1).

2.2.3 Motorische Aktion und motorisches Lernen

Die Prozesse der Durchführung und des (Wieder-)Erlernens von motorischer Aktion spielen für die Rehabilitation eine zentrale Rolle. In

diesem Abschnitt werden Theorien und empirische Erkenntnisse der Neurowissenschaften über die an motorischer Aktion beteiligten kognitiven Prozesse, sowie über das Erlernen von motorischer Kontrolle vorgestellt.

Es erscheint sinnvoll, vorweg die Bedeutung des Begriffs *Motorik* zu klären. Ein mögliches Missverständnis kann damit zu tun haben, dass der Begriff eine maschinenartige, starre Konnotation hat, was jedoch in Verbindung mit dem Verhalten von Lebewesen unpassend ist [172, S. 2]. Im Gegenteil ist motorische Aktion bei Lebewesen unendlich vielfältig und angepasst an die ständig wechselnden Bedingungen der Umgebung. Nur durch Adaption an diese Umgebung können Verhaltensweisen zielführend sein und scheinbar gleichbleibende Aufgaben in verschiedenen Situationen erfüllt werden (ib.). Tatsächlich ist eine hohe Variabilität motorischer Programme sogar eine Eigenschaft trainierter Bewegungen bspw. im Sport oder in der Kunst, wie weiter unten näher erläutert wird. Dies hat Auswirkungen auf die Strategie der motorischen Rehabilitation, deren Ziel nicht das Einüben exakt gleichförmiger Bewegungsmuster sein sollte. Vielmehr gilt es funktionsorientiertes Verhalten zu erlernen, welches ein kontrolliertes Maß an Variabilität aufweist [67, S. 276].

Darüber hinaus ist es wichtig zu bemerken, dass motorisches Verhalten von zwei ständig aktiven, häufig gegenläufigen Prozessen geprägt ist: der *Bewegungsausführung* und der *Stabilisierung* [172, S. 2]. Ohne die Stabilisierung von Bewegungen wären Individuen den Einflüssen der Umwelt vollständig ausgeliefert und nicht in der Lage, kontrollierte Aktionen auszuüben. Bereits scheinbar einfache Bewegungsmuster werden somit von einer komplexen Abfolge von Muskelaktivitäten ausgeführt, die zum Zweck der Zielerfüllung bei gleichzeitiger Wahrung des Gleichgewichts ständig und kleinschrittig angepasst werden müssen. Es ergibt sich ein hoch dynamisches Zusammenspiel aus Aktion, Stabilisierung und Überprüfung an dem neben der Muskulatur, alle Sinne und die Verarbeitung im zentralen Nervensystem beteiligt sind. Dieses Zusammenspiel nennt man die sensomotorische Bewegungsregulation.

Sensomotorische Bewegungsregulation

Seit etwa Mitte des 20. Jahrhunderts wird motorische Kontrolle nicht
mehr isoliert als ein Problem des zentralen Nervensystems untersucht,
sondern es werden zusätzlich die körperlichen Eigenschaften des gesamten Organismus betrachtet [189, S. 13]. Nicolai Bernstein, ein russischer
Wissenschaftler des frühen 20. Jahrhunderts, begründete mit diesem
ganzheitlichen Ansatz eine systemtheoretische Sicht auf die motorische
Aktion von Lebewesen (ib.). Betrachtet man motorische Kontrolle unter Berücksichtigung des gesamten sensomotorischen Systems - welches
neben dem zentralen Nervensystem die Sensoren, Rezeptoren und Ef-
fektoren des Körpers mit einschließt ([110, S. 44], siehe Abbildung 2.8)
- werden Kontextinformationen und Ausgangspositionen des Körpers
für die Durchführung von Bewegungen bedeutungsvoll.

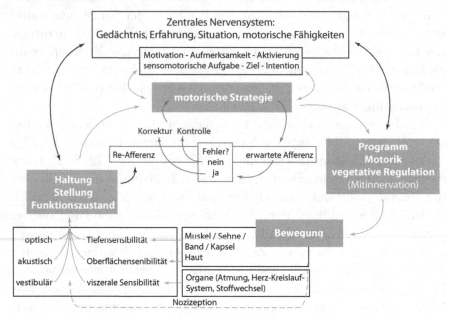

Abbildung 2.8: Schematische Darstellung der sensomotorischen Bewegungsregulation. *(Grafik aus [110])*

Ein Organismus muss zielgerichtete motorische Aktionen im Kontext konkreter Situationen planen und ausführen. Dabei ist das gesamte sensomotorische System unteilbar an allen Aspekten des Vorgangs beteiligt [110, S. 97]. Für die Durchführung einer zielgerichteten Bewegung sind Informationen über den derzeitigen Zustand des Systems notwendig, eine Bewegungstrajektorie muss berechnet werden, Einflussfaktoren der Umwelt und mögliche Krafteinwirkungen werden einbezogen. Dabei ist die Bewegung in einem zeitlichen Ablauf zu sehen, in dem sich fortlaufend die Voraussetzungen und Rahmenbedingungen verändern.

Zudem stellt sich das sogenannte „Problem der Freiheitsgrade" [205, S. 356]: Grundsätzlich stehen dem Organismus eine Vielzahl möglicher Bewegungsmuster zur Verfügung, mit denen ein bestimmtes Ziel erreicht werden kann [109, S. 8]. Die Auswahl einer geeigneten Strategie bezüglich einer geplanten Endposition erfolgt unter Berücksichtigung der Ausgangsposition. Das Vorgehen wird als „inverse Dynamik"[14] [205, S. 362] bezeichnet. Auf welche Weise der Organismus diese Aufgabe löst, ist heute noch unklar (ib.). Entscheidend ist aber die Erkenntnis, dass eine vollständige Vorausberechnung einer Abfolge von Muskelkontraktionen und -relaxationen nicht möglich ist. Vielmehr ist es erforderlich, in einem dynamischen Prozess die reale Bewegungstrajektorie stetig an eine geplante Trajektorie anzupassen und diese

---

[14] Aus technischen Anwendungsfeldern ist der Begriff „Inverse Kinematik" bekannt. In der Robotik werden hiermit Verfahren für die Bewegung von Manipulatoren bezüglich einer gewünschten Endposition bei einer gegebenen Zahl an Freiheitsgraden beschrieben. Zwar erscheint die Problemstellung in diesen Anwendungsfeldern zunächst ähnlich, jedoch gibt es Anlass zu der Vermutung, dass die gefundenen Lösungen der Ingenieurswissenschaften nicht mit den Prozessen im menschlichen Körper vergleichbar sind [205, S. 362]. Zwei Argumente sprechen gegen eine Analogie: Es gibt keine eindeutige Beziehung zwischen der Entladung motorischer Neurone und den von den Muskeln entwickelten Drehmomenten, was die Vorausberechnung der Kontrollsignale im biologischen Fall zusätzlich komplex gestaltet (ib.). Die Einbeziehung der dynamischen Umweltbedingungen wird außerdem durch relativ langsame afferente und efferente Signalwege des Nervensystems, sowie durch langsame Ansprechzeiten der Muskulatur erschwert [109, S. 4]. Vorschläge zu den physiologischen Vorgängen in biologischen Systemen gibt [109].

wiederum durch die veränderten Einflussparameter zu aktualisieren [205, S. 365].

Für die Durchführung einer komplexen Bewegung durchläuft der Organismus daher in schneller Wiederholung die folgenden Schritte (vgl. [110, S. 96]):

- Bestimmung des aktuellen Zustands des sensomotorischen Systems

- Auswahl einer sensomotorischen Strategie im Sinne einer internen, vorläufigen Repräsentation der Bewegung

- Antizipation des Bewegungserfolges als Grundlage für die Bewegungsregulation

- Umsetzung der Bewegung durch ein zentrales Innervationsmuster, welches durch die vorläufige Repräsentation geprägt ist

Diese Schritte werden durch einen allgemeinen Handlungsplan initiiert, der die durchzuführende Bewegung als Teil eines komplexen Handlungsmusters vorsieht [110, S. 209]. Auch dieses wird in ähnlicher Weise durch die Schritte Vorstellung, Planung, Durchführung und Evaluation geregelt. Solche hierarchisch höheren Prozesse werden als Teil von allgemeinen Theorien menschlichen Handelns behandelt (siehe Abschnitt 2.4.2).

Die kognitiven Prozesse, die an motorischer Aktion beteiligt sind, können somit als ein „observation/execution-matching-System" beschrieben werden [194, S. 299]. Ein Subjekt löst ein motorisches Kommando aus, mit dem Ziel, eine bestimmte Aktion durchzuführen. Dieses Kommando wird dann einerseits verwendet, um die entsprechenden Muskeln zu (de-)aktivieren und andererseits, um das Ergebnis der Aktion vorherzusagen. Die Vorhersage wird anschließend mit den tatsächlich resultierenden Sinneseindrücken abgeglichen. Eventuelle Abweichungen werden in den folgenden motorischen Kommandos berücksichtigt. Die Abbildung 2.8 stellt diesen Prozess und die beteiligten Strukturelemente schematisch dar.

Spiegelneurone

Durch die Entdeckung der *Spiegelneurone* [63, 170] wird das eben genannte observation/execution-matching-System auf Ebene der neuronalen Prozesse plausibel. Spiegelneurone wurden in Gehirnen von Rhesusaffen nachgewiesen, vor allem in Regionen, die für die sensomotorische Kontrolle und visuomotorische Transformation zuständig sind [81, S. 213]. Das besondere an diesem Typ Neuron ist, dass sie sowohl bei der Durchführung einer Aktion, als auch bei der Beobachtung derselben Aktion aktiv sind [170, S. 136]. Sie reagieren also auf Eingaben aus anderen kortikalen Netzwerken (z.B. solchen, die für die Bewegungsplanung zuständig sind) ebenso, wie auf Eingaben aus sensorischen Systemen. Für einen bestimmten Teil des Affengehirns spielt es keine Rolle, ob Bewegung beobachtet oder durchgeführt wird, er zeigt vergleichbare Aktivität.

Wenn auch physiologisch noch nicht nachgewiesen, so gibt es doch einige Hinweise, dass ein ähnliches Spiegelneuronensystem auch im menschlichen Gehirn existiert [171, S. 174f]. Durch bildgebende Verfahren[15] und neurophysiologische Experimente mit Menschen wurde vergleichbare Resonanz von motorischen Gehirnregionen sowohl auf durchgeführte, als auch auf beobachtete und sogar rein mental vorgestellte Bewegungen festgestellt (ib.). Anders als im Affengehirn galt dies im menschlichen Gehirn auch für Bewegungen, die scheinbar bedeutungslos waren und keine Objektmanipulation zur Folge hatten [171, S. 175].

Eine funktionale Aufgabe der Spiegelneurone im Rahmen der sensomotorischen Bewegungsregulation kann im oben angesprochenen Abgleich der geplanten Bewegungstrajektorie mit der tatsächlich wahrgenommen Trajektorie liegen. Diese Neurone bieten eine physiologische Möglichkeit, wodurch dieselbe Gehirnregion gleichzeitig die „motori-

---

[15]Der Begriff bildgebende Verfahren fasst in der Neurologie eine Reihe von nichtinvasiven Forschungsmethoden zusammen, mit welchen neuronale Aktivität lokalisiert gemessen und anschließend bildhaft auf einem Kortexmodell dargestellt werden kann. Solche Verfahren sind beispielsweise die funktionale Magnetresonanztomographie (fMRT) und die Positronen-Emissions-Tomographie (PET) [95, S. 10ff].

sche Information über die Bewegung und [die] sensorische Information über die wahrnehmbaren Effekte enthalten" [53, S. 369] kann. Somit wäre ein effizientes Verfahren für die vorläufige Bewegungssimulation im Rahmen der Bewegungsplanung gegeben, deren motorische Kommandos für die Bewegungsausführung „kopiert" und deren sensorische Informationen im Rahmen der Evaluation mit den tatsächlichen Sinneseindrücken abgeglichen werden können.

Darüber hinaus wird angenommen, dass das Spiegelneuronensystem eine wesentliche Rolle für das „Verstehen der Bewegung Anderer" spielt [171, S. 173]. Durch die Aktivierung derselben motorischen Areale, die auch bei der eigenhändigen Durchführung einer beobachteten Bewegung aktiviert werden, befindet sich das zentrale Nervensystem des Beobachters bzw. der Beobachtenden zumindest teilweise in einem ähnlichen Zustand wie das Nervensystems des bzw. der Ausführenden. Zwar ist diese Annahme hypothetischer Art und nur ansatzweise durch experimentelle Belege untermauert, aber sie wird dennoch als eine Erklärung für die menschliche Fähigkeit zur Imitation gesehen[16] [194, S. 299]. Die Spiegelneurone werden damit zu einem Schlüssel für das im folgenden Abschnitt erläuterte motorische Lernen durch Beobachtung.

Motorisches Lernen durch Bewegungsbeobachtung und -vorstellung

Motorische Lernprozesse können durch Beobachtung initiiert werden und die Imitation ist eine häufige Form des Lernens beim Menschen [81, S. 215]. In der Interaktion mit Kleinkindern kann Imitation eindrucksvoll beobachtet werden, wenn das Kind bspw. den Gesichtsausdruck eines Gegenübers nach einer kurzen Zeit der Beobachtung nachahmt. Aber auch Erwachsene lernen motorische Fertigkeiten schneller, wenn sie ihnen von ExpertInnen vorgemacht werden. Eine Beteiligung der Spiegelneurone an diesem Prozess liefert eine mögliche Erklärung der kognitiven Vorgänge [194, S. 300].

---

[16]Andere AutorInnen sehen in der Funktionsweise des Spiegelneuronensystems außerdem die Voraussetzungen für die menschliche Fähigkeit zu empathischem Verhalten und sozialer Interaktion gegeben (vgl. [191]).

Demnach wird bei der Beobachtung der Bewegungshandlung eines Gegenübers diese im Gehirn des Beobachters bzw. der Beobachterin in elementare motorische Aktionen zerlegt, welche über das Spiegelneuronensystem sensomotorische Areale aktivieren. Auf diesem Weg wird von der beobachteten Handlung ein motorisches Gedächtnis gebildet. Im Zuge der Nachahmung der Handlung werden die elementaren Aktivierungsmuster entsprechend der wahrgenommenen Sequenz zusammengesetzt und für die motorische Steuerung verwendet (vgl. [171, S. 182f]). Die elementaren Aktivierungsmuster können auch mit bereits trainierten motorischen Aktionen korrelieren, so dass die imitierte Bewegungshandlung aus bekannten Teilen zusammengesetzt wird. Allerdings kann „allein die Beobachtung schon zu einer Neubildung von motorischem Gedächtnis führen." [41, S. 101]

Das Lernen anhand von visuellen Informationen setzt auch die *mentale Vorstellung* der Bewegungshandlung voraus [24, S. 59]. Der Vorstellungsprozess ist für die Aufnahme der korrekten Abfolge der elementaren Aktionen in Form eines motorischen Programms erforderlich und entspricht dem Antizipationsschritt bei der oben beschriebenen sensomotorischen Regulation [100].

Es gibt zwei verschiedene Methoden für die Bewegungsvorstellung, die hinsichtlich der Aktivierung der motorischen Areale unterschiedlich effizient sind [41, S. 97f]. Ein Subjekt kann sich eine Bewegung so vorstellen, als ob es sie bei einer anderen Person beobachten würde (in der dritten Person, visuelle Vorstellung), oder als ob es sie selbst ausführt (in der ersten Person, kinästhetische Vorstellung) (ib.). Die kinästhetische Vorstellung ist von einem neurophysiologischen Standpunkt betrachtet näher mit der Ausführung von Bewegung vergleichbar [24, S. 59]. Bezogen auf das motorische Lernen erscheint daher das „Hineinversetzen" in die beobachtete Bewegung eine wesentliche Voraussetzung für einen effizienten Lernvorgang zu sein.

Es gibt Hinweise darauf, dass Menschen unterschiedlich gut in der Lage sind, mentale Bewegungsvorstellung durchzuführen [41, S. 98]. Dies hat natürlich Auswirkungen auf das motorische Lernen durch Beobachtung. Für PatientInnen mit einem neurologischen Defizit wurde untersucht, ob eine generelle Beeinträchtigung festzustellen ist [41,

S. 100]. Es gibt uneindeutige Befunde zu dieser Frage, was allerdings eine generelle Unfähigkeit unwahrscheinlich macht. Es sollte jedoch in jedem Fall beim Einsatz von therapeutischen Maßnahmen, die motorisches Lernen durch Beobachtung zum Ziel haben, die individuellen Voraussetzungen der PatientInnen hierfür erhoben werden (ib.).

Repetition

Neben der Motivation der Lernenden sowie adäquater Anleitung und Rückmeldungen zählt die Wiederholung beim Bewegungslernen zu den wesentlichen Erfolgsfaktoren [61, S. 229]. Aus diesem Grund „kommt der Repetition und der selbstständigen, aktiven Bewegungsausführung eine zentrale Bedeutung in modernen Therapiekonzepten zu." (ib.) Es gilt der Grundsatz, dass motorische Funktionen umso besser gelernt werden, je mehr die entsprechenden Bewegungen aufgabenorientiert geübt werden. Aus dieser Erkenntnis wurde das bereits weiter oben angesprochene Therapiekonzept des erzwungenen Einsatzes der betroffenen Körperseite (CIMT) entwickelt und repetitive Elemente werden zunehmend in allen therapeutischen Ansätzen eingeführt [69, S. 26]. Wesentlich ist aber eine Erkenntnis, die sich daraus ableitet: Theoretisch kann „jede trainingsbasierte Intervention die neuronale Reorganisation beeinflussen." (ib.)

Als Folge der durch das Training herbeigeführten Belastungssituation und bedingt durch die neuronale Plastizität reagiert das sensomotorische System mit Adaptation [110, S. 503]. Diese manifestiert sich in einer veränderten Struktur und Qualität des Zusammenspiels neuronaler Funktion. Zwar kann Adaptation bereits durch geringe Belastung herbeigeführt werden, jedoch sind durchgreifende und stabile Veränderungen „nur durch einen langfristigen, systematischen und zeitgerechten Prozess der Aufeinanderfolge des Zyklus Belastung - Beanspruchung - Ermüdung - Erholung zu erzielen." (ib.)

Für das motorische Lernen im Kontext der Schlaganfallrehabilitation ist es daher erforderlich, konkrete Bewegungen mit hoher Intensität zu üben sowie ausreichend Zeit für die körperliche und psychologische Restitution der PatientInnen einzuplanen. Dies gilt für jeden therapeutischen Ansatz. Allerdings ist festzuhalten, dass die heute übliche Trainingsfrequenz im Rahmen der neurologischen Rehabilitation bezogen auf Forschungsergebnisse über das repetitive Lernen noch immer weitaus zu niedrig ist [61, S. 641].

Externer Aufmerksamkeitsfokus und motorisches Lernen

Die kognitive Repräsentation von Bewegungen muss zwei Anforderungen genügen: Sie muss einerseits eine klare und eindeutige Abfolge motorischer Aktivierungsmuster (proximal specification) hervorbringen und andererseits eine funktionale Beschreibung der durch die motorische Aktion erzielten externen Bewegungseffekte (distal representation) enthalten [154, S. 394]. Analog kann das motorische Lernen über zwei unterschiedliche Herangehensweisen erfolgen: Entweder kann der Aufmerksamkeitsfokus beim Training auf der korrekten Ausführung der Bewegung selbst liegen (interner Fokus) oder auf der erfolgreichen Erzielung der Bewegungseffekte (externer Fokus) [???, S 4]

Insbesondere bei neurologischen PatientInnen beginnt die heutige therapeutische Praxis üblicherweise mit einem internen Aufmerksamkeitsfokus. Die Instruktionen geben Hinweise auf die korrekte Haltung und Positionierung der betroffenen Körperteile und zielen auf die Bewegungskoordination [223, S. 4]. Demgegenüber haben Untersuchungen allerdings gezeigt, dass der Erfolg des Lernvorganges sich eher einstellt, wenn Instruktionen gewählt werden, die einen externen Aufmerksamkeitsfokus bewirken (ib.). Ein solcher Fokus führt zu „leichterer und flüssigerer Bewegungsausführung und einem höheren Automatisierungsgrad der Bewegung" [224, S. 33].

Eine Erklärung hierfür liefert die „constrained action hypothesis" [222, S. 9]. Fokussiert demnach ein Subjekt die Aufmerksamkeit auf Bewegungseffekte, erfolgt die sensomotorische Kontrolle der Bewegung weitestgehend automatisch und unbewusst. Solche Prozesse laufen schnell und reflexartig ab und die motorischen Aktivierungsmuster werden quasi als ein „Nebenprodukt" erzielt (ib.). Mit einem externen Aufmerksamkeitsfokus sind Bewegungen ökonomischer und sowohl die Effektivität als auch die Effizienz des motorischen Lernens wird gesteigert [224, S. 33].

Variabilität motorischer Programme

Es wurde bereits erläutert, dass Redundanz ein fundamentales Prinzip motorischer Aktionen ist. Dasselbe Bewegungsziel kann auf unendlich viele verschiedene Weisen erreicht werden [200, S. 267]. Diese Redundanz ermöglicht einem Organismus bei dynamischen Umweltbedingungen stabiles Verhalten. Gleichzeitig wird hierdurch eine Toleranz gegenüber Rauschsignalen sicher gestellt, die in allen Elementen des sensomotorischen System unumgänglich sind [200, S. 268]. Eine Folge daraus ist, dass menschliche Bewegungen hochgradig variabel sind. Wird dieselbe Bewegungsaufgabe mehrfach wiederholt, ist selbst bei augenscheinlicher Gleichheit eine Varianz des motorischen Ablaufs festzustellen [199, S. 869].

Tatsächlich kann die Variabilität motorischer Programme mit einem reichen Fundus an möglichen Verhaltensweisen in Zusammenhang gebracht werden. Hochtrainierte Sportler und Künstler scheinen unendlich viele Wege entwickelt zu haben, ein und dieselbe Aufgabe zu erfüllen [199, S. 870]. Anders herum kann das Fehlen von Bewegungsvariabilität starres und unflexibles Verhalten hervorrufen (ib.). Dies kann beispielsweise bei PatientInnen nach einem Schlaganfall beobachtet werden, die häufig einen erhöhten Muskeltonus oder -tremor aufweisen [67, S. 276].

In der heutigen therapeutischen Praxis wird allerdings eine Herangehensweise gewählt, die auf das Einüben eines exakt definierten motorischen Programms wert legt. Abweichungen von der vorgegebenen Bewegungstrajektorie werden als Fehler gewertet [67, S. 268]. Erst in jüngerer Zeit konnte durch die Anwendung nonlinearer Analyseverfahren gezeigt werden, dass Bewegungsvariabilität auch im Prozess des motorischen Lernens zu verbesserten Ergebnissen führt [67, S. 272]. Daraus folgt, dass das Ziel der neurologischen Rehabilitation die Entwicklung eines möglichst variablen Bewegungsrepertoires sein sollte [199, S. 875].

Harbourne und Stergiou schlagen daher vor, bei der Behandlung von PatientInnen diesen zunächst Freiraum bei der Lösungsfindung für eine Aufgabe zu lassen und nur dann Unterstützung zu leisten, wenn offensichtlich keine Fortschritte erzielt werden [67, S. 276]. Diese Unterstützung sollte dabei nicht von einem starren, „korrekten" Bewegungsmuster ausgehen, sondern immer nur soweit Hilfestellung bieten, bis die PatientInnen wieder selbstständig agieren können. Durch einen solchen selbstbestimmten Ansatz befinden sich die PatientInnen in einem Zustand „dynamischen Gleichgewichts", in welchem variable Bewegungslösungen eigenständig exploriert und gelernt werden (ib.).

Bedeutung für die Arbeit

Die in diesem Abschnitt vorgestellten neurologischen Erkenntnisse basieren auf Forschungen jüngeren Datums und einige Aspekte gelten noch als ungeklärt. Um jedoch die anwendungsorientierte Perspektive in dieser Arbeit nicht zu verlieren, wurden offene Fragen und in Teilbereichen widersprüchliche Theorien nicht weiter diskutiert. Die Grundzüge der Betrachtung von motorischer Aktion als einen dynamischen, variablen und systemischen Prozess, sowie die vorgestellten Eigenschaften des motorischen Lernens gelten allerdings als unstrittig.

Für die Entwicklung des Therapiesystems leiteten sich einige konkrete Hinweise ab. Die mit Hilfe der virtuellen Umgebung generierten visuellen Effekte sollen im Zuge der sensomotorischen Regelung die erfolgreiche Ausführung eines motorischen Programms bestätigen, sowie eine Illusion von korrekter Bewegung erzeugen können. Wichtig ist hierfür, dass die dargestellten Informationen erwartbaren Bewegungseffekten (distal representation) entsprechen (vgl. Abschnitt 2.2.5). Das Prinzip der Repetition wurde bei der Gestaltung des therapeutischen Ablaufs berücksichtigt. Die Dauer der Interaktion mit dem System orientierte sich an empfohlenen Intensitäten. Belastungs- und Erholungsphasen wurden eingeplant. Darüber hinaus wird ein externer Aufmerksamkeitsfokus durch den Einsatz der virtuellen Umgebung angeregt und die Instruktionen für die PatientInnen forderten diesen auch ein. Die Vorschläge bezüglich der Förderung von motorischer

Variabilität wurden außerdem einbezogen. Die Interaktion mit den abstrakten Bewegungseffekte nehmen die PatientInnen weitgehend selbstgesteuert und explorierend vor.

2.2.4 Spiegeltherapie

Die im vorigen Kapitel vorgestellten Erkenntnisse über die kognitiven Prozesse motorischer Aktion und motorischen Lernens haben dazu geführt, dass in der neurologischen Rehabilitation neben aktiven Bewegungsübungen und passiver Fazilitation eine dritte Strategie Aufmerksamkeit bekommt. Das Therapieverfahren der Spiegeltherapie verfolgt in Abgrenzung zu diesen am peripheren Nervensystem orientierten Ansätzen das Ziel der *zentral sensorischen Stimulation motorischer Hirnareale* über Verbindungen mit visuellen Hirnarealen.

Während der Therapie werden mit der betroffenen Körperseite keine sichtbaren Bewegungen durchgeführt. Statt dessen wird von den PatientInnen bewusst eine *Illusion von Bewegung* herbeigeführt. Dies geschieht über die Wahrnehmung von Bewegungen auf der betroffenen Körperseite. Durch die Illusion kann neurologische Aktivität in den geschädigten Arealen ausgelöst werden [41, S. 98].

Erläuterung des Therapieverfahrens

Bei der weiter oben beschriebenen sensomotorischen Bewegungsregulation spielt die Wahrnehmung der Bewegungseffekte eine wesentliche Rolle für die Ausführung motorischer Programme. Interessanterweise dominiert das visuelle System diesen Prozess. Zielgerichtete Aktionen sind häufig visuell kontrolliert und die Sinneseindrücke des Auges werden für die subjektive Körperwahrnehmung stärker gewichtet als propriozeptive Empfindungen ([137, S. 7], siehe Kapitel 2.4.1). Das zeigt sich beispielsweise an sogenannten „Außer-Körper" Erfahrungen und der bekannten „Rubber-Hand-Illusion" [114, 193]. Die Vorliebe des Gehirns für visuelle Informationen wird bei der Spiegeltherapie für die neurologische Rehabilitation ausgenutzt.

Die Grundidee dieser Therapie wurde von Vilayanur Ramachandran und KollegInnen im Jahr 1995 für die Behandlung von amputierten

PatientInnen mit Phantomschmerzen formuliert [159]. Nach einer Amputation ist die fehlende Gliedmaße häufig noch lebensecht zu spüren. Bei einigen PatientInnen befinden sich diese „Phantome" allerdings in schmerzhaft verdrehter Position und es gelingt nicht, sie willentlich zu bewegen [158, S. 1696]. Ramachandran hatte die Idee, die Phantome mit Hilfe einer visuellen Illusion „wieder auferstehen" [43, S. 71] zu lassen. Er stellte einen Spiegel auf die sagittale Körperachse vor die PatientInnen und forderte sie auf, die gesunde Hand zu bewegen und dabei in den Spiegel zu schauen (siehe Abbildung 2.9). Es stellte sich eine Illusion von Bewegung auf der betroffenen Seite ein. Die visuelle Wahrnehmung bestätigte das bestehende Gefühl, die Gliedmaße sei noch vorhanden. Einige PatientInnen berichteten von einem augenblicklichen Nachlassen des Phantomschmerzes [159, S. 489].

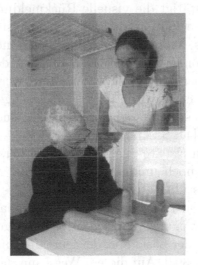

Abbildung 2.9: Das Therapieprinzip der Spiegeltherapie. *(Aufnahme aus [43])*

Durch die Spiegeltherapie wird der subjektive Eindruck von Bewegung eines Körperteils ausgelöst. Dies führte dazu, dieselbe Therapieform auch für die Behandlung von hemiparetischen PatientInnen nach einem Schlaganfall zu testen [2]. Nach ersten positiven Ergebnissen konnte inzwischen in 14 randomisiert kontrollierten Studien mit insgesamt 567 PatientInnen nach einem Schlaganfall die Effektivität der Spiegeltherapie für die motorische Rehabilitation der oberen Extremität nachgewiesen werden [204].

Eine theoretische Erklärung für die Wirkungsweise der Spiegeltherapie liefern die im Kapitel 2.2.3 angesprochenen kognitionswissenschaftlichen Erkenntnisse und die Entdeckung der Spiegelneurone. Demnach vermittelt die im Spiegelbild wahrgenommene motorische Aktion einerseits im Sinne einer Bewegungsbeobachtung Aktivität im Spiegelneuronensystem des Betrachters [158, S. 1703]. Gleichzeitig kann durch die Positionierung des Spiegels eine Selbstzuschreibung der beobachteten Bewegung erfolgen. Wenn der Betrachter bzw. die Betrachterin dabei zusätzlich die Intention zur Ausführung derselben Bewegung hat, bestätigt die visuelle Rückmeldung im Rahmen der sensomotorischen Regulation die erfolgreiche Ausführung eines motorischen Programms. Trotz der tatsächlich vorhandenen motorischen Einschränkungen können die kortikalen Prozesse der Bewegungshandlung damit weitgehend erfolgreich ausgeführt werden. Mit Hilfe von bildgebenden Verfahren wurde inzwischen nachgewiesen, dass diese Prozesse tatsächlich stark von entsprechenden visuellen Informationen beeinflusst werden [44, S. 2377].

Welche klinischen Effekte durch die Spiegeltherapie vermittelt werden, ist allerdings noch unklar [43, S. 75]. Die Arbeitsgruppe von Ramachandran postulierte die Verhinderung des erlernten Nichtgebrauchs der betroffenen Extremitäten (ib.). Demnach werden über die visuellen Areale Bewegungsrepräsentationen ausgelöst, welche denen entsprechen, die vor der Läsion bei der Durchführung derselben Aktion aktiv waren [194, S. 304]. Auf diesem Weg kann die plastische Reorganisation der betroffenen Gehirnregionen zumindest teilweise beeinflusst werden [158, S. 1698]. Es gibt allerdings andere Erklärungsansätze, welche der Spiegeltherapie eine unterstützende Funktion für das mentale Training zuschreiben bzw. von einer über das visuelle System vermittelten, gesteigerten kortikomuskulären Erregbarkeit ausgehen, welche allgemein zur motorischen Erholung beiträgt [43, S. 75].

Therapeutische Umsetzung mit SchlaganfallpatientInnen

Für die Durchführung der Spiegeltherapie mit SchlaganfallpatientInnen gibt die Arbeitsgruppe von Christian Dohle an der Median Klinik in Berlin Anweisungen [43]. Einige Hinweise sollen hier zusammengefasst werden.

- Die Verwendung großflächiger Spiegel wird anstelle der ursprünglich verwendeten Spiegelboxen angeraten, um auch proximales Armtraining zu ermöglichen [43, S. 76].

- Die Konzentration der PatientInnen auf die Illusion der Bewegung ist von entscheidender Bedeutung für die Effektivität der Therapie und sollte daher soweit möglich gefördert werden (ib.).

- Es gibt drei verschiedene Therapievarianten (ausschließliche Bewegung der gesunden Seite, Durchführung bimanueller Bewegungen „so gut es geht" oder die passive Mitbewegung der betroffenen Körperseite durch TherapeutInnen), die mit unterschiedlichen Zielgruppen eingesetzt werden sollten [43, S. 77f].

- Optional können zielgerichtete Bewegungen im Sinne einer Manipulation von Objekten durchgeführt werden, um funktional relevante Übungen zu trainieren (siehe Abbildung 2.9). Allerdings verlangt „die Durchführung einer Greifbewegung im Spiegel eine zusätzliche Koordinatentransformation". [43, S. 76f] Dies ist eine komplexe Aufgabe, zu der viele PatientInnen nicht in der Lage sind und welche die Konzentration auf die Illusion erschwert.

- Die Instruktionen für die PatientInnen sollten bei allen Varianten derart sein, dass über die Bewegung der gesunden Körperseite hinaus synchrone Bewegungen mit beiden Extremitäten vorgestellt werden [43, S. 77]. Die PatientInnen sollen sich möglichst in das Spiegelbild hineinversetzen und dieses als legitime Rückmeldung annehmen. Es wird somit zusätzlich zur Bewegungsbeobachtung eine Bewegungsvorstellung durchgeführt.

Graded Motor Imagery

Die eben beschriebene Spiegeltherapie wird auch als Teil eines umfassenderen Rehabilitationsprogramms, dem sogenannte „Graded Motor
Imagery" (GMI) Programm eingesetzt [136]. Interessant ist hierbei
die schrittweise Vorbereitung der PatientInnen auf die Spiegeltherapie,
welche erst zum Abschluss des Programms angewendet wird [136, S.
40]. In einem ersten Schritt werden den PatientInnen Bilder von linken
und rechten Händen in verschiedenen Positionen gezeigt (Beispiele
siehe Abbildung 4.2) und es muss jeweils entschieden werden, zu welcher Körperseite die dargestellte Hand gehört. In Untersuchungen
wurde gezeigt, dass für diese Entscheidung eine implizite mentale
Bewegungsvorstellung notwendig ist, bei welcher die eigenen Hände
in die dargestellte Position bewegt werden[17] [144]. Diese Vorstellung
geschieht unbewusst und rekrutiert motorische Areale [144, S. 160].
Im Rahmen des GMI Programms wird auf diesem Weg eine kortikale
Aktivierung angebahnt [136, S. 31].

Nach einer hinreichenden Dauer des Trainings mit den Handbildern
wird in einem zweiten Schritt mentales Training durchgeführt. Hierbei
stellen sich die PatientInnen Bewegungen mit geschlossenen Augen
bewusst vor und versuchen diese nachzuempfinden [61, S. 246]. Es
wurde bereits erläutert, dass diese mentale Vorstellung sensomotorische
Areale aktiviert (siehe Abschnitt 2.2.3) und dass das mentale Training
daher auch als eigenständige Therapieform angewendet wird (siehe
Abschnitt 2.2.2).

Erst nach einer Weile der Übung mit den Handbildern und dem
mentalen Training erfolgt zusätzlich die komplexere Spiegeltherapie,

---

[17]Tatsächlich hängt sogar die Dauer, die für die Zuordnung der Körperseite
benötigt wird, mit dem Grad der Drehung der dargestellten Hände zusammen.
Da bei der mentalen Vorstellung von Bewegungen ähnliche kognitive Prozesse
rekrutiert werden, wie bei der Durchführung derselben Bewegungen, kann die
Zuordnungsaufgabe auch als ein Test für die Fähigkeit zur Durchführung von
mentaler Bewegungsvorstellung verwendet werden [36, S. 10]. Die Dauer, die für
die Entscheidung benötigt wird und die Trefferrate können für eine Bewertung
herangezogen werden. Ein solches Messverfahren wurde in der durchgeführten
Pilotstudie verwendet (siehe Kapitel 4.3.3).

bei der Bewegungen zugleich beobachtet, vorgestellt und durchgeführt werden [136, S. 40].

Das GMI wurde zwar bislang vor allem mit neurologischen Schmerz-patientInnen eingesetzt und eindeutige Ergebnisse über die Wirksamkeit liegen noch nicht vor [135, 89], die Verwendung mit SchlaganfallpatientInnen erscheint aber naheliegend. In Abschnitt 2.2.3 wurde bereits die Abhängigkeit der hier vorgestellten therapeutischen Ansätze von der individuellen Fähigkeit zur mentalen Bewegungsvorstellung erläutert. Möglicherweise bietet das GMI einen Weg, diese Fähigkeit zu trainieren und die PatientInnen somit auf eine effektive Anwendung der Spiegeltherapie vorzubereiten. Dies wird in Abschnitt 5.2 weiter diskutiert.

Bedeutung für die Arbeit

Die Spiegeltherapie stellt aufgrund der Verwendung visueller Illusionen für die motorische Rehabilitation eine Grundlage für das entwickelte Therapiesystem dar. Für die Auswahl der durchzuführenden Bewegungsaufgaben wurden die Empfehlungen der etablierte Therapieform herangezogen. Es werden vornehmlich proximale Bewegungen durchgeführt, die keine Objektmanipulation im Sinne von Greifbewegungen erfordern. Die Instruktionen sind so gewählt, dass die PatientInnen sich möglichst in die wahrgenommene Illusion hineinversetzen und sich auf die visuellen Effekte konzentrieren. Sie sollen sich synchrone Bewegungen mit beiden Körperseiten vorstellen, während sie vornehmlich die nicht betroffene Seite bewegen.

Es wurde erläutert, dass die Effektivität des therapeutischen Ansatzes die Fähigkeit zur Bewegungsvorstellung voraussetzt, und dass diese bei Menschen unterschiedlich ausgeprägt ist. Bei der Überprüfung des Therapiesystems im praktischen Einsatz sollte diese Fähigkeit der PatientInnen daher erhoben werden. Hierfür bot sich als Messinstrument die Verwendung der im Kontext des GMI-Therapieprogramms vorgestellten Zuordnungsaufgabe von Handbildern zur Körperseite an (siehe Abschnitt 4.3.3).

Die Verwendung einer virtuellen Umgebung bietet die Möglichkeit das in Kapitel 2.2.3 beschriebenen Prinzip des externen Aufmerksamkeitsfokus für das motorische Lernen einzubeziehen. Im Gegensatz zur Therapie mit dem Spiegel, bei der ein interner Aufmerksamkeitsfokus durch die Konzentration auf die Extremität angeregt wird, kann die virtuelle Umgebung die Aufmerksamkeit auf die Effekte der Bewegungen lenken. Die Verwendung einer abstrakten visuellen Darstellung verstärkt dies zusätzlich. Außerdem kann die Gestaltung der Umgebung dahingehend optimiert werden, dass den PatientInnen die Konzentration leicht fällt (vgl. Abschnitt 2.3) und dies kann zur Effektivität der Therapie beitragen.

2.2.5 Abstrakte und virtuelle Illusionen von Bewegung

Für die Entwicklung eines Therapiesystems auf Grundlage der Spiegeltherapie stellt sich die grundsätzliche Frage, ob Bewegungen in einer virtuellen Umgebung ähnlich wahrgenommen und verarbeitet werden, wie Bewegungen in einem Spiegelbild. Bereits im Kapitel 2.1.5 wurden Therapiesysteme anderer Arbeitsgruppen vorgestellt, welche einen vergleichbaren Ansatz verfolgen. Es konnte allerdings bislang noch nicht nachgewiesen werden, ob das Training mit diesen Systemen tatsächlich zur Aktivierung der betroffenen motorischen Hirnareale führt. Andere Forschungsarbeiten haben diese Frage untersucht. Im Folgenden werden die Ergebnisse vorgestellt.

Zudem stellt sich bezüglich der Verwendung abstrakter Darstellungsformen für die Bewegungsvisualisierung die Frage, ob die Wahrnehmung solcher Visualisierungen ähnliche kognitive Prozesse auslösen kann, wie die Beobachtung von realitätsnahen Darstellungsformen. Es werden daher in einem weiteren Abschnitt Forschungsergebnisse diskutiert, welche die kognitiven Prozesse der Bewegungsbeobachtung und -vorstellung bei nicht-anthropomorphen Objekten untersuchten.

Virtuelle Spiegelillusionen

Mit der vorliegenden Arbeit ist das Ziel der Weiterentwicklung der Spiegeltherapie durch den Einsatz einer virtuellen Realität verbunden und es sollte daher geklärt werden, inwiefern die Konzepte überhaupt vergleichbar sind. Beim motorischen Lernen durch Illusionen spielt die visuelle Wahrnehmung eine herausragende Rolle und durch das Ersetzen des analogen Mechanismus eines Spiegels mit einer digitalen Technologie könnte diese Wahrnehmung beeinflusst werden.

Einige Forschungsarbeiten haben sich in den vergangenen Jahren mit der Frage einer Vergleichbarkeit von virtuellen Umgebungen gegenüber realen Umgebungen bezüglich kognitiver Prozesse beschäftigt. Im Jahr 2001 hat eine Arbeitsgruppe um Daniela Perani mit Hilfe von bildgebenden Verfahren untersucht, welche Aktivierungsmuster das menschliche Gehirn bei der Betrachtung von Videoaufzeichnungen realer Handbewegungen, bzw. solchen die durch virtuelle Realität erzeugt wurden, zeigt [150]. Die Ergebnisse dieser Arbeit zeigten deutliche Unterschiede bei der technologievermittelten Darstellung, weshalb die AutorInnen eine Äquivalenz von Sinnesreizen in virtuellen Umgebungen mit solchen in der Realität zumindest im Rahmen von neurophysiologischen Experimenten in Frage stellten.

Dennoch können sich Menschen mit virtuellen Avataren und deren Bewegungen identifizieren [6, S. 2f]. NutzerInnen einer virtuellen Umgebung können ein Präsenzgefühl empfinden, welches sich dadurch auszeichnet, dass die erfahrenen Sinnesreize als real angesehen werden und die Rolle der Technologie als Vermittler der Reize ignoriert wird (siehe Kapitel 2.3). Offenbar scheint also die Frage der Vergleichbarkeit realer und virtueller Erfahrungen durch die Arbeit von Perani und KollegInnen noch nicht umfassend beantwortet.

In der Tat konnten Chlöé Farrer und KollegInnen im Jahr 2003 ebenfalls mit bildgebenden Verfahren zeigen, dass die neuronale Aktivität in sensomotorischen Arealen bei der Interaktion mit einer virtuellen Umgebung vom Ausmaß der Kontrolle über die dargestellten Objekte abhing [56]. Wenn die Testpersonen die Bewegungen eines virtuellen Arms direkt durch Bewegungen ihres realen Arms steuern konnten, zeigte sich eine starke neuronale Aktivierung, welche allein auf die visuelle Wahrnehmung zurückzuführen war. In dieser Arbeit wurden zum ersten Mal kognitive Prozesse bei der Interaktion untersucht, während bei Perani und KollegInnen nur die passive Wahrnehmung untersucht wurde.

Eine Studie von Christian Dohle und KollegInnen bestätigte im Jahr 2011 das Ergebnis von Farrer und KollegInnen [45]. Sie zeigten außerdem, dass auch die Wahrnehmung von gespiegelter Bewegung zu einer starken Aktivierung sensomotorischer Areale führte. Wenn eine Testperson ihren rechten Arm bewegte, daraufhin in der virtuellen Umgebung jedoch ein linker Arm synchrone, spiegelbildliche Bewegungen ausführte, dann war Aktivität in der rechten Hirnhälfte zu verzeichnen, und zwar in Arealen, die mit der bewussten Selbstwahrnehmung in Verbindung gebracht werden [45, S. 550]. Demgegenüber lag keine ausgeprägte Aktivität vor, wenn bezüglich der wahrgenommenen Bewegungen von den Testpersonen keine Kontrolle empfunden wurde.

Im Jahr 2013 wurden Forschungsergebnisse einer Arbeitsgruppe um Soha Saleh veröffentlicht, die zeigten, dass eine Aktivierung sensomotorischer Areale bei der Interaktion mit virtuellen Händen stattfindet [174]. Auch in dieser Studie wurden ungespiegelte und gespiegelte Darstellungen der Bewegungen untersucht. In beiden Fällen war Aktivität in der bezüglich der Darstellung kontralateralen Gehirnhälfte zu verzeichnen[18] [174, S. 5ff]. Als Kontrollkondition wurde in dieser Studie die Darstellung nicht-anthropomorpher Objekte[19] verwendet, welche während der Bewegung der Testpersonen rotierend animiert waren. In diesen Fällen zeigte sich sowohl bei ungespiegelter als auch bei gespiegelter Darstellung keine ausgeprägte Aktivierung sensomotorischer Areale, weshalb die neuronale Stimulation auf die Wahrnehmung von realistisch aussehenden Gliedmaßen zurück geführt wurde (ib.).

Es lässt sich festhalten, dass die Wahrnehmung von virtuellen Spiegelillusionen von Bewegungen tatsächlich vergleichbare Hirnaktivität auslösen kann, wie die Wahrnehmung von realen Spiegelillusionen. Hierfür scheint jedoch der subjektive Eindruck von Kontrolle über

---

[18]Dies ist im Fall der Spiegelung die gegenüberliegende Seite der für die motorische Ausführung der Bewegung zuständigen Hirnregionen. Die Aktivierung wird daher auf die visuelle Wahrnehmung der Bewegung zurückgeführt.

[19]Angezeigt wurden ellipsoide Formen in der Größe und an der Position der Hände.

die Bewegungen ausschlaggebend zu sein. Eine synchrone Reaktion der virtuellen Umgebung auf die Interaktion der NutzerInnen ist daher unerlässlich. Aufgrund der Arbeiten von Saleh und KollegInnen muss die Verwendung abstrakter Visualisierungen von Bewegungen zunächst skeptisch betrachtet werden. Dieses Ergebnis wird im folgenden Abschnitt weiter diskutiert.

Abstrakte Darstellung von Bewegung

Bereits im Jahr 1973 führte Gunnar Johansson Experimente zur Wahrnehmung menschlicher Bewegungen durch [88]. Er fand heraus, dass bereits wenige Punkte, welche wesentliche Gelenkpositionen menschlicher Körper darstellen und entsprechend animiert werden ausreichen, um einen Eindruck von menschlicher Bewegung zu erzeugen (siehe Abbildung 2.10). Diese Ergebnisse zeigen, dass auch in hochgradig abstrakten Darstellungsformen anthropomorphe Bewegungsmuster erkannt werden und sie liefern erste Anhaltspunkte aus psychophysiologischer Sicht für das hier vorgestellte Therapiesystem. Allerdings wurden die an der Wahrnehmung beteiligten kognitiven Prozesse nicht näher analysiert.

Eine Arbeitsgruppe um Stephen Kosslyn befasste sich in den Jahren 1998 und 2001 mit der mentalen Drehung von Handbildern und abstrakten dreidimensionalen Objekten [99, 100]. In ihren Studien analysierten sie, welche Gehirnareale bei einer Zuordnungsaufgabe aktiviert werden. Die Testpersonen sollten entscheiden, ob zwei aufeinanderfolgend gezeigte Bilder von Händen bzw. von dreidimensionalen Objekten dieselbe Hand bzw. dasselbe Objekt zeigten, oder ob es sich um gespiegelte Darstellungen handelte (siehe Abbildung 2.11 a). Wie bereits in Kapitel 2.2.4 erläutert wurde, konnte als Voraussetzung für diese Entscheidung im Fall der Handbilder gezeigt werden, dass eine mentale Drehung der eigenen Körperteile in die auf den Bildern gezeigte Position erforderlich ist. Ziel der Studien war es, zu untersuchen, ob dieselben kognitiven Prozesse ablaufen, wenn anstelle von Handbildern abstrakte dreidimensionale Objekte gedreht werden müssen. Dies

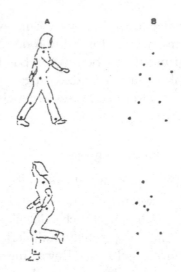

Abbildung 2.10: Visualisierung menschlicher Bewegung mit Hilfe weniger markanter Punkte. *(Grafik aus [88])*

wäre ein Hinweis darauf, dass die ProbandInnen sich in die Objekte „hineinversetzen" können und diese mit ihren Extremitäten assoziieren.

Interessanterweise zeigten sich unterschiedliche Ergebnisse. Bei der ersten Studie wurden nur bei der mentalen Drehung von Handbildern sensomotorische Areale aktiviert, nicht aber bei der Drehung von abstrakten Objekten [99, S. 157]. Dieses Ergebnis überraschte, da in einer vorhergehenden Untersuchung bei derselben Aufgabe neuronale Aktivität festgestellt wurde [32]. Aufgrund dieses Widerspruchs wurde vermutet, das Testpersonen unterschiedliche Strategien der mentalen Bewegungsvorstellung für die Aufgabe verwenden können [100, S. 638].

Eine weitere Studie wurde daraufhin durchgeführt, bei der die Wahl der Strategie beeinflusst wurde. Die Testpersonen betrachteten vor der Durchführung der Zuordnungsaufgaben ein Holzmodell der dreidimensionalen Objekte, welches sie entweder zusätzlich eigenhändig drehten, oder welches durch einen Mechanismus automatisch gedreht wurde (siehe Abbildung 2.11 b). Es zeigte sich, dass eine Aktivierung

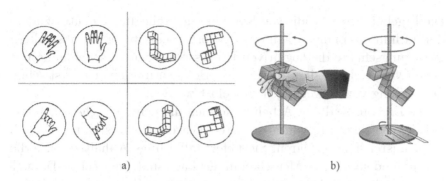

a)   b)

Abbildung 2.11: Test der Bewegungsvorstellung mit Bildern von Händen und geometrischen Objekten.
a) Den Testpersonen wurden nacheinander Bildpaare
gezeigt. In der linken Spalte sind Beispiele für Handbilder abgebildet, in der rechten Spalte Beispiele für
dreidimensionale Objekte. Es sollte entschieden werden,
ob die Bildpaare jeweils dasselbe Objekt (obere Reihe)
oder gespiegelte Darstellungen davon (untere Reihe)
zeigten (*Grafik aus [99]*).
b) Durch die vorhergehende manuelle Drehung von Ob-
jektmodellen kann eine kinästhetische Bewegungsvorstellung bei der Zuordnungsaufgabe angeregt werden.
(aus [100])

sensomotorischer Areale nur dann erfolgte, wenn die Testpersonen
die Objekte zuvor selbst bewegt hatten [100, S. 639]. In diesem Fall
wurden bei der Zuordnungsaufgabe die erforderlichen Bewegungen so
vorgestellt, als ob sie selbst ausgeführt wurden.

In der bereits oben angesprochenen Studie von Saleh und KollegInnen war keine besondere Aktivierung sensomotorischer Areale bei der
Betrachtung nicht-anthropomorpher Formen festgestellt worden [174,
S. 6f]. In dieser Studie waren die Objekte allerdings konstant animiert
und ihre Bewegungen konnten nicht durch die eigenen Handbewegungen beeinflusst werden. Die Testpersonen konnten also keine Kontrolle
über die Objekte ausüben, was für die Aktivierung aber wichtig ist.

Die Ergebnisse der Studie von Kosslyn und KollegInnen deuten zudem
darauf hin, dass nur im Fall einer Selbstzuschreibung der abstrakten
Bewegungseffekte die kognitiven Prozesse bei der Wahrnehmung mit
denen vergleichbar sind, die bei der Betrachtung einer realistischen
Darstellung von Bewegungen ausgelöst werden.

Die Ergebnisse dieser Arbeiten können die neurologischen Prozesse
bei der Betrachtung von abstrakten Bewegungsdarstellungen noch
nicht ausreichend erklären. Sie liefern allerdings Anhaltspunkte die
darauf hindeuten, dass Menschen in der Lage sind, auch solche Darstellungsformen im Rahmen der sensomotorischen Bewegungsregulation
zu integrieren. Wenn es gelingt, die abstrakten Effekte als legitime
Folgen der eigenen Bewegungen anzuerkennen, könnte durch die Wahrnehmung neuronale Aktivität in entsprechenden Arealen hervorgerufen
werden. Es erscheint daher auch möglich, mit solchen Effekten Illusionen von Bewegungen hervorzurufen, die im Sinne der Spiegeltherapie
zur Unterstützung des motorischen Lernens eingesetzt werden können.

Bedeutung für die Arbeit

Zunächst ist festzuhalten, dass virtuelle Umgebungen geeignet sind
Spiegelillusionen von Bewegungen hervorzurufen und diese sind mit
denen vergleichbar, die durch eine Spiegelkonstruktion hervorgerufen
werden. Der Einsatz von virtueller Realität im Sinne der Spiegeltherapie ist daher möglich. Mit diesem Einsatz ist allerdings nicht nur
die bloße Nachbildung sondern auch das Ziel der Weiterentwicklung
der herkömmlichen Therapieform verbunden. Bereits im Kapitel 1.1.1
wurden Einschränkungen der Therapie mit einem Spiegel erwähnt
und diese können bei der Verwendung einer virtuellen Umgebung vermieden werden. Insbesondere liegt ein Potential computergenerierter
Bewegungseffekte aber darin, durch algorithmische Transformation
beliebig anpassbar zu sein. Hierdurch können abstrakte Visualisierungen als Reaktionen auf Bewegungen angezeigt werden, was mit dem
herkömmlichen Spiegel nicht möglich ist.

Grundsätzlich erscheinen auch abstrakte Bewegungseffekte geeignet
zu sein, im Rahmen der sensomotorischen Regulation als legitime Fol-

gen eines motorischen Programms integriert zu werden. Auch hierbei ist das Gefühl von Kontrolle über diese Effekte ausschlaggebend. Es muss ein kausaler Zusammenhang zwischen den wahrgenommenen visuellen Reizen und den durchgeführten Bewegungen erkannt werden. Bei der Verwendung abstrakter Visualisierungen sind die genauen Zusammenhänge zwischen Bewegungen und visuellen Effekten anfangs allerdings unbekannt. Es ist zu vermuten, dass erst nach dem Lernen der sensomotorischen Zusammenhänge Spiegelillusionen durch abstrakte Visualisierungen ausgelöst werden können.

2.2.6 Zusammenfassung

In diesem Kapitel wurden die neurologischen Grundlagen des Therapiesystems eingeführt. Neben einer übersichtsartigen Erläuterung des Krankheitsbildes Schlaganfall sowie dessen Behandlung lag der Fokus auf neueren Erkenntnissen über das motorische Lernen. In den vergangenen Jahren wurde nachgewiesen, dass Hirnstrukturen auch im Erwachsenenalter noch durch wiederholte Stimulation veränderbar sind. Diese Stimulation kann sowohl über periphere Nervenreize erfolgen, als auch über kortikale Verbindungen mit anderen Hirnregionen. Das führte zu einem Umdenken bzgl. therapeutischer Strategien in der Behandlung nach einem Schlaganfall. Demnach sind aktives Üben mit der betroffenen Körperseite sowie die Vorstellung und Beobachtung korrekter Bewegungen auf dieser Seite für die Rehabilitation zuträglich. Aus diesen Überlegungen wurden neue Therapieformen entwickelt.

Die Spiegeltherapie zielt auf die neuronale Aktivierung sensomotorischer Areale durch visuelle Illusionen von Bewegungen auf der betroffenen Seite. Dasselbe Prinzip wird mit der vorliegenden Arbeit verfolgt, wobei hier jedoch abstrakte Darstellungsformen für diese Illusionen gewählt werden. Es lässt sich festhalten, dass durch den Einsatz einer virtuellen Umgebung wesentliche Aspekte des motorischen Lernens kombiniert werden können, wie z.B. das eigenständige Bewegen und die Repetition bei einer freien Blickrichtung, die Fokussierung externer Bewegungseffekte, die Unterstützung der Konzentration sowie die Motivation zu intensivem Training. Virtuelle Illusionen von Bewe-

gungen können zudem vergleichbare neuronale Aktivität hervorrufen,
wie die Beobachtung von Extremitäten in einem Spiegel. Die Möglichkeiten abstrakter Darstellungsformen konnten diesbezüglich noch nicht
eindeutig geklärt werden. Ein Gefühl der Kontrolle über die visuellen
Effekte ist erforderlich und es ist notwendig, die Bewegungseffekte
zunächst zu lernen. Von den PatientInnen muss außerdem verlangt
werden, sich aktiv in die virtuelle Umgebung hineinzuversetzen und
die dargestellten Bewegungen nachzuempfinden.

Das hier vorgestellte Therapiesystem orientiert sich dementsprechend an jungen und teilweise unklaren Forschungsergebnissen. Welche Bedeutung die angesprochenen Erkenntnisse für die Gestaltung
des Systems hatten, wurde jeweils erläutert. Die Plausibilität der
Verwendung abstrakter virtueller Illusionen von Bewegungen zur Unterstützung motorischen Lernens kann aus diesem Kapitel abgeleitet
werden. Die Realisierung und eine empirische Untersuchung erfolgt
jedoch mit dieser Arbeit zum ersten Mal.

2.3 Präsenzgefühl in virtueller Realität

Das Gefühl an einem bestimmten Ort anwesend zu sein, Handlungen
ausführen zu können und Eindrücke der Umgebung mit den Sinnen
zu erfahren wird als *Präsenz* bezeichnet. Wenn sich ein Subjekt präsent fühlt, ist die Aufmerksamkeit auf die Beziehung zur Außenwelt
gerichtet. Eine innere Reflexion des Erlebten findet nicht statt. In
diesem Zustand ist die Interaktion mit der Umwelt selbstverständlich.
Das Wahrgenommene muss nicht weiter interpretiert werden und jede
Intention kann direkt in eine Handlung überführt werden. Dabei bilden
das Handlungsangebot der Umgebung und die Handlungspläne des
Subjekts eine lückenlose Einheit.

Diese einleitende Beschreibung stellt das Präsenzgefühl in allge-
meiner Weise als einen Bestandteil des Bewusstseins und in seiner
extremsten Ausprägung dar. Präsenz wird jedoch als ein kontinuierli-
ches Konzept verstanden, wobei die Zustände vollständiger Präsenz
bzw. vollständiger *Absenz* selten vorkommen. Zudem gibt es neben

der allgemeinen Auffassung als Bewusstseinsbestandteil konkretere Definitionen, die Präsenz vor allem in Bezug auf Interaktionsprozesse mit verschiedenen Medien beschreiben. In diesen wird Präsenz als psychologischer Zustand verstanden, in dem MediennutzerInnen die Rolle des Mediums als Ursache ihrer Erlebnisse übersehen.

In diesem Sinne ist Präsenz für die vorliegende Arbeit von zentraler Bedeutung. Wenn die Sinnesreize einer virtuellen Umgebung als selbstverständlich und nicht durch Technologie vermittelt wahrgenommen werden, dann kann eine Illusion von Bewegung besonders eindrucksvoll entstehen. Das Erzeugen einer solchen Illusion auf der betroffenen Körperseite von SchlaganfallpatientInnen unterstützt die motorische Rehabilitation (siehe Kapitel 2.2.4) und die Entwicklung einer virtuellen Umgebung für die neurologische Therapie sollte daher durch Hinweise bzgl. der Konstitution von Präsenz angeleitet werden. Es wird angenommen, dass der therapeutische Erfolg des Trainings mit einer solchen Umgebung mit dem während der Interaktion erlebten Präsenzgefühl der PatientInnen zusammenhangt.

In diesem Kapitel wird der Begriff Präsenz eingeführt. Es werden Forschungsarbeiten vorgestellt, die erläutern, welche Rahmenbedingungen für das Erleben des Gefühls wichtig sind. Dabei werden sowohl psychologische als auch kognitionswissenschaftliche Untersuchungen besprochen. Hieraus wurden Hinweise für die Entwicklung des Therapiesystems abgeleitet.

2.3.1 Begriffsbestimmung

Die *International Society for Presence Research* definiert Präsenz auf ihrer Webseite wie folgt:

> „[1] Presence (a shortened version of the term "telepresence") is a psychological state or subjective perception in which even though part or all of an individual's current experience is generated by and/or filtered through human-made technology, part or all of the individual's perception fails to accurately acknowledge the role of the technology in the experience. Except in the most extreme

cases, the individual can indicate correctly that s/he is using the technology, but at *some level* and to *some degree*, her/his perceptions overlook that knowledge and objects, events, entities, and environments are perceived as if the technology was not involved in the experience. (...)

[2] All experience of the physical world is mediated by the human senses and complex perceptual processes. This experience, identified by some scholars as "first order" mediated experience, is the "normal" or "natural" way we perceive the physical world and provides a subjective sensation of being present in our environment (constituting a broader conception of the term "presence" – i.e., not a shortened version of "telepresence"). (...) " [20]

Aus dieser Definition gehen die eingangs angesprochenen Sichten auf das Konzept der Präsenz hervor. Als Beispiel für die technologiebezogene Auffassung kann der Besuch eines 3D-Kinos verwendet werden. BesucherInnen dieser Kinos nehmen Objekte, die auf der Leinwand dargestellt werden, als frei im Raum schwebend wahr und wenn diese Objekte scheinbar auf ihren Sitzplatz im Kinosaal zufliegen, weichen sie für gewöhnlich aus. Obwohl ihnen die Rolle und die Funktion der Technologie bewusst ist, und sie daher wissen, dass eine tatsächliche Kollision mit den Objekten nicht möglich ist, zeigen sie dennoch Reaktionen, als würden sie die Sinnesreize in der realen Welt erleben. Sie fühlen sich zu einem gewissen Grad in der durch den Film erzeugten Umgebung präsent.

Abhängig vom Kontext einer Erfahrung sind unterschiedliche Eigenschaften für die Konstitution von Präsenz bedeutsam. Personen können sich in medialen Umgebungen, in sozialen Konstellationen oder auch an rein mental erzeugten Orten anwesend fühlen. Präsenz ist gleichsam nicht erst durch das Aufkommen moderner Technologien als „neuartiges" Gefühl entstanden. Dennoch ist der Begriff erst mit

---

[20]International Society for Presence Research. (2000). The Concept of Presence: Explication Statement. Retrieved 18.01.2014 from http://ispr.info/

der Einführung von virtueller Realität zu einem Forschungsthema geworden [165, S. 159]. Für die weitere Betrachtung in dieser Arbeit ist es außerdem sinnvoll, das Phänomen auf den Kontext der Interaktion mit Technologie einzugrenzen.

Im Jahr 1997 veröffentlichten Matthew Lombard und Theresa Ditton ein viel zitiertes Grundsatzpapier, in dem sie das Konzept „Präsenz" definierten [117]. Ausgehend von den verschiedenen Auffassungen, die bis dahin in der Literatur zu finden waren, beschrieben sie Präsenz als ein multidimensionales Konstrukt und legten sich auf eine, allen Dimensionen gemeinsame Grundeigenschaft von Präsenz fest: „the perceptual illusion of nonmediation" [117]. Diese Illusion kann sich auf verschiedenen Aspekte der Interaktion mit Technologie beziehen und daraus leiten sich die Dimensionen des Präsenzgefühls ab, die im folgenden Abschnitt beschrieben werden.

Dimensionen des Präsenzgefühls

Es können im Wesentlichen fünf Dimensionen des Präsenzgefühls voneinander abgegrenzt werden: die *räumliche Präsenz*, die *sensorische Validität*, das *Engagement*, der *soziale Realismus* und die *soziale Präsenz* (vgl. [83, Pkt. 7]). Diese stellen einerseits mögliche Varianten der Empfindung dar, können aber andererseits auch gleichzeitig bzw. in Kombination zum Gefühl der Präsenz beitragen. Der Kontext einer Situation bestimmt darüber, welche Dimensionen von Bedeutung sind. Bei der Interaktion mit dem hier vorgestellten Therapiesystem spielen die Dimensionen des sozialen Realismus und der sozialen Präsenz keine Rolle und werden daher nicht näher erläutert.

Räumliche Präsenz Die wesentlichste Dimension, die üblicherweise zuerst mit dem Präsenzgefühl in Verbindung gebracht wird, ist die *räumliche Präsenz* [83, Pkt. 7a]. Sie beschreibt das Gefühl „dort zu sein", körperlich anwesend an einem Ort, der mit den Sinnen erfahren wird [117]. Die räumliche Präsenz in einer virtuellen Umgebung ist mit dem „Transport" des Anwesenheitsgefühls in diese Umgebung verbunden.

Die Möglichkeit einer solchen transzendenten Erfahrung ist die ursprüngliche Triebfeder des Forschungsfeldes der virtuellen Realität, dessen Namensgebung durch Jaron Lanier (siehe Kapitel 1.4) eine utopistische Abgrenzung zu dem eher akademischen Begriff der „Simulation" darstellen sollte [8, S. 4]. Insbesondere kann dieses räumliche Gefühl nämlich nicht nur in Umgebungen erfahren werden, die physikalische Eigenschaften der realen Welt aufweisen. Vielmehr liegt der Reiz der virtuellen Realität darin, dass beliebige Transformationen möglich sind, weshalb Ivan Sutherland solche computergenerierten Welten bereits 1965 als das „mathematische Wunderland" [203] bezeichnet hat. Die räumliche Anwesenheit in einer virtuellen Umgebung ermöglicht außergewöhnliche Erfahrungen, wobei diese in gleichem Maße valide empfunden werden, wie alltägliche Präsenzerfahrungen in der realen Welt.

Sensorische Validität   Eine weitere Dimension wird als *sensorische Validität* bezeichnet [83, Pkt. 7b]. Diese bezieht sich auf die Qualität, die den erfahrenen Sinnesreizen zugeschrieben wird. Sie beschreibt den Eindruck, dass die wahrgenommene Umgebung, bzw. die Objekte in ihr, der äußeren Erscheinung nach mit solchen in einer entsprechenden physikalischen Umgebung übereinstimmen [117]. Dies spiegelt die bereits antike Suche der Menschheit nach der perfekten Nachbildung der Realität wieder. In Griechenland wird im 5. Jahrhundert vor Christus folgende Anekdote festgehalten.

> Zeuxis und Parrhasius traten in einen Wettkampf ein. Zeuxis malte ein Bild von Trauben so täuschend echt, dass Vögel herbei kamen, um davon zu essen. Daraufhin erschuf Parrhasius ein Bild von einem Vorhang auf eine Weise, dass Zeuxis bei der Betrachtung darum bat, den Vorhang nun endlich beiseite zu schieben, um die verborgene Malerei besser betrachten zu können. Als er seinen Fehler einsah, gestand er seine Niederlage ein, und sagte, dass es ihm lediglich gelungen sei Vögel zu täuschen, während Parrhasius einen Künstler getäuscht hatte. (nach [8, S. 7f])

Trotz des naheliegenden Zusammenhangs dieser Dimension mit der Realitätsnähe des Dargestellten ist es wichtig hervorzuheben, dass die sensorische Validität ein subjektiver Eindruck ist und nicht durch objektive Charakteristika vorher bestimmt. Ausschlaggebend ist, in wie weit ein Subjekt die sensorischen Reize als valide *empfindet* [83, Pkt. 7b]. Dieser Eindruck kann beispielsweise auch durch völlig fiktive Darstellungen erzeugt werden, wenn diese im jeweiligen Kontext eine plausible und physikalisch vorstellbare Form annehmen [117].

Engagement oder psychologische Immersion Das Präsenzgefühl ist auch von persönlichen Faktoren abhängig, die willentlich beeinflusst werden können. Die Aufmerksamkeit, die BetracherInnen auf ihre Umwelt richten, bestimmt über die Dimension des *Engagement* [83, Pkt. 7d]. Das Engagement kann durch die Umwelt animiert werden, letztlich erfordert es aber die Bereitschaft des Subjekts, sich auf die Situation einzulassen. Im Falle der Verwendung einer virtuellen Umgebung ist eine Konzentration auf das Dargestellte erforderlich, um die Ereignisse in der realen Welt auszublenden. Es erfolgt ein geistiges „Abtauchen" in die Umgebung. In einem ausgeprägten Zustand dieser *psychologischen Immersion*[21] sind alle Sinne auf die in der Umgebung dargestellten Reize ausgerichtet (ib.).

Das Engagement wird durch die Bedeutsamkeit beeinflusst, welche ein Subjekt einer Situation zuschreibt [219, S. 227]. Sind die Ereignisse entsprechend salient, kann das Engagement damit durch die Umgebung gesteigert werden. Auf der anderen Seite werden störende oder ablenkende Reize das Engagement verringern. Trotz dieser Einflussmöglichkeiten ist diese Dimension im Wesentlichen durch die vom Subjekt investierte psychologische Energie geprägt (ib.).

Engagement wird als Begriff auch ohne die Konnotation der Präsenz verwendet. Menschen können hohes Engagement in einer Situation ausüben, ohne sich dabei in besonderer Weise präsent zu fühlen. Die Beschreibungen eines Phänomens in einem Fachbuch kann bspw. sehr

---

[21]In Abgrenzung zu dem weiter unten erläuterten Begriff der technologischen Immersion (siehe 2.3.1).

fesselnd sein und hohes Engagement erfordern, dabei wird durch die Lektüre aber nicht notwendigerweise ein Ort erzeugt, an dem sich ein Subjekt anwesend fühlt. Im Gegenteil wird die starke Konzentration auf solche abstrakten Informationen eher als Absenz beschrieben [212, S. 2]. Dennoch ist im Kontext einer Umgebung, die einen konkreten Ort erzeugt, das Engagement bzgl. der Inhalte dieser Umgebung eine wichtige Dimension, die zum Erleben des Präsenzgefühls beiträgt.

Abgrenzung von den Begriffen Telepräsenz und Immersion

In der Forschung zum Thema Präsenz tritt häufig das Problem der Verwendung undeutlich abgegrenzter Terminologie auf. Insbesondere werden die Begriffe Präsenz, Telepräsenz und Immersion immer wieder synonym verwendet, was es schwierig macht, die Forschungsarbeiten zusammenzufassen bzw. zu vergleichen. Bezüglich der Begriffe Präsenz und Telepräsenz ist eine Abgrenzung relativ einfach. Telepräsenz macht eine weite Entfernung zwischen dem Ort der physikalischen und dem Ort der psychologischen Anwesenheit deutlich, beschreibt aber ansonsten dasselbe Konzept. Die Abgrenzung gegenüber dem Begriff der Immersion wird im Folgenden ausführlicher erläutert.

Der Begriff *Immersion* ist in der Öffentlichkeit im Kontext von Computerspielen verbreitet. ComputerspielerInnen, JournalistInnen und auch einige ForscherInnen verwenden ihn, um allgemein von der fesselnden Wirkung eines Produktes zu sprechen [87, S. 3408]. In akademischen Kreisen hat sich allerdings eine Konvention durchgesetzt, wonach das Konzept der Immersion die subjektive Wirkung einer Interaktion explizit ausklammert [192]. Diese subjektive Wirkung wird hingegen allein durch das Präsenzgefühl abgebildet.

Immersion beschreibt demnach die *objektiv feststellbaren Eigenschaften* der technologischen Umgebung [192]. In direkter Weise bestimmen die Anzahl der technologischen Komponenten, durch welche menschliche Sinne angesprochen werden, sowie der Grad der Abschottung dieser Sinne gegenüber der realen Welt über die Immersion der NutzerInnen [117]. Ein Head-Mounted Display ist „immersiver" als ein Schwarz-Weiß Monitor. Grundsätzlich steigert die Verwendung zusätzlicher

Ausgabegeräte zur Erzeugung von auditiven, taktilen, vestibulären, olfaktorischen oder sogar gustatorischen Reizen die Immersion. In diesem Sinne kann der Grad der technologischen Immersion zwar die Entstehung eines Präsenzgefühls begünstigen, es sind aber weder konstante noch eindeutig bestimmbare Zusammenhänge zu unterstellen. Das Präsenzgefühl ist vielmehr die subjektive und individuelle Reaktion einer Person auf die Interaktion mit einer möglicherweise durch technologische Immersion vermittelten Umgebung. Es kann die *psychologische Folge* von Immersion sein, ist durch die Rahmenbedingungen aber keinesfalls determiniert.

Das Buchproblem

In der bisherigen Beschreibung des Präsenzgefühls wurde bewusst eine Darstellung vermieden, welche den Eindruck der Anwesenheit an einem *sensorisch erfahrenen* Ort in den Mittelpunkt des Konzepts stellt. Zwar sind es solche Umgebungen, die im Fall der vorliegenden Arbeit eine besondere Rolle spielen, jedoch ist das Präsenzgefühl nicht darauf beschränkt. Im Gegenteil legt die Alltagserfahrung nahe, dass der Eindruck von Präsenz auch an rein mental repräsentierten Orten erfahren werden kann. Ein Nachteil einer solchen weiten Auffassung des Konzepts ist die zunehmende Unschärfe der analysierten Phänomene auf Kosten der Nützlichkeit der Erkenntnisse. Im Zuge der Entwicklung einer theoretischen Grundlage des Präsenzgefühls wurde diese Gefahr von Frank Biocca im Jahr 2002 als das Buchproblem bezeichnet [181].

Wenn Menschen durch die Lektüre von Geschichten im Geiste Orte erschaffen können, an denen sie sich anwesend fühlen, welche Rolle kann dann die sensorische Erfahrung für dieses Gefühl spielen? Und wenn alle Anstrengungen von EntwicklerInnen virtueller Umgebungen immer wieder durch begabte AutorInnen fesselnder Romane in den Schatten gestellt werden [206], kann die Forschung zum Präsenzgefühl dann überhaupt nützliche Hinweise für die technologische Gestaltung liefern?

Einige AutorInnen schlugen vor, das Konzept der Präsenz enger zu fassen und ausschließlich das Gefühl der Anwesenheit eines Subjekts

an *extern repräsentierten Orten* zu untersuchen [212]. Hierbei würde
dann der Begriff Absenz für solche Situationen verwendet, in denen
Subjekte den Aufmerksamkeitsfokus auf interne Repräsentationen und
Gedanken legen (ib.). Das Problem dieser Auffassung ist, dass die von
Menschen gemachte subjektive Erfahrung der Anwesenheit an einem
mental erschaffenen Ort mit jener an externen Orten vergleichbar
ist. Es wurde also eine künstliche Grenze gezogen, womit aber das
zugrunde liegende psychologische Phänomen nicht mehr umfassend
beschrieben wird.

Die neurologischen Erkenntnisse der vergangenen Jahre legen eine
andere Lösung nahe. Demnach kann die *sensomotorische Erfahrung*
der Anwesenheit sowohl an extern als auch ausschließlich intern repräsentierten Orten vergleichbar sein [206]. In Kapitel 2.2.3 wurde
beschrieben, dass die kognitiven Prozesse der Durchführung, Wahrnehmung und Vorstellung von Bewegungen vergleichbare Aktivität im
Spiegelneuronensystem hervorrufen. Dasselbe gilt für die Wahrnehmung oder Vorstellung von Objekten [100]. Bestimmte Gehirnregionen
besitzen die Eigenschaft auf Eingaben aus dem peripheren Nervensystem mit denselben Prozessen zu reagieren, wie auf Eingaben aus den
Arealen der mentalen Handlungsplanung und Vorstellung.

Wird das Präsenzgefühl als Resultat solcher sensomotorischen Ver-
arbeitungsprozesse verstanden, spielt es keine Rolle, ob bestimmte
Erfahrungen über periphere Sensoren oder die mentale Vorstellung
hervorgerufen werden [206]. Es werden immer interne Repräsentationen verarbeitet, die jedoch eine rein geistige oder aber aktuell mit
den Sinnen erfahrene Grundlage haben können. Diese Auffassung löst
das Buchproblem und sie ist im Rahmen des Anwendungsbereichs
dieser Arbeit plausibel. Sie schreibt dem Präsenzgefühl außerdem eine
wichtige Funktion in Bezug auf motorische Aktionen zu [167]. Dieses
wird im folgenden Abschnitt näher erläutert.

2.3.2 Präsenz und motorische Aktion

Im Kontext der vorliegenden Arbeit ist das Präsenzgefühl während der
Interaktion mit einer virtuellen Umgebung von Bedeutung. Zusätzlich

zu dem bisher hauptsächlich angesprochenen Aspekt der Wahrnehmung spielen dabei motorische Handlungen eine wichtige Rolle. In diesem Abschnitt erfolgt daher eine nähere Betrachtung der Zusammenhänge zwischen dem Präsenzgefühl und körperlichen Bewegungen in einer virtuellen Umgebung.

Bereits aus den frühen Definitionen des Präsenzkonzepts geht die Bedeutung der Durchführung von Handlungen in einer Umgebung hervor. Marvin Minsky weist in seinem Artikel „Telepresence" [130] im Jahr 1980 darauf hin, dass teleoperierte Maschinen allen sensorischen *und* motorischen Potentialen des Menschen entsprechen müssen um Telepräsenz auszulösen [130]. Thomas Sheridan findet 1992 hierfür den Begriff der sensomotorischen Immersion (zit. n. [7, S. 3]). Dennoch wurden Untersuchungen immer auch im Kontext von Medien durchgeführt, die vom Subjekt passiv rezipiert werden (z.B. in 3D-Kinos). Auch dabei kann Präsenz empfunden werden, ohne dass eine sichtbare Interaktion mit dem Medium statt findet. Dieses Spannungsfeld führte dazu, dass einige ForscherInnen die Aspekte der Wahrnehmung betonten, während andere die Möglichkeit zum Ausüben von Aktionen als für das Präsenzgefühl wesentlich erachteten [167, S. 26].

In einem Versuch die Theorie des Präsenzgefühls auf die beteiligten kognitiven Prozesse zurück zu führen, schlägt Thomas Schubert die „Potential Action Coding Theory" (PACT) vor [182, S. 71]. Eine zentrale Ausgangsposition hierbei ist, dass die Kognition keinen direkten Zugriff auf die Eigenschaften einer Umgebung hat, sondern dass vielmehr zunächst eine mentale Repräsentation der Umgebung geschaffen wird, welche dann die Grundlage für eine weitere Verarbeitung bildet. Diese Repräsentation enthält jedoch keine vollständige Abbildung der Umgebung. Bestimmte Eigenschaften werden z.B. durch Aufmerksamkeitsprozesse selektiert und gefiltert. Die PACT geht nun weiterhin davon aus, dass als wesentlicher Bestandteil solcher mentalen Repräsentationen die wahrgenommenen Möglichkeiten zur Durchführung von Handlungen in der Umgebung abgebildet werden. Es sind diese Handlungsmöglichkeiten, welche für das Gefühl der Präsenz ausschlaggebend sind. Das Subjekt muss nicht alle Handlungen notwendigerweise durchführen, wichtig ist lediglich das wahrgenommene

Potential hierzu. Als ein zweiter wichtiger Aspekt ist außerdem die Konzentration des Subjekts auf diese Handlungsmöglichkeiten und das Ausblenden irrelevanter Informationen notwendig. Nach dieser Theorie wird ein starkes Präsenzgefühl dann empfunden, wenn eine Umgebung eindeutige Handlungsmöglichkeiten bietet und es dem Subjekt gelingt, sich darauf zu konzentrieren (ib.).

Die Hinweise der PACT auf die Bedeutung der wahrgenommenen Handlungsmöglichkeiten wurden von Giuseppe Riva und KollegInnen aufgegriffen. In ihrer Arbeit untersuchten sie die kognitive Funktion des Präsenzgefühls und stellen dabei die motorische Aktion ins Zentrum [167].

Von der Intention zur Aktion: die Bedeutung des Präsenzgefühls

Eine wichtige Grundlage der Arbeit von Riva und KollegInnen ist die Auffassung von Menschen als „aktiv explorierende Agenten". Diese Auffassung folgt aus einer Theorie der menschlichen Kognition, die als „Embodiment" bezeichnet wird [209]. Demnach sind die Prozesse der Wahrnehmung und der Handlung nicht voneinander zu trennen, sondern sie sind eng miteinander verwoben und bringen sich gegenseitig hervor [209, S. 172f]. Menschen nehmen nicht einfach eine objektive Außenwelt wahr, sondern explorieren diese aktiv unter Berücksichtigung ihrer körperlichen Erfahrungen und ihrer Handlungspläne in einer bestimmten Situation. Die Umgebung und Objekte in ihr werden dabei immer in Bezug zu den Aktionen wahrgenommen, die mit ihnen durchgeführt werden können. „The subject has not a separate knowledge of the place's location relative to him/her, what he/she can do in it, and his/her purposes." [167, S. 28] Das „körperliche" Wissen über die Umgebung in einer bestimmten Situation beruht auf wahrgenommenen Handlungspotentialen. Das Subjekt nimmt dabei nur solche Potentiale wahr, über die es auch *verfügen* kann, zu denen also bereits körperliche Erfahrungen bestehen. Die Embodiment Theorie sieht hierfür den Begriff „enaction" vor [209, S. 173].

Nach dieser Einleitung wird deutlich, dass Präsenz in einer Umgebung nicht das Resultat von entweder der Wahrnehmung oder motorischen Aktionen sein kann, sondern dass die Grundlage ein komplexer sensomotorischer Prozess ist, der durch die Erfahrungen und Pläne eines Individuums beeinflusst wird. Davon ausgehend führen Riva und KollegInnen das Entstehen des Präsenzgefühls in einem Subjekt auf dessen Möglichkeit zur kohärenten Übersetzung von Intention in Aktion zurück. Sie definieren Präsenz als „the intuitive perception of successfully transforming intentions into action (enaction)." [167, S. 25]

In dieser Sichtweise fühlt sich ein Subjekt in seiner Umwelt dann anwesend, wenn es den Eindruck hat, darin handeln zu können. Hierbei ist es nicht notwendig, die Handlungen auch auszuführen, denn die Wahrnehmung der Handlungspotentiale und das körperliche Wissen über die Ausführung ist ausreichend. Erneut sind die weiter oben erläuterten Erkenntnisse über die kognitiven Prozesse motorischer Aktion von Bedeutung (siehe Kapitel 2.2.3). Dadurch dass die Wahrnehmung, Vorstellung und Durchführung von Aktionen weitgehend dieselben neuronalen Strukturen verwenden, besteht eine Möglichkeit, das körperliche Wissen einer Handlung zu repräsentieren ohne diese auch auszuüben. Somit können die sensomotorischen Prozesse auch bei der scheinbar passiven Rezeption eines Mediums aktiv sein und in derselben Weise Präsenz hervorbringen. Weiterhin besteht kein Unterschied zwischen der Präsenz in virtuellen Umgebungen und der Realität. Vielmehr bietet jede Umgebung verschiedene Handlungsmöglichkeiten, die geprägt durch die Intentionen eines Agenten individuell wahrgenommen werden [165].

Das Präsenzgefühl übernimmt damit auch eine wichtige Funktion für die Planung und Ausübung von Handlungen. Es vermittelt dem Subjekt einen Eindruck von der Wahrscheinlichkeit, eine geplante Handlung ausüben zu können [167, S. 35]. Wird diese Handlung dann tatsächlich ausgeübt, bestätigt das Präsenzgefühl dem Subjekt, dass es Urheber der wahrgenommenen Aktionen war. In den Worten von Riva und KollegInnen: „I feel myself to be present in an external world when the sensory consequences of my motor commands match their contents." [213, S. 179]

Für die Entwicklung einer virtuellen Umgebung ist es nach dieser
Auffassung von herausragender Bedeutung, Möglichkeiten zur Aus-
übung von Aktionen vorzusehen und deutlich zu machen, sowie die
Effekte auf bestimmte Aktionen so zu gestalten, wie sie von den
BenutzerInnen erwartet werden. Welche Hinweise sich für die Umset-
zung dieser Aufgabe ergeben, wird im nächsten Abschnitt erläutert.

2.3.3 Hinweise für die Gestaltung von virtuellen Umgebungen

Aus den theoretischen Erläuterungen zum Konzept der Präsenz können Hinweise abgeleitet werden, welche die Gestaltung einer virtuellen
Umgebung unterstützen. Durch eine zielgerichtete Gestaltung kann
das Präsenzgefühl begünstigt oder erschwert werden. In diesem Abschnitt werden Empfehlungen erläutert, welche für die Entwicklung des
Therapiesystems von Bedeutung waren (umfassende Erläuterungen
finden sich in [117, 6, 167]).

Multimodale Immersion

Grundsätzlich gilt, dass die Verwendung multimodaler Kanäle für die
Interaktion mit einer virtuellen Umgebung das Präsenzgefühl fördern
kann [117]. Eine gesteigerte technologische Immersion macht es für die
NutzerInnen einfacher, die Aufmerksamkeit auf die virtuelle Umgebung
zu richten. Wichtig ist hierbei allerdings, dass die Signale auf den
verschiedenen sensorischen Kanälen einen kohärenten Gesamteindruck
ergeben (ib.). Die Stimuli sollten also aufeinander abgestimmt sein,
so dass bspw. auditiven Reizen eine Entsprechung in der visuellen
Darstellung zugeordnet ist.

Darüber hinaus spielen auch die Modi der Befehlseingabe eine Rolle
[117]. Die Verwendung von Tastatur und Maus wird im Kontext von
virtuellen Umgebungen seit einigen Jahren von sogenannten „natürlichen Interaktionsgeräten" abgelöst [6]. Dazu gehören unter anderem
die Bewegungsaufzeichnung und die Spracheingabe. Diese Methoden
haben den Vorteil, dass die BenutzerInnen geringere kognitive Energie für die Bedienung der Geräte aufwenden müssen und sich somit

verstärkt auf den Inhalt der Interaktion konzentrieren können. Aus diesem Grund können solche Interaktionsmethoden das Präsenzgefühl steigern.

Es ist jedoch wichtig anzumerken, dass die Bedeutung der technologischen Immersion nicht überbewertet werden sollte. Für das Erleben von Präsenz stehen eine überzeugend gestaltete Umgebung, eine fesselnde Aufgabe und kohärente Reize im Vordergrund. Eine geringe Immersion kann durch das Engagement der NutzerInnen aufgewogen werden[22]. Neben der reinen Anzahl der verwendeten Kanäle sollte außerdem die Qualität der Datenübertragung betrachtet werden [6]. Auch die gesteigerte Auflösung eines Bildschirms oder die Verwendung von Raumklang können das Präsenzgefühl beeinflussen.

Zur Erzeugung des Präsenzgefühls ist es darüber hinaus erforderlich zwischen den an der Interaktion beteiligten Kanälen der Ein- und Ausgabe eine adäquate sensomotorische Kopplung vorzusehen [6]. Dies wird im nächsten Abschnitt weiter diskutiert.

Übersetzung von Intention in Aktion

Die Bedeutung der Möglichkeit zur Durchführung zielgerichteter Aktionen in einer virtuellen Umgebung wurde in Abschnitt 2.3.2 hervorgehoben. Um ein starkes Präsenzgefühl zu empfinden müssen die BenutzerInnen den Eindruck haben, in der virtuellen Umgebung handeln zu können. Dabei ist der subjektive Eindruck hiervon wichtiger, als die tatsächlich vorhandenen, objektiven Möglichkeiten [163, S. 433].

Eine interaktive Umgebung erfordert allerdings aktive Handlungen. In diesem Fall wird das Präsenzgefühl daher auch durch die Ausübung selbst beeinflusst. Hierbei ist es wesentlich, dass die Effekte der durchgeführten Handlungen mit den Erwartungen der BenutzerInnen übereinstimmen. Die wahrgenommenen Ergebnisse einer Aktion müssen die Intentionen des Subjekts erfüllen [167]. Eine adäquate sensomotorische Kopplung ist erforderlich.

---

[22]Das Nintendo-Spiel „Tetris" steht hierfür beispielhaft. Dieses wurde auf dem Nintendo Gameboy mit primitiven Ein- und Ausgabemethoden gespielt und dennoch erlebten viele SpielerInnen dabei ein starkes Präsenzgefühl.

Diese Kopplung wird einerseits durch die technologischen Rahmenbedingungen beeinflusst. Beispielsweise ist die Zeitverzögerung zwischen Befehlseingabe und Effekt zu beachten [6]. Insbesondere in
hoch-immersiven Umgebungen, die durch natürliche Eingabemethoden
bedient werden, kann eine spürbare Zeitverzögerung negative Auswirkungen wie beispielsweise die Bewegungskrankheit (cyber-sickness)
nach sich ziehen (ib.).

Eine adäquate sensomotorische Kopplung muss andererseits jedoch
vor allem bei der Gestaltung einer virtuellen Umgebung berücksichtigt
werden. Die Intentionen der späteren BenutzerInnen müssen während
der Interaktion zuerst durch die Software richtig erkannt werden und
daraufhin müssen passende Effekte erzeugt werden. Diese Aufgabe
kann extrem komplex sein, sie wird jedoch durch den Kontext, in dem
die virtuelle Umgebung eingesetzt wird, eingeschränkt. Grundsätzlich
kann davon ausgegangen werden, dass bei der Durchführung einfacher
Handlungen in Umgebungen mit klar definiertem Einsatzzweck relativ
leicht ein starkes Präsenzgefühl erzeugt werden kann [167, S. 34].

Demgegenüber erscheint es besonders schwierig, in realitätsnahen
virtuellen Umgebungen ein Präsenzgefühl zu erzeugen. Die Intentionen
eines Subjekts gegenüber solchen Umgebungen sind durch die Erfahrungen mit der realen Welt geprägt. Es ist jedoch nur schwer möglich,
alle Intentionen vorherzusehen, die Menschen für Handlungen in realistischen Welten entwickeln können. Es wird daher häufig Aktionen
geben, auf welche die Technologie unerwartet reagiert und in diesen
Momenten bricht das Präsenzgefühl zusammen [167, S. 33]. Fiktive
oder abstrakte Umgebungen haben dieses Problem nicht, da sie von
vornherein einen begrenzten Handlungsspielraum deutlich machen,
welcher ausschließlich durch die Interaktion mit der virtuellen Welt
erfahren wird. Darauf weist auch David Jacobson hin: „When the real
(or offline) referent of a virtual world is unknown, presence is enhanced
(or at least not diminished) by reference to knowledge and/or beliefs
about "real life"; when the actual referent is known, presence is inhibi-
ted or undermined, especially when there is a discrepancy between the
image (that which is imagined) and the actual world it is supposed to
resemble." [86]

Auf Grund der offensichtlichen und begrenzten Handlungsmöglichkeiten in fiktiven oder abstrakten virtuellen Umgebungen sind diese daher besonders geeignet, während der Interaktion eine adäquate sensomotorische Kopplung aufrecht zu halten. Zwar muss die Bedienung solcher Umgebungen zuerst gelernt werden, jedoch sind danach die Intentionen der BenutzerInnen ausschließlich durch die gelernten Effekte bestimmt und ausgeführte Aktionen produzieren die erwarteten Ergebnisse. In solchen Umgebungen kann daher ein besonders starkes Präsenzgefühl empfunden werden.

Neben der Schwierigkeit eine adäquate sensomotorische Kopplung aufrecht zu halten gibt es weitere Probleme, welche durch realitätsnahe virtuelle Umgebungen ausgelöst werden. Diese werden im folgenden Abschnitt besprochen.

Die Grenzen realitätsnaher virtueller Umgebungen

In Abschnitt 2.3.1 wurde bereits auf die alte Vision einer perfekten Nachbildung der Realität mit technologischen Mitteln hingewiesen Vom zitierten altgriechischen Wettstreit über Stanislav Lems „Phantomatik" [113, S. 321] und Sutherlands „Ultimate Display" [203] bis zum „Holodeck" der Enterprise in Gene Roddenberrys „Star Trek" wiederholen sich die Zukunftsperspektiven von vollständig realistischen virtuellen Umgebungen. Diese stets fiktionalen Vorhersagen wurden in den vergangenen 20 Jahren auf einen harten Prüfstein gestellt. Trotz der Fortschritte der Computertechnologie ist die erlebbare Realitätsnähe von interaktiven Welten hinter den Erwartungen zurück geblieben. Wenn überhaupt eine Annäherung festzustellen ist, so sehen heutige Autoren diese eher in einer Reduktion des menschlichen Erfahrungshorizonts auf das technologisch Vermittelbare[23].

Im Kontext von virtuellen Umgebungen zeigen sich darüber hinaus noch andere, paradoxe Phänomene, welche die Sinnhaftigkeit einer mehr-oder-weniger perfekten Abbildung der Realität vollständig in

---

[23]Vergleiche dazu Frank Bioccas „Cyborg Dilemma" [6], Werner Sesinks Begriff der „Inversen Imitation" [187, S. 52ff] und Jaron Laniers „Missing Persons" [108, S. 3ff].

Frage stellen. Das sogenannte „unheimliche Tal" (Uncanny Valley, [134]) weist auf eine unerwartete Eigenschaft der Reaktion menschlicher BenutzerInnen auf virtuelle Abbilder von Lebewesen hin. Der japanische Robotikforscher Masahiro Mori fand in den 1970er Jahren heraus, dass die Affinität gegenüber Robotern ab einem bestimmten Grad von fast-menschlichem Aussehen der Maschinen abnimmt und erst eine perfekte Nachbildung wieder Zuneigung ermöglicht. Bei virtuellen Darstellungen zeigt sich dieselbe Entwicklung: nahezu natürlich aussehende Charaktere bzw. Avatare wirken unheimlich und abstoßend [177]. Donald Norman stellt diesbezüglich fest: „We are not nearly so dismayed - or frightended - by non-human shapes and forms." [143, S. 176]

Das erlebbare Präsenzgefühl wird selbstverständlich von dieser unheimlichen Wirkung realitätsnaher Darstellungen beeinflusst. Gleichzeitig sprechen gegen die Möglichkeit einer perfekten Abbildung die Erfahrungen der vergangenen Jahre sowie - überzeugender - die prinzipielle Unzulänglichkeit des menschlichen Wissens über die Gesetzmäßigkeiten der Natur, welche die Grundlage für eine technologische Abbildung darstellen [187, S. 19]. Es wurde außerdem oben bereits erwähnt, dass die vom unheimlichen Tal hauptsächlich betroffene Dimension der sensorischen Validität nicht auf natürliche Darstellungen angewiesen ist. Vielmehr ist in der jeweiligen Situation bzw. Umgebung eine plausible Gestaltgebung und ein offensichtliches Interaktionspotential erforderlich um den subjektiven Eindruck sensorischer Validität zu erfahren.

Um mit heutigen virtuellen Umgebungen ein starkes Präsenzgefühl auslösen zu können, sollten daher Gestaltungsregeln befolgt werden, wonach den dargestellten Charakteren und Objekten bewusst nicht-humanes, abstraktes Aussehen zugeschrieben wird [177, S. 548]. Dies kann einerseits durchaus anthropomorph inspiriert sein, andererseits kann auch der vollständige Verzicht auf natürlich anmutende Darstellungsformen eine Strategie sein. Diese Strategie wurde in der vorliegenden Arbeit verfolgt. Für die Unterstützung des Präsenzgefühls in abstrakten Umgebung ist jedoch die Plausibilität der Gestaltung im Anwendungskontext besonders zu beachten.

2.3.4 Zusammenfassung

Das Präsenzgefühl wurde als ein psychologisches Phänomen vorgestellt, welches Menschen bei der Interaktion mit virtuellen Umgebungen erleben können. BenutzerInnen können sich in solchen Umgebungen körperlich anwesend fühlen und die erlebten Sinnesreize als real empfinden. Als eine zentrale Voraussetzung für die Konstitution eines Präsenzgefühls wurde die Möglichkeit zur intuitiven Handlung in der Umgebung bezeichnet.

Die vorgestellten Erkenntnisse über das Präsenzgefühl sind für die Entwicklung von Therapiesystemen wichtig. Motorisches Lernen kann durch virtuelle Illusionen vor allem dann unterstützt werden, wenn die PatientInnen bei der Interaktion ein starkes Präsenzgefühl empfinden. Nur dann haben sie den Eindruck, ihre Intentionen für Handlungen mit der betroffenen Körperseite tatsächlich umzusetzen. Zudem ist im Zustand der Präsenz die Aufmerksamkeit auf die virtuelle Welt und die Bewegungseffekte gelenkt, was für die Effektivität der therapeutischen Übungen wichtig ist (siehe Kapitel 2.2.3). Auf welche Weise die verschiedenen Dimensionen des Präsenzgefühls eine therapeutische Wirkung unterstützen, ist jedoch bislang unklar. Im Ergebnisteil dieser Arbeit wird dies ausführlich besprochen und es werden Vorschläge für Wirkungszusammenhänge gemacht (siehe Abschnitt 5.4.1).

Die Entwicklung eines starken Präsenzgefühls während der Therapie kann durch abstrakte Darstellungsformen von Bewegungseffekten besonders unterstützt werden. Es wurde erläutert, dass die Möglichkeiten zur Übersetzung von motorischen Intentionen in Aktionen in realistischen Umgebungen begrenzt sind und dass fast-realistische Umgebungen bzw. Objekte negative Auswirkungen auf das Präsenzgefühl haben. Diese theoretischen Erkenntnisse unterstützen die Plausibilität des mit der vorliegenden Arbeit entwickelten Therapiesystems. Die Ergebnisse der Untersuchung des Systems im praktischen Einsatz werden dies empirisch untermauern und Argumente für die Verwendung abstrakter Darstellungen im Kontext der Virtuellen Rehabilitation liefern.

2.4 Theoretische und praktische Aspekte der Interaktionsgestaltung mit virtueller Realität

Die Interaktionsprozesse mit Computeranwendungen untersucht das Fachgebiet der Mensch-Computer Interaktion (MCI). Die MCI befasst sich hierfür mit psychologischen und technologischen Aspekten und entwickelt Hinweise für die Gestaltung von Computerprodukten. Das Ziel ist es, anhand von Erkenntnissen über menschliche Denk- und Arbeitsweisen Gestaltungsregeln zu entwickeln, mit welchen die Bedienung von Computern erleichtert werden kann. Hierfür ist Expertise aus verschiedenen wissenschaftlichen Disziplinen erforderlich, vor allem aus der Psychologie, der Informatik, der Pädagogik, der Soziologie und der Kunst [31, S. 585: *Schnittstelle*].

Bei der Entwicklung des Therapiesystems waren für die Interaktionsgestaltung einige Grundlagen der MCI und Erkenntnisse aus den Anwendungsbereichen der Computerspiele und der Visualisierung von Bedeutung. Mit dem Präsenzgefühl in virtuellen Umgebungen wurde ein Thema der MCI bereits ausführlich erläutert. Im Folgenden werden weitere Aspekte diskutiert.

2.4.1 Wahrnehmung

In den beiden vorigen Abschnitten 2.2 und 2.3 wurden bereits Aspekte der menschlichen Wahrnehmung angesprochen. Für die Gestaltung des Therapiesystems ist ein umfassenderes Verständnis der bei der Interaktion angesprochenen Sinne unerlässlich.

Bewegung und Körpergefühl

Grundsätzlich ist festzuhalten, dass die menschliche Wahrnehmung nicht über eine Reihe isolierter Sinne erfolgt, sondern dass an jedem Wahrnehmungsvorgang ein komplexes Zusammenspiel aller Sinne beteiligt ist [178, S. 13f]. Im Zentrum dieses Zusammenspiels steht das Körpergefühl (ib.). Bereits in Kapitel 2.3.2 wurde der Begriff

„Embodiment" eingeführt, welcher auf die körperliche Grundlage der Wahrnehmung verweist und der seit einigen Jahren eine wichtige Rolle in den Kognitionswissenschaften spielt[24].

Das Gefühl für den Zustand und die Haltung des eigenen Körpers sowie für die Bewegungen und die Stellungen der einzelnen Gliedmaße wird wesentlich durch die Propriozeption bestimmt [178, S. 20]. Dieser Teil der Wahrnehmung integriert „interne" Informationen des Körpers, beispielsweise aus dem vestibulären System, von der Organtätigkeit, sowie über die Muskelspannung und Gelenkstellung (Tiefensensibilität). Auch taktile Reize werden teilweise der Propriozeption zugerechnet. Heute ist jedoch darüber hinaus bekannt, dass das Gefühl für den eigenen Körper auch durch die übrigen „externen" Sinne beeinflusst wird [178, S. 22]. Eine herausragende Rolle spielt die visuelle Wahrnehmung. „Under [...] conditions of multisensory conflict, vision typically dominates over proprioception and touch." [114, S. 1096] Diese Erkenntnis ist für den therapeutischen Einsatz virtueller Umgebungen wichtig. Sie kann auch als eine Grundlage für die Möglichkeit des Präsenzgefühls in virtueller Realität verstanden werden [103]. Bei der Spiegeltherapie wird die Dominanz des visuellen Systems gezielt ausgenutzt, um ein Körpergefühl bzw. das Gefühl von Bewegung auf der betroffenen Seite von SchlaganfallpatientInnen zu erzeugen. Hierfür ist jedoch eine hohe Konzentrationsleistung auf die Illusion erforderlich, die durch starke, abweichende Reize auf anderen sensorischen Kanälen erschwert wird. Die virtuelle Umgebung eines Therapiesystems kann die Konzentration erleichtern. Hierfür müssen Rahmenbedingungen geschaffen werden,

---

[24]Die Annahme einer engen Verbindung zwischen der Kognition und körperlichen Eindrücken hat in der westlichen Kultur keine Tradition [209, S. XVff]. Vielmehr wurde lange ein Dualismus zwischen Körper und Geist postuliert, wonach der Geist eine eigenständige, von körperlichen Zuständen nur wenig beeinflusste Entität ist, die alle Elemente der Kognition umfasst. Mit der Embodiment-Theorie wird nun die gegensätzliche Auffassung einer ständigen und hochdifferenzierten Verbindung von Körper und Geist vertreten. Diese weist Gemeinsamkeiten mit den fernöstlichen Lehren der Meditation und des Yoga auf. Untermauert durch moderne kognitionswissenschaftliche Erkenntnisse findet diese Auffassung auch in unseren Kulturkreisen Widerklang (ib.)

in denen möglichst viele Sinne auf die Illusion ausgerichtet werden können.

Eine weitere Eigenschaft des Körpergefühls ist für die Möglichkeit der Verwendung von abstrakten Darstellungsformen bei der Bewegungsvisualisierung wichtig. Interessanterweise werden bei der geübten Benutzung von Werkzeugen diese in das Körpergefühl integriert. Sie werden sozusagen zu einem Teil des Subjekts. „Das körperliche Selbstgefühl ist daran gekoppelt, dass der Körper als Werkzeug des Willens fungiert. Das zeigt sich auch daran, dass [...] Geräte, die unsere Bewegungsmöglichkeiten über den Körper hinaus erweitern, zeitweise auch das Körperschema [...] erweitern." [178, S. 26] Die virtuelle Umgebung eines Therapiesystems kann in diesem Sinne als Werkzeug verstanden werden, welches nach einiger Zeit der Übung entsprechend unbewusst bedient wird und dessen Signale in das Körperschema integriert werden.

Sehen und die Gestaltung visueller Darstellung

Neben der Bedeutung des visuellen Systems für das Körpergefühl ist dessen primäre Funktion natürlich die Wahrnehmung der Umgebung und der Objekte in ihr. Auch das Sehen ist ein aktiver Vorgang, an dem neben den Augen und den Nervenbahnen eine ganze Reihe verschiedener Hirnzentren beteiligt sind [49, S. 13]. Der häufig angeführte Vergleich der visuellen Wahrnehmung mit der Funktion einer Videokamera trifft höchstens für die Prozesse innerhalb des Augapfels zu. Die Entschlüsselung der über den Sehnerv transportierten Sinnesreize ist hingegen ein hochkomplexer Prozess, an dem vermutlich mehr als 50% des menschlichen Kortex beteiligt sind [214, S. 37]. Interessanterweise ist dieser Prozess nicht nur durch die aufgenommen Signale bestimmt (bottom-up), sondern wird auch von höheren kognitiven Zentren beeinflusst (top-down) [178, S. 125ff]. Wir sehen gewissermaßen was wir sehen wollen, oder anders gesagt, die Außenwelt wird mit Hilfe von Erfahrungen und Informationen über den aktuellen Zustand von einem Subjekt interpretiert.

Prominente Beispiele für die aktiv interpretierende Funktion der visuellen Wahrnehmung sind die sogenannten Gestaltfaktoren [178, S. 146f]. Diese geben Hinweise darauf, dass bestimmten Anordnungen von Reizen in der Summe mehr Bedeutung verliehen wird, als objektive Information in ihnen enthalten ist (siehe Abbildung 2.12). Die in Abschnitt 2.2.5 vorgestellte Wahrnehmung von menschlichen Bewegungen in animierten Punktmustern kann mit Gestaltfaktoren erklärt werden (Gestaltfaktor der gemeinsamen Bewegung). Für eine ausführliche Darstellung der Gestaltfaktoren wird auf die Literatur verwiesen (z.B. [216]).

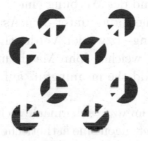

Abbildung 2.12: Die menschliche Wahrnehmung zeigt in diesem Bild einen Würfel aus Kanten, die objektiv nicht existieren. Hier kommt der Gestaltfaktor der „guten Fortsetzung" zur Anwendung. *(Grafik von Bernard Ladenthin, heruntergeladen von http://de.wikipedia.org/wiki/Gestaltpsychologie)*

Für die künstliche Nachbildung visueller Reize bei der Gestaltung virtueller Umgebungen (und auch bei allen anderen Arten der bildenden Gestaltung) können die genannten Eigenschaften des visuellen Systems ausgenutzt werden. Es ist das Ziel vieler Kunstformen, nicht die Realität eins-zu-eins abzubilden, sondern durch das Kunstwerk besondere Merkmale hervorzuheben bzw. Freiraum und Anreiz für die Interpretation der Betrachtenden zu schaffen [49, S. 27ff]. Zu diesem Zweck findet eine *Komposition* der visuellen Darstellung statt (ib.). Diese erfolgt auf künstlerische Weise in einem subjektiven Schaffensprozess, der allerdings explizit oder implizit durch Erkenntnisse über die menschliche Wahrnehmung beeinflusst ist. Der wissenschaftlichen Auseinandersetzung mit diesem Prozess wird der Begriff *Ästhetik* zugeordnet.

Im Zuge der Komposition findet häufig eine Abstraktion von den tatsächlichen Eigenschaften des Dargestellten statt. Diese ist jedoch stets motiviert und dient dazu, ein Spannungsfeld zu erzeugen, welches bei der Betrachtung das Interesse und die Imagination weckt. In modernen Kunstformen nimmt diese Abstraktion weitreichendes Ausmaß an, dennoch steht im Zentrum ein deutliches, inneres Vorstellungsbild der KünstlerInnen [49, S. 30]. In der Tat ist auch in alltäglicheren Formaten der Medien und der Werbung eine Tendenz zur Abstraktion zu erkennen. Hier geschieht dies unter dem Aspekt der Vereinfachung des Betrachtungsvorgangs bzw. der Verdeutlichung einer Botschaft. „Simplicity" ist das Ziel, welches John Maeda mit der Anweisung „subtract the obvious and add the meaningful" auf den Punkt bringt [118, S. 89].

Für das Therapiesystem war es demnach wichtig, bei der Gestaltung der abstrakten Visualisierungen eine ästhetische Komposition zu finden, mit welcher die PatientInnen Bewegungen ihrer oberen Extremitäten assoziieren können. Dass dies mit einfachen Linien und geometrischen Objekten erfolgen kann wurde weiter oben bereits erläutert (siehe Abschnitt 2.2.5) und Rainer Schönhammer bestätigt, dass „Linien oder Objektformen [...] als ausdruckshaltige Bewegungsspuren bzw. Haltungen wahrgenommen [werden]." [178, S. 31]. Darüber hinaus ist eine ästhetische Gestaltung auch wichtig um das Interesse der PatientInnen zu wecken, die Auseinandersetzung mit dem Dargestellten anzuregen und die Konzentration zu erleichtern.

Hören und die Wirkung von Musik

Der auditive Kanal spielt für das vorgestellte Therapiesystem eine untergeordnete, aber nicht ganz zu vernachlässigende Rolle. Eine ausführliche Auseinandersetzung mit den Möglichkeiten und Auswirkungen der Sonifikation im Kontext der Schlaganfallrehabilitation soll hier jedoch nicht erfolgen (vgl. Kapitel 1.2.3). Es wäre eine eigenständige Forschungsarbeit, die Potentiale des digitalen Mediums diesbezüglich zu untersuchen. Die Verwendung musikalischer Komponenten geschieht in dieser Arbeit nur unter den Gesichtspunkten einer konzentrationsfördernden und animierenden Wirkung, sowie mit einer allgemein ästhetischen Zielsetzung. Zur näheren Erläuterung werden im Folgenden einige Aspekte der auditiven Wahrnehmung angesprochen.

Wie auch das Sehen wird das Hören zu den „höheren Sinnen" gezählt. In Abgrenzung zum Riechen, Schmecken und Spüren liefern diese Sinne Informationen über entfernte Gegebenheiten [178, S. 124]. Die wesentlichen Bereiche der menschlichen Kunst und Kultur beziehen sich auf diese höheren Sinne. „Ohne Zweifel tragen Hören und Sehen eine besondere Nähe zur Vergeistigung (Abstraktion, Imagination) in sich.", allerdings: „auch Hören und Sehen tragen Züge, die durch unwillkürliche affektive Involvierung statt psychischer Distanz gekennzeichnet sind. Dies liegt [...] an der engen Beziehung von Sehen und Hören zur körperlichen Bewegung." (Ib.)

Musik vermag körperliche Bewegungen zu animieren. „Nicht zu übersehen ist die Wirkung musikalischer Rhythmen: Sie lösen unwillkürlich Bewegungsimpulse aus." [178, S. 200]. Gleichzeitig kann die Auswahl der Klänge eine emotionale Reaktion hervorrufen. Stärker als die visuelle Wahrnehmung beeinflusst das Hören unsere Stimmung, was Manfred Spitzer mit dem Fazit: „wer fühlen will, muss hören" [197, S. 398] auf den Punkt bringt. In Kinofilmen und Theateraufführungen wird hiervon Gebrauch gemacht, um die emotionale Bedeutung einer Szene zu untermalen oder zu antizipieren. Auch viele Musikstücke werden explizit mit dem Ziel komponiert, eine bestimmte Stimmung zu induzieren, und einige Genrebezeichnungen assoziieren deutlich abgegrenzte Stimmungs- und Aktivitätsmuster (bspw. „Rock", „Trance", „Ambient", „Swing").

Im Kontext des hier vorgestellten Therapiesystems wird die emotionale und animierende Wirkung der Musik eingesetzt. Die musikalische Untermalung der Interaktion wurde subjektiv so gewählt, dass sie ein der Situation gerechtes Stimmungsbild vermittelt. Unter ästhetischen Gesichtspunkten ergänzt die auditive Komponente die visuelle

Gestaltung der virtuellen Umgebung und regt zur Exploration und Imagination an. In Abschnitt 2.3.3 wurde zudem erläutert, dass kohärente Signale auf mehreren sensorischen Kanälen zur Steigerung des Präsenzgefühls beitragen. Aus diesem Grund wurde der musikalischen Untermalung eine visuelle Darstellung zugeordnet und so eine Verbindung zwischen beiden Kanälen geschaffen (siehe Abschnitt 3.3.1). Hierdurch wird die Fokussierung der PatientInnen auf die Interaktion gefördert und Quellen der Ablenkung werden reduziert.

2.4.2 Theorien menschlichen Verhaltens

Die Gestaltung von Interaktionsprozessen mit virtuellen Umgebungen erfordert ein umfassendes Verständnis des Verhaltens der menschliche BenutzerInnen. Im Folgenden wird eine kurze Übersicht über populäre Verhaltenstheorien in der MCI gegeben und es werden Einsichten herausgestellt, die für die Entwicklung des Therapiesystems bedeutsam waren. Zudem wird mit dem Konzept des „Flow" ein Verhaltensaspekt beschrieben, der mit positiven Erfahrungen in Verbindung gebracht wird. Für die motorische Rehabilitation spielt außerdem die Motivation der PatientInnen eine wesentliche Rolle und mit der „Selbstbestimmungstheorie" wird daher eine Theorie vorgestellt, die Hinweise für eine motivationsfördernde Gestaltung des Therapiesystems gegeben hat.

Erklärungsansätze menschlichen Verhaltens in der MCI

Herbert Simon postulierte in seinem Buch „Die Wissenschaft des Künstlichen" eine Analogie des menschlichen Gehirns mit einem technischen, informationsverarbeitenden System [190, S. 94] und er begründete damit die *kognitivistische Verhaltenstheorie*. Simon führt die folgende Hypothese an: „Ein Mensch, betrachtet als System mit bestimmtem Verhalten, ist recht einfach. Die scheinbare Komplexität seines Verhaltens in der Zeit spiegelt weitgehend die Komplexität der Umgebung wider, in der er sich befindet." [190, S. 47] Eine solche Auffassung von BenutzerInnen war prägend für die in den 1980er Jahren gegründete wissenschaftliche Disziplin der MCI [94, S. 15] und viele der uns heute umgebenden Computerprodukte setzen in Bezug auf die Benutzungsschnittstelle geradezu algorithmisch denkende und handelnde AnwenderInnen voraus (z.B. Dialogfenster, hierarchische Dateisysteme).

Es gab bereits früh Einwände gegen eine solche, unflexible Modellierung des menschlichen Verhaltens. Lucy Suchman argumentierte, dass alles Handeln aus einer bestimmten Situation heraus erfolge, deren Kontext das Vorgehen des Individuums beeinflusse [202]. Letztlich sei jede menschliche Aktion *situiert*, nicht vorherbestimmt und zu einem großen Teil improvisiert. Eine Beschreibung müsse demnach Generalisierung und Abstraktion vermeiden [94, S.17].

Diese extreme Sicht bringt jedoch ebenso Probleme für die Gestaltung von technischen Produkten mit sich. Solange diese für eine Gruppe von AnwenderInnen entwickelt werden, ist Generalisierung und Abstraktion unvermeidbar. Eine mögliche Lösung zeigen die Arbeiten von Humberto Maturana und Francisco Varela auf [120, 209], welche bereits zuvor mit dem Begriff des Embodiment angesprochen wurden. Dieser Begriff resultiert aus einer umfassenden Untersuchung der biologischen Wurzeln des menschlichen Erkennens. Im Zentrum steht die *Autopoiese* von Organismen, die eine Erklärung für die Funktionsweise des Nervensystems und die sensomotorische Regulation bietet [120, S. 155ff]. Durch den biologischen Erklärungsansatz der Arbeiten wird eine Generalisierung des situierten Verhaltens von Individuen erleichtert.

Vor diesem Hintergrund setzen sich in der MCI zunehmend „postkognitivistische" Verhaltenstheorien durch [94, S. 195ff]. Als Ausgangspunkt dieser Theorien wird die Bedeutung von Technologie für den privaten und gesellschaftlichen Alltag hervorgehoben. Während zuvor die Interaktion mit technischen Geräten vor allem als ein abstraktes Problem der Informationsverarbeitung betrachtet wurde, befasst sich die sogenannte „zweite Welle" der MCI [94, S. 74] auch mit der Bedeutung und dem Kontext der Benutzung. Die Technologie wird als Mediator zwischen Individuen und ihrer Umwelt angesehen und nicht als Pol eines Interaktionsprozesses. Damit wird die Perspektive von der Fokussierung auf das Verhältnis zwischen AnwenderIn und Technologie während der Interaktion gelöst und auf die Situation ausgedehnt.

Eine einflussreiche Theorie, welche die Individualität des Verhaltens hervorhebt, ist der *Konstruktivismus*, der durch die Arbeiten Jean Piagets begründet wurde. Dieser bezeichnet Erkennen als einen Akt der Konstruktion, in dem ein Individuum die Welt aktiv hervorbringt [65, S. 106ff]. In den Worten Piagets: „Das eigentliche Wesen der Wirklichkeit [besteht darin], ständig neu konstruiert zu werden, und nicht in einer Ansammlung vorgefertigter Strukturen." (zit. n. [65, S. 104]) Neue Erfahrungen werden demnach stets durch bereits Erlebtes „re-präsentiert" (ib.) und so mit einer Bedeutung belegt. Keinesfalls ist es möglich, ein tatsächliches Bild der realen Welt aufzunehmen, sondern vielmehr konstruiert jedes Individuum seine ganz eigene Interpretation der gemachten Erfahrungen. Diese Sicht wird von Maturanas und Varelas Arbeiten unterstützt, die sie mit dem Aphorismus: „Jedes Tun ist Erkennen, und jedes Erkennen ist Tun" [120, S. 31] auf den Punkt bringen.

In Piagets Arbeiten spielen die Begriffe *Assimilation* und *Akkommodation* eine zentrale Rolle und sie sind auch für die vorliegende Arbeit wichtig. Eine Erfahrungssituation wird vom Individuum nach konstruktivistischer Auffassung durch bereits bekannte Erkenntnisse und Handlungsmuster re-präsentiert. Wesentlich für diesen Prozess ist die Reduktion der wahrgenommenen Situation auf bereits Bekanntes und die Ableitung von Handlungsplänen hieraus (Assimilation). Mit der Ausführung der Handlung ist ein konkretes Ziel verbunden und das Resultat wird daran gemessen[25]. Läuft dieser Prozess aus Sicht des Individuums erwartungsgemäß ab, wird die Situation als Ergebnis der Assimilation als gewöhnlich wiedererkannt [65, S. 117]. Ergeben sich jedoch unerwartete Perturbationen, ist das Individuum gezwungen, die Situation erneut und mit mehr Aufmerksamkeit zu prüfen. Hierbei können Merkmale erkannt werden, die bei der ursprünglichen Assimilation vernachlässigt wurden. Je nach Art des unerwarteten Ereignisses (negativ oder positiv) werden die Erkennungsmuster für die Zukunft angepasst oder es werden neue Erkennungsmuster gebildet,

---

[25]Vgl. auch die in Kapitel 2.2.3 beschriebenen Prozesse der sensomotorischen Bewegungsregulation.

die andere Handlungen assoziieren. In beiden Fällen findet Lernen statt und in der konstruktivistischen Terminologie spricht man von Akkommodation [65, S. 118].

Bei der Verwendung abstrakter Bewegungsvisualisierungen für das motorische Lernen müssen nach dieser Sichtweise die Resultate der Bewegungen von den PatientInnen durch Akkommodation an die neue Situation aufgenommen werden. Die sensomotorischen Zusammenhänge werden dann *internalisiert*. Ein solcher Lernprozess ermöglicht es den PatientInnen, die wahrgenommenen Effekte als Ergebnisse ihrer Handlungen zu erwarten. Nach konstruktivistischer Auffassung kann dieser Lernprozess nur marginal durch Anleitung gesteuert werden. Vielmehr ist es erforderlich, dass jedes Individuum eigenständig die eigenen Erkennungsmuster anpasst. Was bereits im Kontext des Erwerbs von Bewegungsvariabilität beim motorischen Lernen angesprochen wurde (siehe Kapitel 2.2.3), bestätigt sich auch aus verhaltenstheoretischer Sicht. Es erscheint notwendig, die Effekte von Bewegungen durch eigenständige Exploration zu erfahren.

Flow

Der Begriff *Flow* wurde 1990 von Mihaly Csikszentmihalyi als *Zustand optimaler Erfahrung* definiert [34]. Als einer der Begründer der Forschungsrichtung „Positive Psychologie" beschäftigte sich Csikszentmihalyi in umfangreichen Studien mit Beschreibungen von Situationen, die Menschen als besonders erfüllend erlebten. Flow bezeichnete er dabei als „the state in which people are so involved in an activity that nothing else seems to matter." [26] [34, S. 4] Seine Arbeitsgruppe führte

---

[26]Das in Kapitel 2.3 beschriebene Konzept der Präsenz teilt einige Eigenschaften mit dem Flow-Zustand [167, 86]. Die geistige Fokussierung auf die momentane Situation und das „Sich-verlieren" in der aktuellen Handlung sind Aspekte, die Parallelen zur Dimension des Engagement aufweisen. Der Flow-Zustand beschreibt jedoch positive „Glücksmomente", was für das Erleben von Präsenz keine Voraussetzung ist. Dieses kann auch mit negativen oder neutralen Erfahrungen verbunden sein. Zudem können Flow-Erlebnisse auch aus der Beschäftigung mit rein symbolischen, bspw. wissenschaftlichen Inhalten resultieren, was nicht unbedingt das Gefühl der Anwesenheit an einem bestimmten Ort nach sich

Interviews mit Menschen aus unterschiedlichen kulturellen Regionen
und sozialen Schichten durch und dabei stellten sie fest, dass optimale
Erfahrungen von vielen InterviewpartnerInnen mit den grundsätzlich
gleichen Worten beschrieben wurde. Wesentliche Aspekte dieser Beschreibungen waren das Vorhandensein von *Ordnung im Bewusstsein,*
die *Aufwendung von psychischer Energie für realistische Ziele* und eine
*Übereinstimmung der persönlichen Fähigkeiten mit den Handlungsmög-
lichkeiten der Situation.* Entgegen der naheliegenden Vermutung waren
die Erfahrungen, welche die Menschen beschrieben jedoch nicht von
Entspannung und Passivität geprägt, sondern ereigneten sich „when
a person's body or mind [was] stretched to its limits in a voluntary
effort to accomplish something difficult and worthwhile." [34, S. 3]

Csikszentmihalyi beschrieb, auf welche Weise Personen Flow empfinden. Zunächst hielt er fest, dass Flow nur durch eine aktive Haltung
herbeigeführt werden kann. Eine Person muss Willens sein, die Aufmerksamkeit auf eine bestimmte Aufgabe zu fokussieren und alle
geistigen Kräfte zu konzentrieren [34, S. 30]. Darüber hinaus sind
aber auch die Rahmenbedingungen der Umgebung bzw. der Situation
relevant. Flow wird demnach dann empfunden, wenn die Fähigkeiten
einer Person in jedem Moment genau mit den Anforderungen der
Aufgabe bzw. der Außenwelt übereinstimmen (Punkt A in Abbildung
2.13). Wenn beide Aspekte gegeben sind, investiert die Person alle
psychische Energie in die Situation und es besteht kein Freiraum für
die Verarbeitung irrelevanter Informationen. Die durchgeführten Handlungen laufen beinahe automatisch ab [34, S. 53]. Mit zunehmenden
Herausforderungen bieten sich Gelegenheiten, neue Fähigkeiten zu
erlernen und als Resultat dieses Anpassungsprozesses steigert sich die
Komplexität der körperlichen und geistigen Fähigkeiten der Person.
In einer späteren Situation kann Flow demnach auf einem höheren
Niveau erfahren werden (Punkt B in Abbildung 2.13).

---

zieht. Dennoch können sich Flow und Präsenz gegenseitig beeinflussen. „When
[the presence] experience is associated with a positive emotional state, it consti-
tutes a flow state." [167, S. 31] Andersherum können Situationen, welche den
Körper und Geist eines Subjekts in vollem Maße fordern, durch das Erzeugen
eines Flow-Zustandes auch das Erleben des Präsenzgefühls begünstigen (ib.).

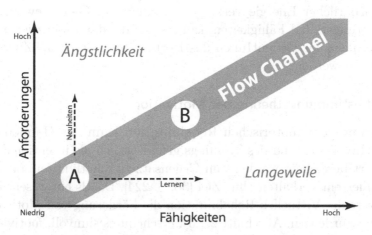

Abbildung 2.13: Rahmenbedingungen für das Erleben von Flow und die Steigerung der Komplexität einer Person. *(Grafik nach [34, S. 74])*

Die dynamischen Eigenschaften des Flow-Konzepts treffen sich mit den Prinzipien der Akkommodation des Konstruktivismus. Während in der frühen Lernphase bei der Interaktion mit einem Gerät nur die Ausübung einfacher Handlungen zu einem Flow-Erlebnis führen kann, werden durch fortschreitende Erfahrungen komplexere Zusammenhänge internalisiert und das Subjekt kann durch die Akkommodation an die neuen Gegebenheiten Flow bei der Ausübung umfassenderer Handlungen erleben. Diese dynamische Natur der menschlichen Erfahrung sollte durch moderne Technologien unterstützt werden.

Im Zuge der Gestaltung eines technischen Systems können die Anforderungen, die bei der Interaktion von BenutzerInnen erfüllt werden müssen, festgelegt werden. Wenn die BenutzerInnen des Systems, wie in der vorliegenden Arbeit, PatientInnen nach einem Schlaganfall sind, ist von stark eingeschränkten motorischen Fähigkeiten auszugehen. Den Hinweisen über das Erleben des Flow-Zustandes entsprechend, sollten die durchzuführenden Aufgaben die PatientInnen nicht überfordern. Gleichzeitig sollten sie aber trotzdem die Investition geistiger

und körperlicher Energie verlangen. Gelingt ein Gleichgewicht der
Anforderungen und Fähigkeiten, kann durch die dann fokussierte Aufmerksamkeit der PatientInnen das Herbeiführen des Flow-Zustands
begünstigt werden.

Selbstbestimmungstheorie der Motivation

Im Rahmen der motorischen Rehabilitation kann das Handeln der
PatientInnen während des Trainings grundsätzlich als intentional und
motiviert bezeichnet werden - im Gegensatz zu amotiviertem oder un-
kontrolliertem Verhalten ohne Ziel [38, S. 224]. Da als ein wesentlicher
Mehrwert der Virtuellen Rehabilitation die Förderung von Motivation
genannt wurde (vgl. Abschnitt 2.1.3), erscheint es sinnvoll, motiviertes
Verhalten näher zu betrachten.

Eine verbreitete Theorie der Motivation ist die Selbstbestimmungstheorie von Edward Deci und Richard Ryan [37]. Diese differenziert
Motivation nach dem Grad der Selbstbestimmtheit (*intrinsische Motivation*) bzw. Kontrolliertheit (*extrinsische Motivation*) von Verhalten
[38, S. 225]. Merkmale selbstbestimmten Verhaltens und intrinsischer
Motivation sind die freie Exploration von Handlungspotentialen, Neugierde und die Fokussierung auf die unmittelbare Situation. Hingegen
wird extrinsisch motiviertes Verhalten von außen durch Aufforderung,
Verstärkung oder (erwartete) Belohnung gesteuert. Intrinsisch motiviertes Verhalten ist auch eine Voraussetzung für das Erleben des
Flow-Zustands und wird dort als autotelische Erfahrung (d.h. aus sich
selbst heraus erfüllend) bezeichnet [34, S. 67ff]

Deci und Ryan gehen weiterhin davon aus, dass menschliches Verhalten insbesondere auf die Befriedigung dreier psychologischer Grund-
bedürfnisse ausgerichtet ist: Autonomie, Kompetenz und soziale Eingebundenheit [38, S. 229]. Mit der intrinsischen Motivation ist dabei
vor allem das Empfinden von Autonomie und Kompetenz verbunden
(ib.).

Mehrere Studien untersuchten die Unterschiede und die Förderung
intrinsischer bzw. extrinsischer Motivation. Dabei wurde deutlich, dass
externe Anreize wie z.B. Belohnungen die intrinsische Motivation einer

Person unterminieren und den Eindruck der Selbstbestimmtheit von Verhalten schwächen können [38, S. 226]. Gleichzeitig war aber auch offensichtlich, dass viele menschliche Verhaltensweisen extrinsisch motiviert sind und das auch hierbei Autonomie und Kompetenz erfahren werden kann (ib.).

Die Selbstbestimmungstheorie differenziert extrinsische Motivation daher weiter und postuliert, dass ein Subjekt Anreize der Umgebung *integrieren* und das stimulierte Verhalten somit als selbstbestimmt erleben kann [173, S. 71ff]. Dies geschieht mit dem Ziel, in einem sozialen Milieu akzeptiert zu werden und bei den hierfür nötigen Handlungen möglichst Autonomie und Kompetenz zu erfahren. Mit steigendem Grad der Selbstbestimmung und bei zunehmender Integration der extrinsischen Anreize wird Verhalten daher als *external, introjiziert, identifiziert* oder *integriert reguliert* bezeichnet (ib.). Die integrierte Regulation bildet gemeinsam mit der intrinsischen Motivation die Basis selbstbestimmten Handelns. Der Unterschied ist, dass intrinsisches Handeln autotelischer Natur ist, während integriert reguliertes Verhalten eine instrumentelle Funktion besitzt [38, S. 228].

Als selbstbestimmt empfundenes Verhalten ist durch eine besonders hohe Leistungsfähigkeit und -bereitschaft gekennzeichnet [173, S. 69]. Damit sollte das Ziel der Gestaltung von Therapiesystemen sein, solches Verhalten zu fördern (siehe auch Abschnitt 2.2.2). Das Training für die motorische Rehabilitation ist allerdings mit einer instrumentellen Funktion (Erholung bzw. Bewegungslernen) verbunden und der therapeutische Ablauf gibt äußere Rahmenbedingungen vor. Im Zuge der Entwicklung von Interventionen können lediglich diese Bedingungen dahingehend beeinflusst werden, dass die Integration der stimulierten Verhaltensweisen möglichst leicht fällt und die PatientInnen Autonomie und Kompetenz erfahren können [173, S. 73f]. Eine kürzlich erschienene Studie untersuchte die Motivation von SpielerInnen eines Exergames (vgl. zu diesem Begriff Abschnitt 2.1.1) unter Bezugnahme auf die Selbstbestimmungstheorie und bestätigte, dass Faktoren, die Autonomie- und Kompetenzempfinden stärken, zu einer verbesserten Motivation, mehr Freude und einer positiven Beurteilung der Spielerfahrung beitrugen [149].

2.4.3 Gamification

In der Einleitung dieser Arbeit wurde bereits erwähnt, dass die Virtuelle Rehabilitation ein Anwendungsbereich der sogenannten Gamification ist (siehe Abschnitt 1.3.1). Mit diesem Begriff wird die Integration von Elementen aus Computerspielen in Software beschrieben, deren primärer Einsatzzweck nicht die Unterhaltung ist [40]. Es ist das Ziel, die Bedienung zu erleichtern, das Engagement der BenutzerInnen zu fördern und dabei positive Erfahrungen zu ermöglichen. Im Folgenden erfolgt eine Diskussion dieses Ansatzes und der zugrundeliegenden Ideen. Dafür werden zuerst übersichtsartig Eigenschaften von Computerspielen erläutert und dann wird deren gesellschaftliche Bedeutung beschrieben. Anschließend erfolgt eine Definition der Gamification sowie eine Auseinandersetzung mit dem eng verwandten Begriff der „Serious Games". Zuletzt wird das mit der vorliegenden Arbeit entwickelte Therapiesystem vor diesem Hintergrund eingeordnet.

Computerspiele

Damit etwas als Spiel bezeichnet werden kann, muss es bestimmte Eigenschaften aufweisen. Interessanterweise ist es für Menschen relativ einfach ein Spiel als solches zu erkennen, aber sehr schwer, die grundlegenden Eigenschaften hierfür zu benennen [175, S. 24]. Jesse Schell widmet der Frage nach einer Definition eine ausführliche Diskussion, die ihn am Ende zu folgendem Zitat aus einer Arbeit von Lehman und Witty aus dem Jahr 1927 führt: „The whole truth regarding play cannot be known until the whole truth regarding life itself is known." (zit. n. [175, S. 38]) Eine eindeutige Definition von Computerspielen kann daher nicht gegeben werden, es können aber einige Eigenschaften festgestellt werden, die für viele Spiele gelten. Jane McGonigal zählt vier Merkmale auf [123, S. 21]:

- Spiele haben ein **Ziel**

- Spiele haben bestimmte **Regeln**

- Spiele informieren über den aktuellen Spielstand mittels **Feedback**

• Spiele erfordern für gewöhnlich die **freiwillige Teilnahme** aller Mitspieler

Es gibt eine Vielzahl von Computerspielen, die sich zum Teil deutlich unterscheiden. In der Praxis erfolgt eine Klassifikation nach dem *Spielgenre*. Die Tabelle 2.1 zeigt die Genreliste des Bundesverbands für Interaktive Unterhaltungssoftware (BIU). Solche Klassifikationsschemen sind üblich, jedoch deuten Kategorien wie „Genremix" oder die Aufteilung des Bereichs „Adventure" darauf hin, dass eindeutige Zuordnungen von Spielen zu einem Genre häufig schwer fallen. Trotz dieser Einschränkungen kann anhand der verfügbaren Genres ein Überblick über die Vielfalt von Computerspielen gewonnen werden.

Tabelle 2.1: Spielgenres des BIU (*nach[11]*)

Klassisches Adventure	Action-Adventure	Arcade
Denkspiele	Genremix	Gesellschaftsspiele
Jump'n'Run	Kinder/Kreativ	Management
Rollenspiele	Shooter	Simulation
Sportspiele	Strategie-Spiele	Serious Games

Der Variantenreichtum wird durch die Kombination unterschiedlicher Elemente ermöglicht, die z.B. mit den sogenannten Game Design Patterns beschrieben werden [12]. Björk und Holopainen identifizierten mehr als 200 Komponenten, die in Computerspielen vorgefunden werden und ordneten diese elf Kategorien zu. Die Komponenten beziehen sich auf Aspekte der Spielmechanik, der Spieldynamik und der Ästhetik (vgl. das „Mechanics, Dynamics, Aesthetics"-Framework [80]) und bilden abstrakte, funktional beschriebene Strukturen. Im Kontext konkreter Spiele ist eine beliebige Zahl solcher Patterns realisiert. Eine vollständige Auflistung dieser Taxonomie kann hier nicht erfolgen, die Tabelle 2.2 zeigt aber einige Beispiele.

Gesellschaftliche Bedeutung von Computerspielen

In den vergangenen Jahren haben Computerspiele für die Freizeitgestaltung von vielen Menschen eine bedeutende Rolle eingenommen.

Tabelle 2.2: Beispiele für Game Design Patterns (*nach [12]*).

Spielelemente	Ressourcen	Information	Actions/ Events
„Power-Ups" „Boss Monster"	„Resource" „Ownership"	„Uncertainty" „God View"	„Combat" „Reward"
Narration	**Soz. Interaktion**	**Ziele**	**Zielstrukturen**
„Characters" „Surprise"	„Competition" „Trading"	„Guard" „Exploration"	„Optional Goal" „Tournament"
Spielsitzung	**Balancing**	**Replayability**	
„Real-Time" „Turn-Based"	„Symmetry" „Handicaps"	„Replayability" „Varied Gameplay"	

Heute sind nicht mehr nur die stereotyp als „Gamer" bezeichneten, männlichen Jugendlichen zwischen 15 und 25 Jahren die hauptsächlichen Nutzer von Computerspielen, sondern diese werden vielmehr von Menschen in allen Altersgruppen und über alle sozialen Schichten hinweg regelmäßig gespielt. Einige, teilweise überraschende Zahlen beschreiben den aktuellen Stand.

- In Deutschland wurde im Jahr 2012 mit Computerspielen ein Umsatz von 1,85 Milliarden Euro erzielt, der damit sowohl den der Musikbranche als auch den der Filmindustrie überholt hat [10].

- Etwa 26 Millionen Menschen spielen Computerspiele in Deutschland, darunter 11 Millionen weibliche Nutzerinnen. Im Durchschnitt sind diese SpielerInnen 32 Jahre alt. 11% sind über 50 Jahre alt. [9]

- Typischerweise spielen die NutzerInnen zwischen ein und zwei Stunden am Tag, allerdings gibt es in Deutschland, Frankreich und Großbritannien mehr als 10 Millionen SpielerInnen, die über 20 Stunden pro Woche spielen. [123, S. 3]

Computerspiele sind ein fester Bestandteil des Alltags vieler Menschen. Zunehmend sind die SpielerInnen während der Nutzung untereinander vernetzt. Besonders deutlich ist dies bei Online-Spielen, sogenannten MMOGs (Massively Multiplayer Online Game), bei denen SpielerInnen in Form von Avataren miteinander in Kontakt treten und kommunizieren. Aber auch andere Spielarten nutzen geteilte Highscore-Listen, Foren und Chatkanäle für den Austausch unter den SpielerInnen. Interessanterweise können diese Spiele damit als eine Brücke zwischen Generationen und sozialen Schichten verstanden werden. Das gemeinsame Interesse an dem gewählten Spiel stellt eine Verbindung zwischen Menschen mit unterschiedlichen Hintergründen her.

Um in einem Computerspiel erfolgreich zu sein, investieren Menschen viel Zeit und Energie. Häufig erfordern die zu lösenden Aufgaben komplexe Bewältigungsstrategien, für welche nicht selten Teamarbeit erforderlich ist. Dabei werden strategische, soziale und organisatorische Fähigkeiten ausgebildet und es wird Wissen über die logischen Zusammenhänge der Spielumgebung erworben. Die spielerische Beschäftigung stellt hohe kognitive Anforderungen und durch die Entwicklung neuer bewegungsbasierter Interaktionstechnologien ist zunehmend auch eine physische Leistung des Körpers erforderlich.

Die Bedeutung von Computerspielen für unsere Gesellschaft wird seit einigen Jahren untersucht und kontrovers diskutiert [112]. Der überwiegende Teil der öffentlichen Debatte befasst sich mit den negativen Konsequenzen der „Computerspielesucht", mit der ein übermäßiges Spielverhalten beschrieben wird. Das Krankheitsbild ist schwer einzugrenzen und wird daher entsprechend häufig übersehen und nicht behandelt (ib.). Eine Vermeidung kann durch Aufklärung und persönliche Reflexion gelingen, jedoch können auch im Zuge der Spielentwicklung entsprechende Vorkehrungen in die Spiele integriert werden (z.B. Visualisierung der Spieldauer, Angebot von Pausen- und Ausstiegspunkten). Andere, umstrittenere Kritikpunkte beziehen sich auf eine drohende kognitive Verarmung und soziale Isolation durch Computerspiele [195]. Hierzu gibt es uneindeutige und zum Teil gegensätzliche Befunde [112], und eine negative Konnotation kann zum Teil auf die Problematik der Spielsucht zurückgeführt werden. Darüber hinaus wird die inhaltliche Gestaltung sogenannter „Ego-Shooter" diskutiert, die häufig extreme Gewaltszenen zeigen und die - trotz Indizierung durch den Jugendschutz - auch von Minderjährigen gespielt werden. Hier wird postuliert, dass durch diese Spiele eine erhöhte Gewaltbereitschaft im realen Lebensalltag angeregt wird [133].

Auf der anderen Seite gibt es Stimmen, welche die Potentiale und wünschenswerten Folgen der Computerspiele hervorheben (z.B. [123]). Die Gestaltung von Spielen erfolgt explizit mit dem Ziel positive Gefühle bei der Nutzung zu erzeugen, und offenbar wird dieses Ziel von vielen Spielen erreicht. Diese Potentiale herauszustellen und für den Alltag nutzbar zu machen, ist mit den im Folgenden beschriebenen Begriffen der Gamification und der Serious Games verbunden.

Gamification und Serious Games

Die Begriffe Gamification und Serious Games beschreiben ähnliche, aber nicht deckungsgleiche Ansätze, mit denen die positiven Effekte von Computerspielen für Zwecke, die über die reine Unterhaltung hinaus gehen, genutzt werden [40]. Serious Games bezeichnen vollständige Spielumgebungen, bei deren Benutzung zugleich produktive Ziele verfolgt werden (z.B. Wissensvermittlung, Training von Fähigkeiten, Herbeiführen von Entscheidungen, Erzeugung eines Produkts). Gamification bezeichnet die Integration von Spielelementen in produktive Computeranwendungen (z.B. Highscores, Level, Auszeichnungen, Avatare). Ein firmeninternes Wissensmanagementsystem kann beispielsweise für Beiträge von MitarbeiterInnen Punkte vergeben, wodurch diese bestimmte Auszeichnungen erlangen können (Gamification). Oder es werden soziale Fähigkeiten in einem Adventure trainiert, bei dem die SpielerInnen mit Non-Player-Charakteren (NPCs) aus unterschiedlichen Kulturkreisen interagieren (Serious Game).

Die Idee hinter Serious Games und der Gamification ist jedoch dieselbe. Offensichtlich gelingt es Spielen auf eindrucksvolle Weise die SpielerInnen dazu zu animieren, Energie mit einer hohen Intensität zu investieren, dabei das Engagement aufrecht zu halten und ein Gefühl der Zufriedenheit zu generieren. Dies wurde bereits in den 1980er Jahren von John Carroll in seinem Aufsatz „On the Adventure of Getting to Know a Computer" festgestellt [29]. In der modernen Arbeitswelt haben viele Berufe genau diese Eigenschaften eingebüßt und die Notwendigkeit zu steter Fortbildung stellt hohe Anforderungen an die Menschen in einer Wissensgesellschaft. „Thus game design is a valuable approach for making non-game products, services, or applications, more enjoyable, motivating, and/or engaging to use." [39] Erfolgreiche Einsatzbereiche sind die schulpädagogische Wissensvermittlung [33] und - wie in Kapitel 2.1 bereits ausführlich besprochen wurde - die therapeutische Anwendung.

Eine genauere Analyse der Eigenschaften von Spielen und dem Prozess der Spielentwicklung lieferte Jane McGonigal in ihrem Buch „Reality is Broken" [123]. Sie beginnt mit einer psychologischen Betrachtung positiver Erfahrungen. Menschen suchen Anerkennung für ihre Leistungen und man unterscheidet zwischen externen und internen Belohnungen (vgl. Selbstbestimmungstheorie in Abschnitt 2.4.2). Heute erlangen Menschen vor allem externe Belohnungen (Geld, Noten, Treuepunkte, etc.). Aus der psychologischen Forschung ist jedoch bekannt, dass externe Belohnungen nur sehr kurzfristig zufrieden stellen und ab einem bestimmten Niveau überhaupt keine positiven Gefühle auslösen[27]. Interne Belohnungen erzeugen hingegen viel stärkere Glücksgefühle und Computerspiele werden insbesondere daraufhin gestaltet, solche Belohnungen zu erzeugen. McGonigal listet vier Arten von internen Belohnungen auf [123, S. 49f]:

- **Zufriedenstellende Arbeit**: Klar definierte, anspruchsvolle Aufgaben, deren Bewältigung direkte und offensichtliche Effekte erzeugt.

- **(Die Hoffnung auf) Erfolg**: Optimismus bzgl. des Erreichens von Zielen. Verbesserung und Fortschritt. Anderen die Erfolge zeigen können.

- **Soziale Verbindungen**: Erfahrungen austauschen. Gemeinsam Aufgaben lösen.

---

[27]Forschungen zum Empfinden von Glück und den zuträglichen Faktoren werden unter dem Begriff „positive Psychologie" zusammen gefasst. Die Arbeiten zum weiter oben erläuterten Flow-Gefühl entstammen dieser Forschungsrichtung und bilden eine wichtige Grundlage des Feldes [34].

- **Sinn**: Teil von etwas Größerem sein. Beiträge leisten, die über das eigene Leben hinaus Bedeutung haben.

Computerspiele bzw. die Methoden der Spielentwicklung sind besonders geeignet, solche internen Belohnungen zu erzeugen. Ihre Konzepte sollen daher stärker auch andere Lebensbereiche beeinflussen. Es geht dabei darum, die in produktiven Kontexten investierte Energie zunehmend als bereichernd zu erleben. Der Ansatz der Gamification kann als Versuch verstanden werden, den Lebensalltag in der modernen Welt unmittelbarer, bedeutungsvoller und zufriedenstellender zu gestalten. In den Worten von Mihalyi Csikszentmihalyi: „One way or another, if human evolution is to go on, we shall have to learn to enjoy life more thoroughly." (zit. n. [123, S. 17])

Einordnung dieser Arbeit

Wie erwähnt kann die Virtuelle Rehabilitation als ein Anwendungsfeld der Gamification aufgefasst werden. Die verfügbaren Therapiesysteme stellen dabei entweder - im Sinne von Serious Games - umfassende Computerspiele dar, oder integrieren einzelne Spielelemente in die virtuellen Trainingsumgebungen. Werden die oben beschriebenen Merkmale von Spielen als Maßstab verwendet, fällt das mit dieser Arbeit entwickelte Therapiesystem unter die Kategorie der Gamification. Es wird ein spielerischer und explorierender Umgang mit der erzeugten virtuellen Umgebung angeregt, jedoch wird die Interaktion mit dem System nur wenig durch Regeln, Aufgaben und Leistungsfeedback strukturiert (siehe Abschnitt 3.1). Die computergenerierten Bewegungseffekte, die freie Exploration und die Integration einer auditiven Komponente sind dabei Spielelemente, die sich auch in den Game Design Patterns wiederfinden (z.B. „Exploration", „Player Defined Goals", „Rhythm-Based Actions", vgl. [12]). Bei der Darstellung des Stands der Forschung wurde deutlich, dass solche Elemente in bisherigen Therapiesystemen nur selten verwendet wurden (vgl. Abschnitt 2.1). Die vorliegende Arbeit demonstriert den Einsatz für die motorische Rehabilitation, die gewonnenen Erkenntnisse können darüber hinaus aber auch für andere bewegungsbasierte Anwendungsbereiche der Gamification relevant sein.

Dies wird im Rahmen der Ergebnisdiskussion in Abschnitt 5.4.3 weiter besprochen.

2.4.4 Visualisierung

Das hier vorgestellte Therapiesystem transformiert Bewegungsdaten auf Basis definierter Regeln in eine abstrakte visuelle Darstellung. Dieser Prozess wird als *Visualisierung* bezeichnet (vgl. [185]) und die Eigenschaften und Möglichkeiten dieser Technik werden sowohl wissenschaftlich als auch künstlerisch untersucht.

Im Zusammenhang mit der durch die Entwicklung der Computertechnologie in den vergangenen Jahren ermöglichten Informationsextraktion aus vernetzten Datenbanken („Data Mining", „Big Data") bekommt die Visualisierung zunehmend Bedeutung und ein eigenes Forschungsfeld etabliert sich [30]. Es werden komplexe algorithmische Transformationen und fortgeschrittene Verfahren der Computergrafik für die Visualisierung verwendet (siehe Abbildung 2.14). Unter anderem mit der Einführung der Entwicklungsumgebung Processing (siehe Abschnitt 3.2.2) wurde ein niedrigschwelliger Zugang geschaffen, wodurch es auch Personen ohne Programmierkenntnisse möglich ist, algorithmische Verfahren für die Visualisierung zu implementieren [162]. Processing richtet sich vor allem an KünstlerInnen und damit ist das Ziel verbunden, die Potentiale Code-basierter Darstellungsformen sowie der Simulation und Animation in kreativen Professionen zu verbreiten.

Die Technik der Visualisierung kann auch im Zusammenhang mit virtuellen Umgebungen verwendet werden. Hierbei ist eine Besonderheit zu beachten. Für gewöhnlich werden diese Umgebungen eingesetzt, wenn Echtzeitinteraktion und die Manipulation von Objekten ermöglicht werden soll. Die meisten Visualisierungsverfahren operieren jedoch auf wenig veränderlichen Datensätzen und erzeugen daraus statische Darstellungen. Wenn allerdings dynamische Daten visualisiert werden sollen (wie im Fall der vorliegenden Arbeit), ist eine kontinuierliche Transformation erforderlich. Dies stellt besondere Anforderungen an die verwendeten Algorithmen (z.B. Laufzeit, Manipulierbarkeit).

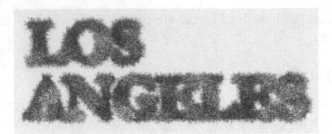

Abbildung 2.14: Das Projekt „Growing Data" von Cedric Kiefer verwendet virtuelles Pflanzenwachstum, um Daten über die
Luftqualität von Städten darzustellen. Die Pflanzenstrukturen bilden einen Schriftzug des Städtenamens
und die Wachstumsrate, die Dichte der Pflanzen sowie
deren Lebensdauer informieren in einer visuellen Struktur über die Luftqualität. *(Grafik aus [15, S. 76ff])*

Besondere Potentiale des digitalen Mediums für die Visualisierung

Einige besondere Eigenschaften des digitalen Mediums können für die
Visualisierung ausgenutzt werden. John Maeda sieht in der Suche nach
Verwendungsmöglichkeiten dieser Eigenschaften die Herausforderungen
des Forschungsfelds: „The real challenge is to discover the intrinsic
properties of the new medium and to find out how the stroke you 'draw'
via computation is one you could never draw, or even imagine, without
computation." [119] Durch die Möglichkeit zur Wiederholung von
Anweisungen in Schleifen sowie rekursiven Funktionsaufrufen können
komplexe grafische Strukturen geschaffen werden (siehe Abbildung
2.15) [161, S. 53]. Auch die Pflanzenstrukturen in Abbildung 2.14
werden durch die Wiederholung derselben Prozedur gezeichnet, bei
der lediglich Variablen bzgl. der Größe und Orientierung verändert
werden.

Eine weitere Eigenschaft des Mediums ist die Möglichkeit zur Simulation bspw. von physikalischen Phänomenen [161, S. 147ff]. Mit
Hilfe der Simulation können zusätzlich zu aufgenommenen Daten,

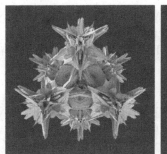
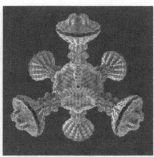

Abbildung 2.15: Die „Platonic Solids" von Michael Hansmeyer entstehen aus der Variation eines einfachen generierenden Prozesses. Mit Hilfe der Anwendung eines Subdivisionsalgorithmus auf geometrische Körper, sogenannte Polyeder, werden komplexe Strukturen erzeugt. *(Grafik aus [15, S. 52f])*

bzw. basierend auf diesen, weitere Informationen erzeugt werden. Für viele Anwendungsbereiche ist eine möglichst realistische Nachbildung natürlicher Gegebenheiten ratsam, zum Beispiel für eine akkurate Wettervorhersage. In anderen Fällen kann jedoch der Reiz gerade in der Variation der Rahmenbedingungen liegen, so dass abstrakte oder fiktive Informationen generiert werden. Im Kontext der Visualisierung kann durch die Simulation die Datenbasis erweitert werden, so dass komplexere Darstellungsformen möglich sind und reichhaltigere Informationen abgeleitet werden können.

Generative Kunst

Die Generative Kunst bzw. Gestaltung [15, 148] kann als eine Spezialform der Visualisierung verstanden werden, bei der durch die Datentransformation ein ästhetisch anspruchsvolles Ergebnis erzielt werden soll. Verschiedene KünstlerInnen experimentierten mit Algorithmen für die Erzeugung komplexer visueller Strukturen, häufig ausgehend von einfachen mathematischen Gesetzmäßigkeiten (siehe Abbildung 2.15). Die erschaffenen Kunstwerke weisen bspw. fraktale

Eigenschaften auf, bestehen aus Schwingungsfiguren, stellen Netz- bzw. Rasterstrukturen dar oder erzeugen Muster aus Rauschen ([15], siehe Abbildung 2.16). Die visuellen Ergebnisse erinnern an natürliche Formen oder verdeutlichen die algorithmische Erzeugung.

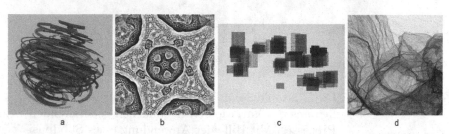

a   b   c   d

Abbildung 2.16: Beispiele für die Generative Kunst.
a: „Illuminations B" von Marius Watz aus dem Jahr 2007. *(Grafik aus [148, S. XXXIII])*
b: „Multi-Scale Radially Symmetric Turing Patterns" von Jonathan McCabe, 2009. *(aus [161, S. 155])*
c: „Felder von Rechteck Schraffuren Überlagert" von Frieder Nake, 1965. *(aus [161, S. 52])*
d: „Ambushes" von Eno Henze, 2008. *(aus [15, S. 67])*

Neben dem Einsatz in der digitalen Medienkunst wird Generative Gestaltung auch in anderen Bereichen verwendet. Die Abbildung 2.17 zeigt Beispiele. In der Architektur werden mit diesen Methoden neue Bauformen mit bestimmten geometrischen Eigenschaften erzeugt. Unter dem Begriff „Procedural Content Generation" werden generative Elemente in Computerspielen verwendet. Zwar ist Generative Kunst häufig nicht interaktiv, es finden sich aber entsprechende Elemente in digitalen Installationen, beispielsweise in Tanzperformances.

Der Begriff Generative Kunst wurde vor allem durch die Arbeiten von Frieder Nake und Georg Nees in den 1960er Jahren geprägt [13, S. 23]. Im Zentrum steht der Ansatz, Kunstwerke zu schaffen, die zu einem gewissen Teil selbst-organisiert sind und bei deren Entstehung zumindest einige Entscheidungen durch das Computersystem getroffen werden. Eine Spezifikation in Form eines Algorithmus ist zwar notwen-

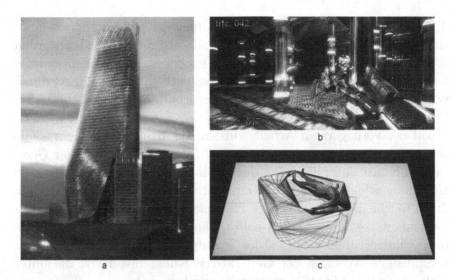

Abbildung 2.17: Beispiele für den Einsatz der Generativen Gestaltung
außerhalb der bildenden Kunst.
a: Der „Phare Tower" des Architekturbüros Morphosis
wird in Paris gebaut. Seine Form wurde durch Software bzgl. verschiedener Parameter optimiert (u.a.
Ausnutzung von Solarenergie, Elementgrößen und
-ausrichtung). *(Grafik aus [161, S. 98])*
b: Das Spiel „.kkrieger" der Gruppe .theprodukkt ist
ein Ego-Shooter, dessen Inhalte weitestgehend prozedu-
ral generiert werden und dessen gesamte Datenmenge
lediglich 96 Kilobyte beträgt. Das Spiel gewann den
deutschen Entwicklerpreis 2006. *(heruntergeladen von
http://en.wikipedia.org/wiki/.kkrieger)*
c: Bei der Tanzperformance „Glow" der Gruppe
Chunky Move aus Australien werden Lichteffekte und
visuelle Muster um die TänzerInnen generiert. *(heruntergeladen von http://chunkymove.com.au)*

dig, aber entgegen der üblichen Zielstellung der Informatik, nach der
eine möglichst klare Spezifikation für Algorithmen gefunden werden
soll, verfolgt die generative Kunst eine experimentelle Vorgehensweise,
bei der ausgehend von einer bestimmten mathematischen Regel durch
verschiedene und unsystematische Perturbationen eine ästhetisches
Ergebnis entsteht (ib.).

Mit der vorliegenden Arbeit wurden Algorithmen für die Visualisierung von Bewegungsdaten entwickelt, die Eigenschaften der Generativen Kunst aufgreifen. Bei der regelbasierten Erzeugung visueller
Bewegungseffekte wurde auch eine ästhetische Zielstellung verfolgt,
durch welche die Bedienung des Therapiesystems für die PatientInnen
interessant gestaltet werden sollte. Die in Kapitel 3.3.1 vorgestellten Visualisierungsvarianten des Therapiesystems sind daher durch
verschiedene Arbeiten der Generativen Kunst inspiriert, die unter
anderem in [15, 148, 161] vorgestellt wurden.

2.4.5 Zusammenfassung

Im Zuge der Vorstellung von Aspekten der Interaktionsgestaltung
mit virtueller Realität in diesem Kapitel wurde deren Bedeutung für
die vorliegende Arbeit bereits besonders hervorgehoben. Es wurden
solche Aspekte angesprochen, welche die Gestaltung des Therapiesystems beeinflusst haben. Neben grundlegenden Erkenntnissen über die
menschliche Wahrnehmung und theoretischen Modellen menschlicher
Handlungen erfolgte eine Auseinandersetzung mit Computerspielen
und der Gamification produktiver Anwendungen. Abschließend wurden die Technik und die Möglichkeiten der Visualisierung erläutert, die
in der vorliegenden Arbeit für die Darstellung von Bewegungsdaten
verwendet wurden.

Das Forschungsfeld der MCI liefert Erkenntnisse, die für eine ge-
brauchstaugliche und ästhetisch ansprechende Gestaltung von Therapiesystemen wichtig sind. Bei einer geeigneten Gestaltung können
durch die Interaktion mit diesen Systemen positive Erfahrungen ermöglicht und die Konstitution des Flow-Gefühls begünstigt werden.
Die Förderung von Autonomie und Kompetenz während des Trainings

ist für die Motivation der PatientInnen ausschlaggebend und auch für die Rehabilitation von Bedeutung. Computerspiele unterstützen das Engagement der SpielerInnen besonders erfolgreich und können daher als Beispiele und Quelle der Inspiration für die Entwicklung von Therapiesystemen verwendet werden.

Es wurden außerdem Beispiele der Generativen Kunst vorgestellt. Dieser Bereich war für die Entwicklung der visuellen Komponente des Therapiesystems wichtig. Die Zielsetzung dieser Arbeit entspricht in Teilen jener der Generativen Kunst, nämlich, das Potential des digitalen Mediums für die Gestaltung virtueller Umgebungen im therapeutischen Anwendungsfeld zu demonstrieren.

3 Das Therapiesystem AVUS

In diesem Kapitel wird die *Abstrakte Virtuelle Umgebung für Schlaganfalltherapie (AVUS)* vorgestellt. Zu Beginn erfolgt eine Auswertung der im Grundlagenteil besprochenen wissenschaftlichen Erkenntnisse hinsichtlich der Gestaltung des Therapiesystems und der erwarteten therapeutischen Effekte. Anschließend werden die therapeutischen und technischen Anforderungen an das System erläutert. Im Zentrum steht dann die Beschreibung der aktuellen Version der AVUS aus Anwendersicht. Abschließend werden die Ergebnisse von Anwendungstests besprochen, die mit frühen Versionen der AVUS durchgeführt wurden, und es wird erläutert, welche Auswirkungen diese auf die aktuelle Version der Software hatten.

3.1 Gestaltungsziele und erwartete therapeutische Wirkungen

Aus den im Grundlagenteil besprochenen Erkenntnissen wurden Hinweise bezüglich der therapeutischen Wirkung abstrakter visueller Bewegungseffekte in virtuellen Umgebungen gewonnen. Daraus werden hier in strukturierter Weise übergeordnete Gestaltungsziele (GZ) und erwartete Wirkungen für das Therapiesystem (TW_h) abgeleitet. Die Ausführungen sind zunächst hypothetischer Art und sie bilden eine Grundlage für die spätere Untersuchung des Systems im praktischen Einsatz (siehe Kapitel 4). Nach den Erläuterungen folgt in Abschnitt 3.1.5 eine stichpunktartige Übersicht der GZ und der TW_h.

3.1.1 Abstrakte Visualisierungen von Bewegungen

Bei der Darstellung des Standes der Forschung in Kapitel 2.1 wurde die Untersuchung der Gestaltungsmöglichkeiten von Bewegungsvisualisierungen als Forschungslücke identifiziert. Die Mehrzahl der heute verfügbaren Therapiesysteme verwendet anthropomorphe Avatare, um die Bewegungen der PatientInnen in der virtuellen Umgebung darzustellen (siehe Abschnitte 2.1.2 und 2.1.5). Weder wurde bisher aber die Gestaltung dieser Avatare näher untersucht, noch wurden die Potentiale anderer Darstellungsformen betrachtet. Da jedoch der visuellen Wahrnehmung von Bewegungseffekten eine hohe Bedeutung für das motorische Lernen zugerechnet wird (siehe Kapitel 2.2.3), ist durch eine wissenschaftlich begründete Gestaltung eine Steigerung der Effektivität der Therapie möglich.

Um diese Forschungslücke zu füllen verwendet das hier vorgestellte Therapiesystem Bewegungsvisualisierungen mit unterschiedlichen Abstraktionsgraden. Das Ziel ist es, das Potential des digitalen Mediums zur Datentransformation für die Virtuelle Rehabilitation zu nutzen (GZ1). Wie in Kapitel 2.4.4 besprochen wurde, müssen die verwendeten Transformationsalgorithmen dafür kontinuierlich ausgeführt werden, so dass die Bewegungen der PatientInnen unmittelbare Effekte erzeugen (GZ2). Gleichzeitig sollen diese Effekte eine ästhetisch ansprechende Form haben, um zur Exploration anzuregen, aktive Bewegungen zu motivieren und die Konzentration auf die virtuelle Umgebung zu erleichtern (GZ3, TW_h1-3). Das Aufrechterhalten von Engagement bei der Interaktion und die dauerhafte Fokussierung auf die Bewegungsvisualisierungen wird schließlich durch die Verwendung mehrerer Varianten möglich, die schrittweise von einer anthropomorphen Repräsentation des Oberkörpers der PatientInnen abstrahieren (GZ4) und die dadurch steigende kognitive Anforderungen stellen.

In den Kapiteln 2.2.5 und 2.3.3 wurde die Verwendung abstrakter Visualisierungen anhand von aktuellen Erkenntnissen über die sensomotorische Bewegungsregulation und die psychologische Wirkung von virtuellen Umgebungen wissenschaftlich begründet. Demnach müssen die Bewegungseffekte von den PatientInnen als Folgen ihrer motorischen Aktionen intendiert werden, um eine Stimulation kortikaler Areale zu ermöglichen. Aus diesem Grund ist bei der Verwendung abstrakter Visualisierungen eine Lernphase notwendig, mit der die Reaktionen des Therapiesystems für die sensomotorische Regulation aufgenommen werden (siehe Kapitel 2.2.3 und 2.4.2). Im Anschluss an diese Lernphase ermöglichen abstrakte Visualisierungen dann jedoch durch die reduzierte und fokussierte Darstellung der Bewegungsinformationen eine stärkere Identifikation und ein erhöhtes Präsenzgefühl, was zu einer Verbesserung der kortikalen Aktivierung beitragen kann (TW_h4-5).

Es ist zu erwarten, dass PatientInnen unterschiedlich auf das Therapiesystem reagieren. Bei der bewegungsbasierten Interaktion mit einer abstrakten virtuellen Umgebung werden kreative Ausdrucksweisen gefordert (TW_h6). Für die Identifikation mit den Visualisierungen wird außerdem die Fähigkeit zur Bewegungsvorstellung (siehe Kapitel 2.2.3) als Voraussetzung angenommen (TW_h7). Anstelle jedoch die Gestaltung des Systems zu Gunsten einer erweiterten Akzeptanz aufzuweichen, wird eine konsequente Umsetzung abstrakter Transformationen angestrebt (GZ5). Die Untersuchung des Therapiesystems im praktischen Einsatz kann dadurch über die Zielgruppe Aufschluss geben, die von diesem Ansatz profitiert.

3.1.2 Kohärente Sinnesreize

Wie in Kapitel 2.3.3 erläutert wurde, werden bei der Interaktion mit einer virtuellen Umgebung die Sinnesreize über mehrere sensorische Kanäle integriert und kohärente Reize ermöglichen eine verbesserte Konzentration. Zudem kann durch die Verwendung multipler Kanäle eine Abschottung gegenüber störenden Einflüssen aus dem Therapieumfeld erreicht werden. Dadurch kann die Entstehung des Präsenzgefühls erleichtert werden.

Aus diesem Grund wird für das Therapiesystem neben den visuellen Reizen auch eine auditive Komponente berücksichtigt (GZ6). Einleitend wurde allerdings erwähnt, dass eine nähere Untersuchung der Gestaltung dieser Komponente im Rahmen der Arbeit nicht erfolgen

kann (siehe Kapitel 1.2.3). Es erfolgt daher lediglich eine subjektive
Auswahl stimmiger Hintergrundmusik, die jedoch mit dem Ziel der
konzentrationsfördernden Wirkung über ihre Eigenschaften auch in die
abstrakte visuelle Darstellung zurückwirken soll (GZ7). Somit kann
eine Atmosphäre geschaffen werden, welche die Fokussierung auf die
virtuelle Umgebung begünstigt (TW$_h$8).

Es wird also eine Softwarekomponente benötigt, die ein Musikstück
abspielt und dieses gleichzeitig hinsichtlich bestimmter Eigenschaften
der Musik analysiert. Die Verwendung der Amplitude verschiedener
Frequenzbänder bietet sich an, denn hiermit kann ein visueller Eindruck des Rhythmus der Musik erzeugt werden. Diese Informationen
können durch ein einfaches mathematisches Verfahren, die Fouriertransformation (siehe [4, S. 531ff]), berechnet werden.

Darüber hinaus wurde erläutert, dass Musik zu Bewegung animiert
(siehe Kapitel 2.4.1). Es werden daher solche Stücke gewählt, die einen
eindeutigen Rhythmus aufweisen. Dabei sollen die Klänge allerdings im
Hintergrund bleiben, um nicht die Aufmerksamkeit von den visuellen
Effekten abzulenken. Instrumentale Musik erscheint hierfür besonders
geeignet (GZ6).

3.1.3 Freie Exploration externer Bewegungseffekte

Die Interaktion mit einer abstrakten virtuellen Umgebung erfordert
die Exploration der zunächst unbekannten Bewegungseffekte und der
therapeutische Ablauf mit dem Therapiesystem soll daher entsprechend frei gestaltet sein (GZ8). In Kapitel 2.2.3 wurde erläutert, dass
eine Fokussierung auf das Erreichen externer Bewegungsziele für das
motorische Lernen zuträglich ist. Bei einem externen Fokus laufen motorische Prozesse weitgehend automatisiert ab und können so effektiver
internalisiert werden.

Es ist davon auszugehen, dass die Verwendung abstrakter Visualisie-
rungen den Fokus auf die Effekte von Bewegungen erleichtert (TW$_h$9).
Solche Visualisierungen erinnern nicht unmittelbar an menschliche
Körperteile und wenn sie im Sinne der Generativen Gestaltung (siehe
Abschnitt 2.4.4) visuell interessant gestaltet sind, kann die Aufmerk-

samkeit von der mechanischen Durchführung der motorischen Übungen auf deren Effekte gelenkt werden. Gleichzeitig kann die Perspektive auf die virtuelle Umgebung so gewählt werden, dass sich die PatientInnen in die Visualisierungen hineinversetzen können (GZ9).

Der Vorgang des Explorierens ist dabei nicht bloße Notwendigkeit für das Erlernen der sensomotorischen Zusammenhänge, sondern ist wiederum der motorischen Rehabilitation dienlich (TW_h10). In Kapitel 2.2.3 wurde erläutert, dass neuere Untersuchungen die Sinnhaftigkeit des Einübens klar definierter „korrekter" Bewegungsmuster in Frage stellen. Vielmehr sollen PatientInnen ihre motorische Strategie bei der Bewältigung von Aufgaben möglichst eigenständig entwickeln. Hierdurch kann ein variables Repertoire an Bewegungen erlernt werden, das für stabiles Verhalten in einer sich dynamisch verändernden Umwelt erforderlich ist.

Durch das Erzeugen ästhetisch ansprechender Visualisierungen kann bei der Interaktion ein Gefühl von Kompetenz entstehen (TW_h11). Beeinflusst durch die Bewegungen der PatientInnen entstehen visuell interessante Muster, welche dem jeweils individuellen motorischen Niveau entsprechen (GZ10). Ein freier therapeutischer Ansatz ermöglicht dabei selbst gestellte Bewegungsziele und Erfolgserlebnisse und fördert dadurch den Eindruck von Autonomie (GZ8). Weitere Möglichkeiten zur individuellen Anpassung der Therapie können bspw. durch die Auswahl der begleitenden Musikstücke, präferierter Visualisierungen oder einer bestimmten Farbgebung angeboten werden (GZ11). Gegenüber einem definierten therapeutischen Programm mit gegebenen Bewegungszielen kann bei einem freien Ablauf die intrinsische Motivation gestärkt werden (TW_h12, siehe Abschnitt 2.4.2). Diese ist im Laufe des langfristigen Rehabilitationsprozesses nach einem Schlaganfall besonders gefordert.

3.1.4 Identifikation mit abstrakten Illusionen

Mit Hilfe des Therapiesystems soll es möglich sein, im Sinne der Spiegeltherapie (siehe Abschnitt 2.2.4) lediglich die Bewegungen der gesunden Seite für die Interaktion mit beiden Seiten der Visualisierungen zu verwenden (GZ12). Es wird eine Softwarekomponente benötigt, mit der die aufgezeichneten Bewegungsinformationen an der Körpermitte gespiegelt werden. Darüber hinaus ist die Möglichkeit zur Auswahl der zu spiegelnden Seite vorzusehen, um die Funktionalität mit allen PatientInnen anwenden zu können (GZ13). Schließlich ist es erforderlich Visualisierungen zu verwenden, die plausibel symmetrische Qualität aufweisen können (GZ14).

Bei der Verwendung von abstrakten Darstellungen für die Spiegeltherapie müssen zwei Phasen durchlaufen werden (GZ15). Zunächst müssen die sensomotorischen Zusammenhänge durch die Exploration der Visualisierungen mit beiden Körperseiten gelernt werden (siehe Kapitel 2.2.3 und 2.4.2). Erst danach kann mit Hilfe der Spiegelung der Bewegungsinformationen der gesunden Seite die Illusion von Bewegungen auf der betroffenen Seite erzeugt werden (siehe Abschnitt 2.2.5). Im Explorationsschritt wird das visuelle Ergebnis aufgrund der motorischen Einschränkungen der PatientInnen nur selten symmetrisch erscheinen. Der Wechsel in den Spiegeltherapiemodus kann dann jedoch umso eindrucksvoller ein positives Gefühl von Bewegungsfreiheit auf der betroffenen Seite erzeugen (TW_h13-14, siehe Abschnitt 3.4.2). Gelingt es den PatientInnen, sich in die erzeugten Visualisierungen hineinzuversetzen und sich von der Illusion täuschen zu lassen, kann ein Eindruck uneingeschränkter Bewegungsmöglichkeiten entstehen.

Damit die beobachteten Bewegungseffekte als Folgen der eigenen Handlung angenommen werden können, müssen sie kontinuierlich erzeugt werden (GZ2). Jede Bewegung muss eine unmittelbare Auswirkung in der visuellen Darstellung erzeugen (siehe Kapitel 2.3.2). Das stellt besondere Anforderungen an die verwendeten Algorithmen. Diese müssen erstens sehr schnell berechnet werden können, so dass eine hohe Bildrate möglich ist, und zweitens sinnvolle und fließende Transitionen zwischen Ausgabezuständen ermöglichen (GZ16).

Außerdem sollen die Bewegungsvisualisierungen ein möglichst eindeutiges Interaktionspotential aufweisen, damit die sensomotorischen Zusammenhänge einfach gelernt werden können (GZ17). Die Auswahl der Transformationsalgorithmen muss daher auch vor dem Hintergrund der räumlichen Ausdruckskraft und physikalischen Kohärenz der visuellen Ergebnisse erfolgen. Bei Einhaltung des Ziels der Verwendung abstrakter Visualisierungen sollen dennoch grundlegende Parameter der Bewegungen (z.b. Bewegungsrichtung, -geschwindigkeit) in den visuellen Ergebnissen erwartet und wiedererkannt werden können.

Sind diese Rahmenbedingungen sicher gestellt, können bei der Interaktion mit dem System die visuellen Effekte zur sensomotorischen Kontrolle herangezogen werden (TW$_h$15, siehe Abschnitt 2.2.3). Im Spiegeltherapiemodus ist dann die Intention zur Durchführung von gleichmäßigen Bewegungen auf beiden Körperseiten erforderlich, welche durch eine entsprechende Instruktion der PatientInnen angeregt werden kann. Letztlich wird es allerdings eine Voraussetzung sein, dass sich die PatientInnen bewusst und aktiv auf die Illusion einlassen, damit motorisches Lernen effektiv erfolgen kann.

3.1.5 Übersicht der Gestaltungsziele und erwarteten Wirkungen

Gestaltungsziele (GZ)

GZ1 Verwendung von Transformationsalgorithmen zur Bewegungsvisualisierung

GZ2 Kontinuierliche Transformation von Bewegungen in visuelle Effekte ·

GZ3 Gestaltung ästhetisch ansprechender Visualisierungen

GZ4 Implementation mehrere Varianten mit unterschiedlichen Abstraktionsgraden

GZ5 Konsequente Umsetzung der abstrakten Gestaltung

GZ6 Verwendung von instrumentaler Hintergrundmusik als auditive Komponente

GZ7 Rückwirkung der Musik über die Amplitude verschiedener Frequenzbänder in die visuelle Darstellung

GZ8 Freie Exploration der abstrakten Bewegungseffekte durch die PatientInnen

GZ9 Anzeige der Visualisierungen in einer Perspektive, durch welche sich die PatientInnen in die Bewegungseffekte hineinversetzen können

GZ10 Ermöglicht Erfolgserlebnisse auf unterschiedlichen motorischen Fähigkeitsniveaus

GZ11 Anpassbarkeit des Therapiesystems an die individuellen Voraussetzungen und Vorlieben der PatientInnen

GZ12 Angebot eines Spiegeltherapiemodus, in dem die Bewegungsinformationen einer Körperseite gespiegelt und für die Darstellung der anderen Seite verwendet werden

GZ13 Auswahlmöglichkeit der zu spiegelnden Körperseite

GZ14 Verwendung von Visualisierungen, die plausibel symmetrische Qualität aufweisen

GZ15 Bedienung des Systems in zwei Phasen: Veritabler Modus (Exploration mit beiden Körperseiten) und Spiegeltherapiemodus

GZ16 Für die Visualisierungen verwendete Algorithmen müssen sinnvolle und fließende Transitionen zwischen Ausgabezuständen ermöglichen

GZ17 Visualisierungen müssen ein eindeutiges Interaktionspotential aufweisen und grundlegende Bewegungsparameter wie Richtung und Geschwindigkeit erkennbar darstellen

Erwartete therapeutische Wirkungen (TW$_h$):

TW$_h$1 Ästhetisch ansprechende Bewegungsvisualisierungen regen explorierendes Verhalten an

TW$_h$2 Ästhetisch ansprechende Bewegungsvisualisierungen motivieren zur Bewegung

TW$_h$3 Ästhetisch ansprechende Bewegungsvisualisierungen unterstützen die Konzentration auf externe Bewegungseffekte

TW$_h$4 Kontinuierlich erzeugte Bewegungsvisualisierungen ermöglichen die Stimulation motorischer Hirnareale

TW$_h$5 Nach einer Lernphase ermöglichen abstrakte Bewegungsvisualisierungen eine hohe Identifikation und ein starkes Präsenzgefühl in der virtuellen Umgebung

TW$_h$6 PatientInnen reagieren unterschiedlich auf das System in Abhängigkeit ihrer Neigung zu kreativen Ausdrucksformen (positive Korrelation)

TW$_h$7 PatientInnen reagieren unterschiedlich auf das System in Abhängigkeit ihrer Fähigkeit zur mentalen Bewegungsvorstellung (positive Korrelation)

TW$_h$8 Die Kombination von abstrakten visuellen Effekte mit einer auditiven Komponente schafft eine Atmosphäre, welche die Fokussierung auf die virtuelle Umgebung begünstigt

TW$_h$9 Abstrakte Bewegungseffekte regen einen externen Aufmerksamkeitsfokus an

TW$_h$10 Die freie Exploration externer Bewegungseffekte ermöglicht das Einüben eines variablen Bewegungsrepertoires

TW$_h$11 Das Erzeugen ästhetisch ansprechender Visualisierungen vermittelt ein Gefühl von Kompetenz

TW$_h$12 Stärkung der intrinsischen Motivation durch den selbst gesteuerten Ablauf und die freie Exploration

TW$_h$13 Die Interaktion im Spiegeltherapiemodus erzeugt eine Illusion von Bewegung auf der betroffenen Körperseite

TW$_h$14 Das Erleben der Illusion im Spiegeltherapiemodus erzeugt im Anschluss an die Interaktion im veritablen Modus ein positives Gefühl von Bewegungsfreiheit

TW$_h$15 Die Bewegungsvisualisierungen können für die sensomotorische Kontrolle herangezogen werden

3.2 Anforderungen

Neben den genannten Gestaltungszielen, die sich aus der wissenschaftlichen Fragestellung der Arbeit ableiten, muss das entwickelte Therapiesystem grundsätzlichen Anforderungen entsprechen. Der Anwendungsfall setzt Rahmenbedingungen und stellt allgemeine Voraussetzungen, welche für den Einsatz in der Schlaganfallrehabilitation erfüllt werden müssen. Außerdem bietet die gewählte technische Umgebung vorhandene Funktionalität und erfordert eine bestimmte Herangehensweise bei der Entwicklung. Durch die benutzerzentrierte Entwicklung waren die a-priori Anforderungen allerdings auf wenige Notwendigkeiten beschränkt und weitere ergaben sich erst aus den Rückmeldungen von klinischen AnwenderInnen und PatientInnen zu frühen Versionen des Systems (siehe Abschnitt 3.4).

3.2.1 Therapeutische Rahmenbedingungen

Die therapeutischen Anforderungen können in notwendigerweise zu erfüllende „Musskriterien" (A$_{MK}$) und vorteilhafte „Wunschkriterien" (A$_{WK}$) unterteilt werden. Zudem sollen einige im klinischen Kontext denkbare Funktionen durch das für Forschungszwecke entwickelte System nicht angeboten werden und es werden daher auch „Abgrenzungskriterien" (A$_{AK}$) genannt. Die Kriterien werden im Folgenden erläutert und am Ende des Kapitels stichpunktartig zusammengefasst.

Musskriterien

Der Einsatz des Therapiesystems soll in einer klinischen Umgebung erfolgen. Es kann nicht davon ausgegangen werden, dass Räume zur Verfügung stehen, die dauerhaft für die Behandlung mit dem System ausgestattet werden können. Aus diesem Grund ist mit der Notwendigkeit zum Auf- und Abbau des Systems vor und nach jeder Behandlung zu rechnen. Die technischen Komponenten sollen daher möglichst unkompliziert installiert werden können ($A_{MK}1$).

Zwar sind in den vergangenen Jahren zunehmend Geräte für die bewegungsbasierte Interaktion verfügbar, die zugrunde liegenden Technologien sind aber immer noch relativ jung (eine genaue Beschreibung der gewählten Hardware erfolgt im folgenden Kapitel 3.2.2). Bei der Verwendung dieser Geräte mit SchlaganfallpatientInnen sind aufgrund der eingeschränkten motorischen Fähigkeiten besondere Kriterien an die Qualität der Bewegungsaufzeichnung zu legen. Mit dem Therapiesystem müssen zuverlässig alle Bewegungen der PatientInnen erkannt werden ($A_{MK}2$). Selbstverständlich müssen auch der Programmablauf und die Visualisierungen trotz der motorischen Einschränkungen plausibel und einfach bedient werden können ($A_{MK}3$).

Wie in Abschnitt 2.2.1 erläutert, weisen PatientInnen nach einem Schlaganfall neben motorischen Einschränkungen häufig auch kognitive Einschränkungen auf. Zudem stellt der Krankheitsverlauf eine hohe psychische Belastung dar. Die Interaktion mit dem Therapiesystem darf daher nur geringe kognitive Anforderungen stellen ($A_{MK}4$). Das Ziel des motorischen Lernens durch visuelle Illusionen erfordert jedoch ein gewisses Maß an Konzentration und Aufmerksamkeit auf die visuellen Effekte. Es ist aus diesem Grund notwendig, zusätzliche kognitive Belastungen (bspw. aus der Steuerung des Ablaufs, durch unnötige Objekte in der virtuellen Umgebung oder die Bedienung der Hardware) zu minimieren.

PatientInnen durchlaufen während eines Aufenthalts in einer Rehabilitationsklinik intensive Therapieprogramme mit unterschiedlichen Interventionen (siehe Kapitel 2.2.2). Für das Training mit dem Therapieprogramm steht daher begrenzte Zeit zur Verfügung. Übliche Zeitrahmen für die physiotherapeutische Behandlung sehen etwa 30 Minuten je Intervention vor. Die Übungen mit dem Therapiesystem sollen in diesem Zeitrahmen durchgeführt werden können ($A_{MK}5$).

Als ein wichtiges Prinzip des motorischen Lernens wurde in Abschnitt 2.2.3 die Repetition genannt. Trotz des geplanten freien und durch die PatientInnen selbst bestimmten Ablaufs soll durch das Therapiesystem möglichst eine repetitive Bewegungsausführung angeregt werden ($A_{MK}6$). Dies kann bspw. durch eine Reduzierung der mit den Visualisierungen plausibel durchführbaren Interaktionen erreicht werden.

Wunschkriterien

Bei der Erläuterung der wissenschaftlich begründeten Gestaltungsziele (siehe Abschnitt 3.1) wurde bereits die Möglichkeit der Individualisierung des therapeutischen Ablaufs genannt. Zusätzlich ist es wünschenswert, dass sich das Therapiesystem insgesamt an die motorischen Fähigkeiten der PatientInnen anpassen lässt ($A_{WK}1$). Beispielsweise sollte es vor dem Hintergrund der Verwendbarkeit mit einer großen Zielgruppe möglich sein, die Therapie im Stehen oder im Sitzen durchzuführen. Zudem ist es hilfreich, wenn die TherapeutInnen individuelle Trainingsziele der PatientInnen bei den Übungen mit dem System anregen können.

Einige Eigenschaften des Therapiesystems müssen zur Laufzeit eingestellt werden. Hierfür wird eine Benutzungsschnittstelle benötigt. Eine möglichst intuitive Bedienung dieser Schnittstelle ist vor dem Hintergrund des perspektivischen Einsatzes des Systems im klinischen Alltag und für das Heimtraining wünschenswert. In der frühen Entwicklungsphase ist dies jedoch noch nicht zwingend erforderlich ($A_{WK}2$).

Das Therapiesystem zielt auf die Visualisierung von Bewegungsdaten der PatientInnen, welche durch einen Sensor erfasst werden. Für die Darstellung erfolgt ohnehin eine Verarbeitung der Daten und es ist daher wünschenswert, zusätzlich eine automatische Analyse vorzunehmen, aus der Statistiken über den Therapieverlauf berechnet werden ($A_{WK}3$). Diese Statistiken sollen dann in einem für die TherapeutInnen verwendbaren Format vorliegen.

Abgrenzungskriterien

Es wurde erläutert, dass die Übungen mit dem Therapiesystem im Kontext anderer therapeutischer Interventionen stattfinden (siehe Abschnitt 2.2.2). Trotz der naheliegenden Überlegung, die Übungen mit den Aufgaben anderer Interventionen zu verbinden um Synergieeffekte nutzbar zu machen, soll dies mit der frühen Version des Systems nicht umgesetzt werden ($A_{AK}1$). Zunächst sind stichhaltige Informationen darüber nötig, welche therapeutischen Effekte durch die Übungen erzielt werden.

Perspektivisch soll das Therapiesystem im Alltag von den TherapeutInnen und PatientInnen ohne ständige technische Betreuung genutzt werden können. Im Rahmen der wissenschaftlichen Untersuchung ist dies jedoch noch nicht erforderlich ($A_{AK}2$). Die Installation und die Bedienung des Systems kann (mit Ausnahme der eigentlichen Übungsdurchführung) durch geschultes Personal erfolgen.

Übersicht der Muss-, Wunsch- und Abgrenzungskriterien

Musskritieren

$A_{MK}1$ Unkomplizierte Installation

$A_{MK}2$ Zuverlässige Bewegungserkennung

$A_{MK}3$ Bedienbarkeit bei motorischen Einschränkungen

$A_{MK}4$ Interaktion stellt nur geringe kognitive Anforderungen

$A_{MK}5$ Zeitliche Durchführbarkeit

Wunschkriterien

$A_{WK}1$ Anpassbarkeit

$A_{WK}2$ Intuitive Benutzungsschnittstelle für Einstellungen

$A_{WK}3$ Datenanalyse

Abgrenzungskriterien

$A_{AK}1$ Verbindung mit anderen Interventionen

$A_{AK}2$ Installation und Bedienung durch klinische AnwenderInnen

3.2.2 Technische Systemumgebung

Durch die Wahl der technischen Geräte und der Entwicklungsumgebung werden weitere Rahmenbedingungen definiert. Die getroffene Auswahl wird hier erläutert und begründet. Es wird unterschieden zwischen Hard- und Software Komponenten. Tabelle 3.1 gibt einen Überblick.

Tabelle 3.1: Technische Umgebung des Therapiesystems.

Hardware
- Mobiler Rechner mit dem Betriebsystem Mac OS X 10.8
- Projektor oder großformatiger Bildschirm
- Microsoft Kinect Sensor (Version 1.5)
- Stereo-Lautsprecher
Software
- Programmierframework Processing (Version 2.0)
- Programmiersprache Java SE 6
- SimpleOpenNI 0.27 und OpenNI SDK 1.5

Hardware

Das System soll auf dem Rechner ausgeführt werden, auf dem es auch entwickelt wird. So können Ergebnisse aus Testläufen unkompliziert und umgehend integriert werden. Eine Plattformunabhängigkeit ist zum frühen Zeitpunkt des Systems und bei der Verwendung als Forschungsprototyp nicht erforderlich. Es wird ein mobiler Rechner mit fortgeschrittener Grafikhardware und dem Betriebssystem Mac OS X 10.8 verwendet.

Die virtuelle Umgebung soll für die PatientInnen möglich eindrucksvoll angezeigt werden. Gleichzeitig ist aber eine einfache Installation und die störungsfreie Verwendung erforderlich ($A_{MK}1$). Aus diesem Grund werden großformatige Bildschirme oder die Projektion auf eine Leinwand als visuelles Ausgabemedium verwendet. Die Verwendung von 3D-Bildschirmen oder Head-Mounted-Displays ist für die ersten Testläufe nicht vorgesehen.

Zur Bewegungsaufzeichnung wird der im Jahr 2010 für die Microsoft Xbox 360 veröffentlichte Kinect Sensor der ersten Generation verwendet. Der Sensor verwendet ein kamerabasiertes Verfahren und die Projektion eines Infrarotmusters (IR-Muster) für die Aufzeichnung von 3D-Informationen. Das ausgestrahlte IR-Muster wird durch in der Szene befindliche Objekte deformiert. Mit Hilfe einer Kamera mit entsprechenden Wellenlängen-Filtern wird ausschließlich Licht im IR-Bereich aufgezeichnet und aus dem aufgenommenen, deformierten Muster können somit Abstandswerte berechnet werden. Zusätzlich werden mit einer gewöhnlichen RGB-Kamera Bildinformationen aufgenommen. Die Zusammenführung dieser beiden Informationen bildet dann den dreidimensionalen Raum vor der Kamera und die Farbinformationen der Bildpunkte ab. Das Ergebnis wird als RGB-D Punktwolke bezeichnet. Der Kinect Sensor verwendet eine RGB Kamera und einen IR-Sensor, die jeweils eine Auflösung von 640 x 480 Bildpunkten haben. Die Daten werden mit einer Wiederholungsrate von 30 Datensätzen pro Sekunde (frames per second, fps) aktualisiert. Das Sichtfeld des Kinect Sensors beträgt 43° vertikal und 57° horizontal. Objekte können bei einem minimalen Abstand von etwa 80 Zentimetern und einem maximalen Abstand von 4 Metern erkannt werden (siehe Abbildung 3.1).

Die Entscheidung für die Verwendung des Microsoft Kinect Sensors erfolgte aus mehreren Gründen. Zunächst ist die Installation des Sensors sehr einfach ($A_{MK}1$). Er wird mit Hilfe einer USB-Verbindung an den Rechner angeschlossen und benötigt eine eigene Stromversorgung. Die Technologie ermöglicht in Verbindung mit dem im nächsten Abschnitt vorgestellten OpenNI SDK außerdem die markierungslose Erfassung von Skelettinformationen ($A_{MK}2$), ohne dass hierfür aufwändige Kalibrierungsphasen notwendig wären. Darüber hinaus spricht die hohe Verfügbarkeit bei einem relativ geringen Preis für eine gute Verbreitung, was den Einsatz des Systems im klinischen Kontext und im Heimtraining unabhängig der wissenschaftlichen Verwendung perspektivisch realistisch macht. Der Sensor hat allerdings auch einige Nachteile und diese schränken die Verwendungsmöglichkeiten ein. Aufgrund der Kameratechnologie können nur Informationen über

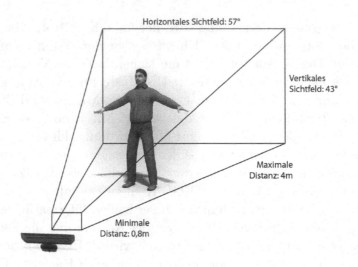

Abbildung 3.1: Das Sichtfeld des Microsoft Kinect Sensors.

Objekte erhoben werden, die von dieser auch erkannt werden. Die PatientInnen müssen dementsprechend frei vor dem Sensor positioniert sein und es dürfen sich keine verdeckenden Objekte zwischen ihnen und dem Sensor befinden. Zudem ist die Verwendung des IR-Musters anfällig gegenüber störenden IR-Signalen, wie sie bspw. im Tageslicht vorkommen. Von daher ist beim therapeutischen Einsatz eine Verdunkelungsmöglichkeit vorzusehen. Schließlich ist die Qualität der erfassten Daten schlechter als von solchen, die mit aufwändigeren und teuren Geräten erhoben werden [17]. Eine weitere Auseinandersetzung mit den Auswirkungen der verminderten Datenqualität erfolgt im Ergebnisteil dieser Arbeit (siehe Abschnitt 5.3.2).

Schlussendlich ist für die Wiedergabe der auditiven Komponenten des Therapiesystem die Verwendung von handelsüblichen Stereo-Lautsprechern erforderlich. Diese sollen eine hinreichende Klangqualität und erreichbare Lautstärke aufweisen, so dass die abgespielte Musik die Interaktion mit dem System stimmig untermalen kann und störende Nebengeräusche aus der klinischen Umgebung überdeckt werden.

Software

Für das Erzeugen der Visualisierungen anhand der aufgezeichneten Bewegungsinformationen wird das Processing Framework in der Version 2.0[1] verwendet. Processing bietet Programmierbibliotheken und Funktionen für die einfache Verarbeitung und Darstellung visueller Informationen an und ist insbesondere für die Generative Gestaltung (siehe Abschnitt 2.4.4) optimiert. Das Framework richtet sich an ProgrammieranfängerInnen und KünstlerInnen. Die Verwendung ist entsprechend leicht und der mitgelieferte Funktionsumfang reduziert. Processing verwendet Java als Programmiersprache und für umfangreichere Anwendungen kann das Framework als Bibliothek in ein komplexeres Java-Projekt eingebunden werden. Für die Entwicklung des Therapiesystems wurde die Java Version SE 6 und die Eclipse-Entwicklungsumgebung (Version Indigo) verwendet.

Die Erzeugung einer einfachen Visualisierung mit Hilfe des Processing Frameworks erfolgt in zwei Schritten. Zunächst werden in der sogenannten setup()-Funktion grundlegende Variablen initialisiert und die Parameter der Anzeigefläche (z.B. Größe, Hintergrundfarbe) werden gesetzt. Anschließend erfolgt die Berechnung und Darstellung der visuellen Inhalte in der sogenannten draw()-Funktion (siehe Abbildung 3.2). Diese wird in endloser Wiederholung ausgeführt und in jedem Durchlauf wird die gesamte Ausgabe neu berechnet und dargestellt. Auf diese Weise kann eine dynamische Ausgabe erfolgen. Komplexe dreidimensionale Grafiken werden vom Processing Framework unter Verwendung der OpenGL-Schnittstelle erzeugt.

Das Processing Framework ist frei verfügbar und als Open-Source Projekt angelegt. Eine Stärke des Frameworks ist die große Gemeinschaft an EntwicklerInnen, die ihre Ergebnisse teilen und Schnittstellen zu anderen Softwarepaketen bzw. Hardwaretreibern anbieten. Hierdurch kann für wesentliche Programmieraufgaben bei der Entwicklung

---

[1]http://processing.org/

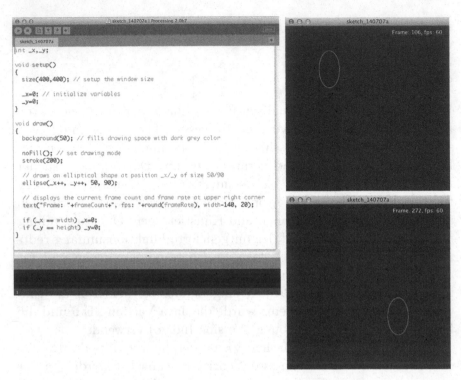

Abbildung 3.2: Ein einfaches Programm in Processing und zwei Ausgaben zu unterschiedlichen Zeitpunkten.

des Therapiesystems auf verfügbare Bibliotheken zurück gegriffen werden.

Insbesondere wird eine Schnittstelle zur OpenNI-Treibersoftware des Microsoft Kinect Sensors angeboten. Diese sogenannte SimpleOpenNI-Bibliothek in der Version 0.27 von Max Rheiner[2] bindet das OpenNI-SDK in der Version 1.5 in die Software ein. Mit Hilfe der SimpleOpenNI-Bibliothek wird nicht nur die Verarbeitung der Punktwolke angeboten, sondern auch die Auswertung dieser Punktwolke hinsichtlich erkennbarer menschlicher Skelette. Somit kann ohne umfangreichen Program-

---

[2]https://code.google.com/p/simple-openni/

mieraufwand auf die Bewegungsdaten der PatientInnen in Form der in Abbildung 3.3 dargestellten Datenstruktur zugegriffen werden.

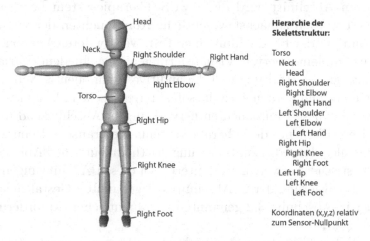

Abbildung 3.3: Die OpenNI Skelettstruktur und die Hierarchie der Gelenkpositionen.

Damit die Software die menschlichen Bewegungsdaten erkennen kann ist eine kurze Sequenz erforderlich, in der sich die PatientInnen vor dem Sensor bewegen (zwischen 1 und 10 Sekunden). Hierdurch können bewegliche Objekte von anderen unterschieden und mit bekannten Skelettstrukturen verglichen werden. OpenNI benötigt für die automatische Skeletterkennung das PrimeSense NITE Plugin ab Version 1.5 [153]. Ist die Skelettstruktur einmal erkannt, liefert die Bibliothek aktualisierte Positionsinformationen der wichtigen Gelenke mit einer Wiederholungsrate von etwa 30 fps. Die Koordinaten der Gelenke sind die Entfernungen der Gelenkschwerpunkte zu den drei Achsen des durch die Position und Ausrichtung des Kinect Sensors definierten Koordinatensystems in Millimetern. Mit diesen Informationen und dem Processing Framework können Bewegungsvisualisierungen auf einfache Weise erzeugt werden.

3.3 Beschreibung des Therapiesystems

In diesem Abschnitt wird das AVUS Therapiesystem beschrieben. Erläutert werden zunächst wesentliche Komponenten der virtuellen Umgebung in der für die klinischen Tests verwendeten Version. Dies sind die implementierten Visualisierungen, verschiedene Varianten der Hintergrundgestaltung und die auditive Komponente. Neben dem Erscheinungsbild werden auch die softwaretechnischen Methoden erläutert, welche diese Komponenten hervorbringen. Anschließend werden als weitere Elemente des Therapiesystems die grafische Benutzungsschnittstelle, Methoden zur Steuerung des therapeutischen Ablaufs und die statistische Auswertung erläutert. Bei diesen Ausführungen wird auf die Realisierung der in Abschnitt 3.1 genannten Gestaltungsziele und der in Abschnitt 3.2 genannten therapeutischen Anforderungen eingegangen.

Das AVUS Therapiesystem zeichnet die Bewegungen des Oberkörpers der PatientInnen mit Hilfe des Microsoft Kinect Sensors und dem OpenNI SDK auf. Von der im Abschnitt 3.2.2 beschriebenen Skelettstruktur, die von diesen technischen Komponenten geliefert wird, werden lediglich die Oberkörperinformationen inklusive des Torso-Knotens verwendet. Eine eigens entwickelte Softwarebibliothek überträgt diese Informationen in eine erweiterte Datenstruktur und führt Berechnungen durch, die für die Verwendung im klinischen Kontext erforderlich sind (z.B. Winkelberechnungen der Körperteile, Spiegelung, statistische Auswertung; siehe Tabelle 3.3). Nach der Initialisierung der Anwendung werden diese Informationen in ständiger Wiederholung aktualisiert und für die Anzeige der virtuellen Umgebung verwendet.

3.3.1 Virtuelle Umgebung

Im Mittelpunkt der erzeugten virtuellen Umgebung stehen die Bewegungsvisualisierungen. Diese werden in einem dreidimensionalen Raum angezeigt, dessen Umgebung auf verschiedene Weise gestaltet sein kann. Somit können die Bewegungsvisualisierungen mit verschiedenen Hintergrundgestaltungen kombiniert werden. Begleitend zur

Interaktion wird Musik abgespielt, welche durch eine Softwarebibliothek analysiert wird. Als Ergebnis dieser Analyse stehen Informationen über die Amplitude verschiedener Frequenzbänder der Musik zur Verfügung und diese Informationen werden in die Erzeugung der visuellen Komponenten mit einbezogen.

Visualisierungen

Für das Erzeugen der Bewegungsvisualisierungen wurden verschiedene Algorithmen aus dem Bereich der Generativen Gestaltung (siehe 2.4.4) hinsichtlich ihrer Eignung untersucht (GZ1). In der aktuellen Version der AVUS stehen drei vollständig implementierte Varianten zur Verfügung. Bei jeder dieser Varianten bestimmen die Positionsinformationen bestimmter Gelenke, sowie die Winkel von Körperteilen zueinander das visuelle Erscheinungsbild. Da diese Informationen in ständiger Wiederholung aktualisiert werden, verändert sich die Form der Visualisierungen mit den Bewegungen der PatientInnen in kontinuierlicher Weise. Jede Bewegung resultiert in einem direkten visuellen Effekt (GZ2). Alle Visualisierungen werden außerdem vor den PatientInnen so angezeigt, dass das Koordinatensystem der Darstellung mit dem durch die Körperachsen der PatientInnen bestimmten Koordinatensystem übereinstimmt (GZ9). Somit entsprechen die Körperseiten den Bildschirmseiten (-x ≡ links, +x ≡ rechts, -y ≡ unten, +y ≡ oben) und Bewegungen in Richtung der sagittalen Körperachse bestimmen über die Tiefendarstellung in der virtuellen Umgebung (-z ≡ hinten, +z ≡ vorne). Der Nullpunkt dieses Koordinatensystems liegt im Torso-Knoten der Skelettstruktur.

Waveform Visualisierung Die Waveform Visualisierung überträgt die mit Bezug zu den Schultern relative Position der Ellbogen und Handgelenke auf Wellenformen, welche mit Hilfe von quadratischen Bezierkurven gezeichnet werden (siehe Abbildung 3.4). Es werden mehrere verschiedenfarbige Kurven angezeigt, deren Positionen zueinander und deren Strichstärken durch die begleitende Musik bestimmt sind. Für jedes Frequenzband (siehe Erläuterungen zur auditiven Komponente weiter unten) werden zwei Kurven gezeichnet, die von einer zentralen Wellenform um einen ebenfalls durch die Musik bestimmten Abstand abweichen. Hierfür werden Samples des gerade aktuellen Musikbereichs bestimmt, und diese verschieben die y-Koordinaten von Teilabschnitten der Bezierkurven. Im Ergebnis wird die visuelle Darstellung der Wellenform damit auf einer Makroebene durch die Bewegungen der PatientInnen und auf einer Mikroebene durch die abgespielte Musik beeinflusst (GZ7). Nach der ursprünglichen Erzeugung bleiben die gezeichneten Kurven über einen kurzen Zeitraum aktiv und werden in jedem folgenden Bild mit einem leichten Versatz in der positiven z-Achse, bei zunehmender Strichstärke und Transparenz erneut gezeichnet, bis eine vollständige Transparenz erreicht ist.

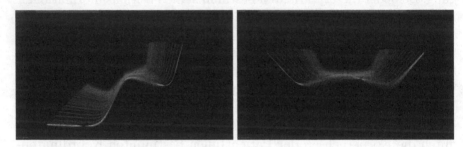

Abbildung 3.4: Die Waveform Visualisierung stellt die Bewegungen der PatientInnen mit Hilfe von Bezierkurven dar. (Angezeigt ist eine asymmetrische und eine symmetrische Darstellung.)

Für die Darstellung der Bezierkurven müssen eine Anzahl von Ankerpunkten und Kontrollpunkten berechnet werden ([4, S. 319], siehe Abbildung 3.5). Diese spannen ein Polygon auf, in welches mit einem geometrischen Lösungsverfahren eine kurvige Darstellung eingepasst wird. Die entstehende Bezierkurve führt durch die Ankerpunkte, während die Kontrollpunkte hingegen über die Krümmung der Kurve zwischen zwei Ankerpunkten bestimmen. Bei quadratischen Bezierkurven steht für jeweils zwei Ankerpunkte ein Kontrollpunkt zur Verfügung.

Das Processing Framework enthält eine entsprechende Funktion für das Zeichen von Bezierkurven.

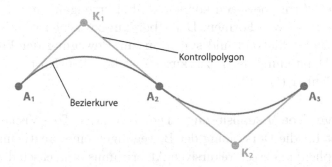

Abbildung 3.5: Eine quadratische Bezierkurve, die über drei Ankerpunkte (A_i) und zwei Kontrollpunkte (K_j) bestimmt wird und das sie umspannende Polygon .

Durch die Software werden zunächst fünf Kontrollpunkte in jeweils gleicher Distanz zueinander wie folgt berechnet. Der zentrale Punkt ist durch die Position des Torso Knotens der Skelettstruktur bestimmt. Bei gegebener Zielentfernung ist dann zu beiden Seiten jeweils ein Punkt durch den Winkel des jeweiligen Schultergelenks definiert und ein weiterer von dort aus durch den Winkel des Ellbogengelenks. Somit variieren die Positionen der Kontrollpunkte mit den Bewegungen der Arme. Um nun die notwendigen weiteren Informationen für das Zeichnen der Bezierkurve zu erhalten, werden Ankerpunkte in der exakten Mitte zwischen zwei Kontrollpunkten definiert. Da eine Bezierkurve immer an einem Ankerpunkt endet, werden zusätzlich zwei weitere an denselben Positionen der äußeren Kontrollpunkte definiert. Die erzeugte Kurve schließt somit an der durch die Handgelenke definierten Position ab.

Die Waveform Visualisierung kann sowohl mit beiden Körperseiten, als auch mit Hilfe der Spiegelung der Bewegungsinformationen nur mit der gesunden Körperseite manipuliert werden. Symmetrische Darstellungen ergeben besonders ansprechende Eindrücke (GZ14). Aufgrund der engen Assoziation dieser Visualisierungsvariante mit menschlichen

Armen ist ein eindeutiges Interaktionspotential gegeben (GZ17). Die PatientInnen können die Wellenform in derselben Weise verformen, wie sie ihre Arme bewegen können. Dabei erzeugen sie z.b. schwingenartige oder ovale Formen. Der Übergang zwischen verschiedenen Formen erfolgt fließend und synchron zur Bewegung der PatientInnen. Die Darstellung der Bezierkurven ist bei allen Körperhaltungen nachvollziehbar (GZ16).

Generative Tree Visualisierung Die Generative Tree Visualisierung verwendet für die Darstellung der Bewegungen einen mathematischen Baumgraphen, in dessen rekursiven Algorithmus abwechselnd die Winkel des Schultergelenks bzw. des Ellbogengelenks für die Darstellung einfließen (siehe Abbildung 3.6 und Algorithmus 1). Es wird eine verzweigte, fraktale Struktur erzeugt, die variantenreiche Formen annehmen kann. Zusätzlich zum eigentlichen Graphen werden im letzten Rekursionsschritt verschiedenfarbige Blätter hinzugefügt, welche den visuellen Eindruck des Baums verstärken. Die Strichstärke des Baums und die Orientierung der Blätter werden durch die begleitend abgespielte Musik beeinflusst (GZ7). Die Strichstärke variiert mit der Amplitude. Für die Orientierung einzelner Blätter werden Samples des gerade aktuellen Musikbereichs bestimmt und diese beeinflussen die Drehung in einem Bereich von 0 bis 90 Grad. Sie bewegen sich damit im Rhythmus der Musik.

Das Zeichnen des Baums beginnt mit der Linie des „Stamms". Anschließend werden mit einer rekursiven Funktion die Äste erzeugt. Der generierende Algorithmus (siehe Algorithmus 1) erfordert initiale Angaben über die Länge der zu zeichnenden Linien, die Anzahl der Rekursionsschritte und die Strichstärke (siehe Zeile 1). Zu Beginn der Funktion wird dann die Länge durch Multiplikation mit einem float-Wert zwischen 0 und 1 verringert und die Anzahl der verbleibenden Rekursionsschritte wird um eins vermindert (Zeilen 2-3). Solange noch Rekursionsschritte verbleiben, wird in einem bestimmten Winkel eine Linie mit der gegebenen Länge und Strichstärke gezeichnet (Zeile 7). Als Winkel wird abwechselnd der Schulter- bzw. Ellbogenwinkel verwendet (Zeile 5). Anschließend wird die Zeichenfläche am Ende

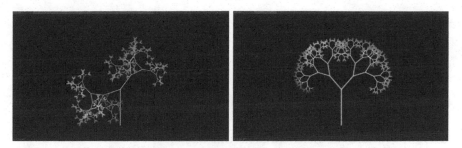

Abbildung 3.6: Die Generative Tree Visualisierung überträgt die Bewegungen der PatientInnen auf einen Baumgraphen. (Angezeigt ist eine asymmetrische und eine symmetrische Darstellung.)

der Linie zentriert (Zeile 8) und die Funktion wird erneut aufgerufen, um von dort aus weitere Äste zu zeichnen (Zeile 9). Dieser Prozess wird bei jedem Funktionsaufruf zweimal durchgeführt, einmal mit den Winkelinformationen der linken Körperseite (Zeilen 5-9) und einmal mit denen der rechten Körperseite (Zeilen 11-15). Außerdem werden am Ende jedes Pfades der Baumstruktur die Blätter erzeugt (Zeile 17). Dies erfolgt im letzten Schritt der Rekursion, welcher die wiederholten Funktionsaufrufe beendet.

Aufgrund der fraktalen Eigenschaften der Baumstruktur können mit den Bewegungen der Arme interessante visuelle Formen erzeugt werden ($A_{WK}4$). Während die Linien der ersten Rekursionsstufe (die beiden Hauptäste) in eindeutiger Weise auf die Orientierung der Oberarme reagieren, ist dies ab der zweiten Rekursionsstufe weniger offensichtlich. Durch die abwechselnde Einflussnahme der Schulter- und Ellbogenwinkel beider Körperseiten auf beide Seiten der visuellen Darstellung können geringe Haltungsänderungen bereits umfassende Änderungen der Darstellung bewirken ($A_{MK}3$). Trotz dieser komplexen Auswirkungen von Bewegungen besteht durch die Ausrichtung der Baumstruktur in der Frontalebene ein eindeutiges Interaktionspotential bzgl. Bewegungen der Ober- und Unterarme in derselben Ebene (GZ17, $A_{MK}6$). Insbesondere bei symmetrischen Bewegungen entstehen Formen, die

```
1  branch(length, depth, stroke Weight)
2  |  length *= [0.0 .. 1.0];
3  |  depth -= 1;
4  |  wenn depth > 0 dann
5  |  |  angle ≡ (depth%2) ? Schulterwinkel links : Ellbogenwinkel
   |  |  links;
6  |  |  rotiere die Zeichenfläche um angle;
7  |  |  zeichne eine Linie der Stärke stroke Weight und der Länge
   |  |  length;
8  |  |  zentriere die Zeichenfläche am Ende der Linie;
9  |  |  branch(length, depth, stroke Weight) ; // Rekursion links
10 |  |  zentriere die Zeichenfläche am Ursprung;
11 |  |  angle ≡ (depth%2) ? Schulterwinkel rechts :
   |  |  Ellbogenwinkel rechts;
12 |  |  rotiere die Zeichenfläche um angle;
13 |  |  zeichne eine Linie der Stärke stroke Weight und der Länge
   |  |  length;
14 |  |  zentriere die Zeichenfläche am Ende der Linie;
15 |  |  branch(length, depth, stroke Weight) ; // Rekursion
   |  |  rechts
16 |  sonst
17 |  |  zeichne Blätter;
18 |  Ende
19 Ende
```

Algorithmus 1 : Die branch()-Funktion führt das Zeichnen der Äste und der Blätter der Baumstruktur mit rekursiven Aufrufen durch.

an tatsächliche Bäume erinnern und die eine wohlgeformte geometrische Qualität aufweisen (GZ14). Außerdem ist die Verästelung bei allen Körperhaltungen konsistent und nach einiger Zeit der Interaktion nachvollziehbar. Die Transition zwischen verschiedenen Formen erfolgt fließend (GZ16).

Bei der Generative Tree Visualisierung sind die Auswirkungen der Musik lediglich gering. Dies erscheint allerdings angebracht, da die visuelle Darstellung bereits durch die Interaktion relativ komplex ist. Um die kognitive Verarbeitung der Informationen zu erleichtern wurden daher zusätzliche Einflüsse minimiert ($A_{MK}4$).

Ellipsoidal Visualisierung Die Ellipsoidal Visualisierung stellt säulenförmige Strukturen dar, deren Position durch die Position der Hände bestimmt ist und deren Durchmesser und Orientierung im Raum mit den Flexionswinkeln der Gelenke variiert (siehe Abbildung 3.7). Nach jeder Aktualisierung der Bewegungsinformationen wird an der Position der Hände eine Ringstruktur erzeugt, deren verschiedenfarbige Orbitlinien das Spektrogramm der Musik wiedergeben (GZ7). Für jedes Frequenzband wird eine Ellipse gezeichnet, deren Strichstärke auf die Amplitude hinweist. Bei den folgenden Aktualisierungen der Darstellung werden die zuvor gezeichneten Ringstrukturen erneut gezeichnet, dann jedoch doppelt und mit einem Versatz in der positiven bzw. negativen y-Achse. Bei diesen erneuten Darstellungen wird die Transparenz der Strukturen zunehmend erhöht, bis vollständige Transparenz erreicht ist. Somit werden zu beiden Seiten der jeweils aktuellen Position eine Anzahl Ringe „aus der Vergangenheit" angezeigt, wodurch eine säulenförmige Darstellung erreicht wird, die bei schnellen Bewegungen leicht gekrümmt erscheint.

Die Winkelinformationen der Gelenke werden bei dieser Visualisierung auf nicht direkt offensichtliche Weise verwendet. Die Schulterwinkel bestimmen den Durchmesser der jeweils aktuell zu zeichnenden Ringe und die Ellbogenwinkel bestimmen die Rotation der Ringe um ihre zentrale x-Achse. Bei zunehmender Flexion des Schultergelenks in Folge einer Aufwärts-Bewegung nehmen die Durchmesser der Ringe ab, während eine Beugung der Ellbogen zu einem Kippen der Ringe

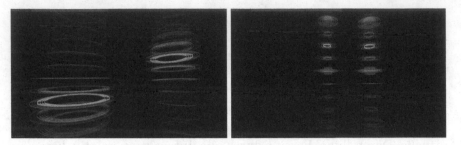

Abbildung 3.7: Die Ellipsoidal Visualisierung zeigt an den Positionen
der Hände zentrierte Säulenformen an, die zugleich
das Spektrogramm der begleitend abgespielten Musik
visualisieren. (Angezeigt ist eine asymmetrische und eine
symmetrische Darstellung.)

in Richtung der z-Achse führt. Diese Zusammenhänge sind allerdings
auch nach einiger Zeit der Interaktion noch nicht eindeutig zu bestimmen, weshalb die Ellipsoidal Visualisierung einen unbestimmten
Gesamteindruck der sensorischen Konsequenzen der durchgeführten
Bewegungen vermittelt.

Die Ellipsoidal Visualisierung wird relativ stark durch die Musik
beeinflusst. Insbesondere bei Musikstücken, in denen häufig hohe Fre-
quenzunterschiede auftreten, können eindrucksvolle Farb- und Form-
veränderungen der visuellen Strukturen beobachtet werden. Zusätzlich
bewirken schnelle Bewegungen eine deutliche Krümmung der Säu-
lenform, so dass im Zusammenspiel mit der Musik variantenreiche
Ergebnisse erzielt werden können ($A_{WK}4$). Jedoch bleibt auch in Extrempositionen der Ober- und Unterarme die grundsätzliche Struktur
erhalten und die Übergänge erfolgen fließend (GZ16). Durch die Orientierung der zu zeichnenden Ringe an den Positionen der Hände
führen Bewegungen in allen drei Achsen zu einer deutlichen Änderung
der Darstellung. Die vertikale Ausrichtung der Säulen regt jedoch vor
allem Bewegungen in der Transversalebene an (GZ17, $A_{MK}6$). Bei der
Ellipsoidal Visualisierung können sowohl unsymmetrische als auch symmetrische Darstellungen zu ansprechenden Ergebnissen führen (GZ14).

Aufgrund der Verwendung der absoluten Handpositionen, sowie der Spiegelung der Bewegungen an der Körpermitte, kann auch in der symmetrischen Darstellung die Symmetrieachse von der Bildschirmmitte abweichen.

Abstrakte und ästhetisch ansprechende Visualisierungen Die drei implementierten Visualisierungen weisen steigenden Abstraktionsgrad vom menschlichen Oberkörper auf (GZ4). Die Waveform Visualisierung legt eine direkte Assoziation mit menschlichen Ober- und Unterarmen nahe, auf deren Bewegungen sie auch in physiologisch eindeutiger Weise reagiert. Die Generative Tree Visualisierung reagiert auf dieselben Informationen, jedoch auf komplexere Weise. Während in der ersten Rekursionsstufe noch ein eindeutiger Zusammenhang zu den Oberarmbewegungen deutlich wird, fällt die Assoziation ab der zweiten Rekursionsstufe schwerer. Die Baumstruktur kann somit zwar insgesamt als visuelle Metapher für den menschlichen Oberkörper gesehen werden, die Möglichkeiten zur Erzeugung variantenreicher Formen sind jedoch zunächst nicht offensichtlich und werden explorierend erfahren. Bei der Ellipsoidal Visualisierung ist einzig die Anordnung der Strukturen entsprechend der Positionen der Hände naheliegend. Die Zusammenhänge der visuellen Darstellung mit den Winkelinformationen der Gelenke ist auch nach längerer Interaktion nicht eindeutig zu bestimmen. Vielmehr kann bei dieser hohen Abstraktion lediglich ein Gesamteindruck der sensomotorischen Zusammenhänge erfasst werden.

Die stufenweise Abstraktion ermöglicht langsam steigende kognitive Anforderungen bei der Interaktion. Hierdurch kann das Engagement während der Therapie aufrecht gehalten werden und die Entwicklung des Flow-Gefühls wird unterstützt (vgl. Abschnitt 2.4.2).

Die verschiedenen Visualisierungen sollten ansprechende Formen und stimmige Farben verwenden. Die generierenden Algorithmen wurden daher auch vor dem Hintergrund eines ästhetischen Erscheinungsbildes des visuellen Ergebnisses ausgewählt. Das Hinzufügen redundanter Informationen (Waveform: überlagerte Bezierkurven, Ellipsoidal: mehrfache Orbitlinien) bzw. zusätzlicher Objekte (Generative Tree: Blätter des Baumes) wertete das Erscheinungsbild weiterhin auf. Außerdem werden die jeweils aktuellen Bewegungsinformationen in Bezug auf die vorhergehenden Werte leicht gedämpft, um Extrempositionen mit einer kurzen Verzögerung zu erreichen. Dieses Vorgehen glättet die Bewegungseffekte und ein Eindruck „organischer" Transformationen entsteht. Schließlich wird durch ein langsames „Verblassen" bereits angezeigter Formen der Eindruck einer zeitlichen Dynamik geschaffen. Dies ist insbesondere durch die Integration der auditiven Komponente visuell eindrucksvoll. Durch die Berücksichtigung der beschriebenen Maßnahmen werden bei der Interaktion interessante und ästhetisch ansprechende visuelle Effekte erzeugt, welche zur aktiven Exploration anregen (GZ3).

Varianten der Hintergrundgestaltung

Die Visualisierungen können mit verschiedenen Hintergründen kombiniert werden. Diese verstärken einen räumlichen Eindruck, bieten Orientierung für die durchzuführenden Bewegungen und gestalten die Darstellung insgesamt komplexer. Auch bei der Entwicklung dieser visuellen Elemente wurde auf eine konsequente Umsetzung einer abstrakten Gestaltung Wert gelegt (GZ5). In der virtuellen Umgebung werden daher keine realistisch anmutenden Objekte angezeigt. Auf alle Varianten der Hintergründe nimmt ebenfalls die begleitend abgespielte Musik Einfluss. Es wird die über alle Frequenzen gemittelte Amplitude verwendet, um die Lichtintensität des Hintergrunds zu bestimmen. In leisen Passagen der Musik erscheint der Hintergrund entsprechend abgedunkelt, in lauten Passagen illuminiert.

Von der Verwendung der hier erläuterten Hintergrundvarianten wurde im Rahmen der in Kapitel 4 beschriebenen Pilotstudie abgesehen. In den zuvor durchgeführten Testläufen (siehe Abschnitt 3.4) ergaben sich Für- und Widerargumente. Einerseits ist die Interaktion bei Verwendung der Hintergründe visuell interessanter und es ergeben sich für die TherapeutInnen Möglichkeiten, das Training zu steuern (siehe Abschnitt 3.4). Andererseits erhöhen die Hintergründe den kognitiven Aufwand und die PatientInnen können dadurch von der Konzentration auf die Visualisierungen abgelenkt werden. Für die Untersuchung der Effekte der Bewegungsvisualisierungen in der klinischen Anwendung wurde daher eine neutrale, schwarze Umgebung gewählt (siehe Abbildungen 3.4, 3.6 und 3.7).

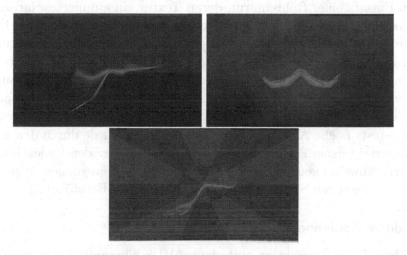

Abbildung 3.8: Drei Varianten der Hintergrundgestaltung: die *Horizon Scene*, die *Liquid Scene* und die *Tunnel Scene*.

Neben der einfachen schwarzen Darstellung des Hintergrunds sind drei verschiedene Varianten der Umgebungsgestaltung implementiert (siehe Abbildung 3.8). Die *Horizon Scene* stellt einen einfachen Horizont mit Hilfe von zwei konfigurierbaren Farbflächen dar. Das Vorhandensein eines Horizonts gilt als minimale Information, die notwendig ist, um in einer virtuellen Umgebung den Eindruck eines Raums zu gewinnen.

Bei der *Liquid Scene* wird eine Wolkentextur auf einer leicht konvex gekrümmten Fläche angezeigt. Zusätzlich ist diese Fläche mit Hilfe von Beleuchtungsmechanismen des Processing Frameworks von zwei Spot-Lichtquellen angestrahlt. Die Beleuchtungszentren dieser Lichtquellen werden dabei in einstellbarer Geschwindigkeit parallel zueinander in der y-Achse verschoben. Durch diesen visuellen Stimulus können Bewe-

gungen in der Frontalebene angeregt bzw. durch die TherapeutInnen
eingefordert werden (z.B. „Bewegen Sie Ihre Arme stets in die hellen
Bereiche des Bildes.").

Eine komplexere visuelle Struktur stellt die *Tunnel Scene* dar. Durch
den Einsatz einer Röhrenform, deren Textur ein animiertes, farbiges
Schachbrettmuster ist, wird der Eindruck eines Tunnels erzeugt. Das
Muster verschiebt sich in einstellbarer Geschwindigkeit in Richtung
der negativen z-Achse. Somit entsteht der Eindruck einer Vorwärtsbe-
wegung, durch welchen die PatientInnen in die virtuelle Umgebung
„hineingezogen" werden. Die Farbkodierung des Musters ist die Folge
erster Rückmeldungen von TherapeutInnen im Rahmen der Anwendungstests (siehe Abschnitt 3.4). Insbesondere wurde durch den Einsatz verschiedener Farben die Möglichkeit geschaffen, den PatientInnen
exakte Anweisungen bzgl. der durchzuführenden Bewegungen zu geben
(z.B. „Alternieren Sie zwischen den dunkelblauen Farbtönen.").

Auditive Komponente

Während der Interaktion mit dem AVUS-Therapiesystem werden
Musikstücke abgespielt und bei deren Auswahl waren einige Kriterien
einzuhalten. Sie sollten

- einen eindeutigen Rhythmus aufweisen,

- keine vokale Stimme haben,

- die visuelle Darstellung stimmig untermalen und

- die Dauer eines Therapiedurchlaufs ausfüllen.

Anhand dieser Kriterien wurden sechs Musikstücke ausgewählt, die
den Genres „elektronische Musik" und „akustische Musik" zugeordnet
werden können (GZ6). Der therapeutische Ablauf im Rahmen der
klinischen Anwendung bestand aus drei Interaktionsphasen von jeweils
etwa 5 Minuten ($A_{MK}5$, siehe Abschnitt 4.3.2), so dass die Musikstücke
mindestens diese Länge aufweisen mussten.

Die Softwarekomponente für das Abspielen und Analysieren der Musik basiert auf der frei verfügbaren Processing Bibliothek „Minim" von Damien Di Fede[3]. Minim bietet Funktionen für das Laden und die Wiedergabe einer Audiodatei (im .wav- oder .mp3-Format). Es werden stets eine einstellbare Anzahl von Informationen (Samples) aus der Datei gelesen und in einem kontinuierlichen Strom ausgegeben. Zusätzlich bietet die Bibliothek fortgeschrittene Funktionen für die Analyse des jeweils aktuellen Bereichs. Insbesondere ist die diskrete Fouriertransformation implementiert, mit welcher das Frequenzspektrum des Bereichs berechnet werden kann.

Bei der Fouriertransformation werden die Audioinformationen aus der zeitlichen Darstellung (jedes Sample weist auf eine zu einem bestimmte Zeitpunkt auszugebende Lautstärke hin) in eine Frequenzdarstellung überführt (siehe [4, S. 536]). Dabei wird für jede mögliche Frequenz angegeben, wie stark diese im zugrundeliegenden Bereich der Musik enthalten ist (bei heute üblichen, digitalisierten Musikdateien beträgt die höchste darstellbare Frequenz 22.500 kHz). Diese sogenannte Amplitude einer Frequenz bestimmt somit über die Lautstärke des zur Frequenz gehörenden Tons im aktuellen Musikbereich.

Die Minim-Bibliothek bietet eine Funktion für das Abfragen des Amplitudenwerts sogenannter Frequenzbänder. Hierbei werden Abschnitte des Frequenzspektrums durch den Mittelwert der Amplituden aller enthaltenen Frequenzen zusammengefasst. Diese Informationen sind für die Visualisierung geeignet. Bei der Wahl einer hinreichenden Anzahl an Frequenzbändern können die auditiv wahrgenommenen Eigenschaften der Musik in den Amplitudenwerten wiedererkannt werden. Hohe Amplituden in hohen Frequenzbereichen deuten auf einen deutlichen Einfluss heller Töne hin, hohe Amplituden in niedrigen Frequenzbereichen hingegen auf dunkle Töne. Solche Informationen werden bspw. von für den privaten Gebrauch verfügbaren Hifi-Geräten bei der Wiedergabe von Musik in Form von „Balkendiagrammen" visualisiert und die visuellen Zusammenhänge sind daher vielen Menschen bekannt.

---

[3]http://code.compartmental.net/tools/minim/

Das AVUS Therapiesystem berechnet die Amplituden von 8 gleich verteilten Frequenzbändern. Zusätzlich werden allgemeine Informationen über die Lautstärke des gerade abgespielten Musikbereichs ermittelt und es wird Zugriff auf die Werte der aktuellen Samples (hierbei handelt es sich um float-Werte im Bereich von -1.0 bis +1.0) gegeben. Diese Informationen stehen bei der Erzeugung der Visualisierungen zur Verfügung und beeinflussen verschiedene Parameter der visuellen Strukturen (GZ7, siehe weiter oben).

Die Auswahl des zu spielenden Musikstücks erfolgt beim Start der Software über ein Menü. Es können daher beliebige Musikdateien ausgewählt werden. Diese Funktion kann bspw. für die Individualisierung der Therapie genutzt werden, in dem die PatientInnen aufgefordert werden, eigene Musik mitzubringen (GZ11). Im Rahmen der klinischen Anwendung wurde auf diese Möglichkeit allerdings verzichtet, da eine stimmige und einheitliche Auswahl für alle PatientInnen getroffen werden sollte.

3.3.2 Benutzungsschnittstelle, Ablauf und Statistik

Zusätzlich zur virtuellen Umgebung zeigt das AVUS Therapiesystem ein einfaches grafisches Menü in Form eines Head-Up Displays (HUD) an, über welches Parameter der virtuellen Umgebung gesteuert werden. Ein ähnliches Menü wird auch vor dem Start der Interaktion angezeigt, um den therapeutischen Ablauf zu initialisieren. Nach dem Start erfolgt dann zunächst die Erkennung der Skelettstruktur, während der die RGB-D Punktwolke des Sensors zu Kontrollzwecken angezeigt wird. Nachdem die Skelettstruktur erkannt wurde kann der weitere Ablauf der Interaktion auf verschiedene Weisen erfolgen, in dem der Wechsel zwischen den Visualisierungsvarianten entweder automatisiert oder manuell vollzogen wird. Optional können außerdem die Bewegungsdaten während der Interaktion statistisch ausgewertet werden. Diese weiteren Elemente des Therapiesystems werden im Folgenden erläutert.

Grafisches Menü und Startphase

Die Interaktion mit dem AVUS Therapiesystem kann anhand einiger Parameter angepasst werden ($A_{WK}1$). Hierfür stehen zwei Menüs zur Verfügung ($A_{WK}2$). Das Startmenü (siehe Abbildung 3.9) wird als modaler Dialog angezeigt und ermöglicht die Auswahl grundlegender Einstellungen für die Therapiesitzung. Hier kann bspw. die abzuspielende Musikdatei gewählt werden, die Aufnahme der Interaktion initiiert oder die Wiedergabe von zuvor aufgenommenen Bewegungsdaten eingeleitet werden. Außerdem wird hier nach getroffener Auswahl die Therapiesitzung gestartet. Alle weiteren einstellbaren Parameter sind auch über das im Folgenden beschriebene HUD Menü während der Therapiesitzung zugänglich.

Während der Therapiesitzung können über ein einblendbares HUD Display detaillierte Einstellungen des Ablaufs vorgenommen werden. Das Menü (siehe Abbildung 3.10) bietet die folgenden Funktionen (einige dieser Funktionen sind auch über Tastatureingaben auswählbar)·

- Aktivierung des Spiegeltherapiemodus und Auswahl der zu spiegelnden Seite (GZ12, GZ13 und GZ15, Keyboard Shortcut Tasten 1-3)

- Start und Stop der Aufzeichnung von Statistik-Informationen aus der Interaktion (Tasten 4-5)

- Auswahl der angezeigten Visualisierung (GZ11, Tasten 6-9)

- Wechsel zwischen den verschiedenen Hintergrundgestaltungen (GZ11, Taste 0)

- Anzeige einiger Statistik-Informationen in der virtuellen Umgebung (Taste Return)

- Anzeige von statistischen Informationen während der Interaktion

- Aktivierung eines Demonstrationsmodus, in dem nur die vollständig implementierten Visualisierungen verwendbar sind.

- Anzeige von debug-Informationen in der virtuellen Umgebung

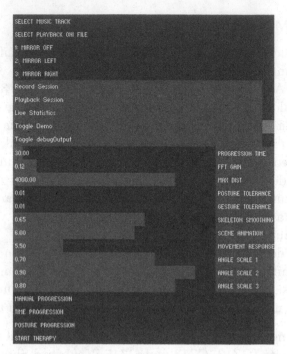

Abbildung 3.9: Das Startmenü des AVUS Therapiesystems ermöglicht
die Auswahl einiger grundlegenden Parameter für die
Interaktion.

- Einstellen der Progressionsdauer zwischen den verschiedenen Visualisierungen im zeitgeschalteten Progressionsmodus (siehe nächster
  Abschnitt)

- Einstellen der Einflussstärke der auditiven Komponente

- Einstellen der maximalen Distanz, die gegenüber dem Kinect-Sensor
  eingenommen werden kann (GZ11, zur effizienten Ausnutzung des
  verfügbaren Raumes)

- Einstellen der Toleranzwerte mit denen Körperhaltungen und Gesten
  erkannt werden können (GZ11, siehe nächster Abschnitt)

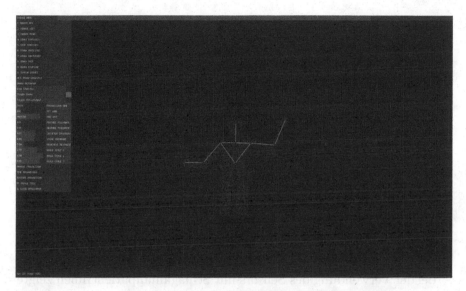

Abbildung 3.10: Das HUD-Menü ermöglicht die Einstellung von Parametern während der Interaktion. Die Abbildung zeigt außerdem eine Darstellung der Startphase der Software, in welcher die Skelettinformationen der PatientInnen erkannt werden.

- Einstellen der Glättung der Bewegungsinformationen durch eine Filterfunktion

- Einstellen der Animationsgeschwindigkeit der Hintergründe (GZ10 und GZ11, Liquid Scene und Tunnel Scene)

- Einstellen des Dämpfungsfaktors bei schnellen Bewegungen

- Einstellen des Einflusses verschiedener Körperwinkel auf die Visualisierungen (GZ10)

- Auswahl des Progressionsmodus (siehe nächster Abschnitt)

- Ein- und Ausschalten der Musikwiedergabe (Taste m)

- Schließen der Anwendung (Taste q)

Zusätzlich werden auf dem Bildschirm ebenfalls Informationen über die aktuelle Bildwiederholungsrate und die erkannte Körperhaltung angezeigt, sowie im Fall des zeitgeschalteten Progressionsmodus eine Fortschrittsanzeige am oberen Bildschirmrand.

Die Abbildung 3.10 zeigt außerdem die Darstellung der AVUS in der Startphase der Interaktion. Wie im Abschnitt 3.2.2 erläutert wurde, erfordert die Verwendung des Kinect Sensors eine kurze Phase, in welcher eine Skelettstruktur in der aufgezeichneten Punktwolke erkannt wird. Hierfür ist es erforderlich, dass sich die PatientInnen vor dem Sensor bewegen. Sobald die Struktur eines menschlichen Körpers in der Punktwolke erkannt wird, werden die Positionsinformationen der Gelenke aufgezeichnet. Die Abbildung zeigt eine einfache Darstellung dieser Informationen auf dem Teil der Punktwolke, der als zum Nutzer zugehörig erkannt wurde.

Bei der Verwendung des Sensors mit SchlaganfallpatientInnen zeigte sich eine Besonderheit, die zu beachten war. Häufig sind die PatientInnen nicht in der Lage, sich für die Skeletterkennung hinreichend zu bewegen. Daher ist Unterstützung durch die TherapeutInnen notwendig. Wenn deren Körper jedoch ebenfalls vor dem Sensor erkannt wird, ist die Erkennung der PatientInnen zusätzlich erschwert. Es ist daher erforderlich, durch die Software einen Mechanismus anzubieten, mit dem die Skeletterkennung lediglich auf einem Ausschnitt der verfügbaren Punktwolke operiert. Eine entsprechende Softwarekomponente wurde vorgesehen.

Therapeutischer Ablauf

Bei der Interaktion mit der AVUS kann der therapeutische Ablauf auf verschiedene Weise manuell oder durch die Software gesteuert werden. Es werden drei Progressionsmodi angeboten: die manuelle Progression, die zeitgeschaltete Progression und die gesten- bzw. haltungsgesteuerte Progression.

Bei der *manuellen Progression* erfolgt der Wechsel zwischen verschiedenen Visualisierungsformen durch die TherapeutInnen oder PatientInnen selbst, über die Auswahl im Menü (siehe oben) oder das Auslösen der Leertaste. Hierfür sind mit Ausnahme der Definition einer Abfolge (gewählt wurde die Reihenfolge des Abstraktionsgrades) keine weiteren softwaretechnischen Mechanismen erforderlich. Um jedoch den Übergang zwischen zwei Visualisierungen fließend zu gestalten, wurden sogenannte „Überblendungsfunktionen" implementiert. In diesen erfolgen kurze Animationssequenzen, welche eine Visualisierung aus- bzw. einblenden. Diese Art des Wechsels wird in allen Progressionsmodi verwendet.

Bei der *zeitgeschalteten Progression* erfolgt die Überblendung zwischen zwei Visualisierungen entsprechend einer definierten Reihenfolge nach dem Ablauf einer bestimmten Zeitspanne. Diese Zeitspanne kann über das Menü eingestellt werden. Die zeitgeschaltete Progression ist insbesondere für den Einsatz des Systems im Rahmen einer wissenschaftlichen Untersuchung erforderlich, um die Rahmenbedingungen für verschiedene PatientInnen vergleichbar zu machen. Damit der Wechsel zwischen zwei Visualisierungen in diesem Modus nicht unerwartet erfolgt, wird am oberen Bildschirmrand eine Fortschrittsanzeige eingeblendet, anhand derer der Wechsel antizipiert werden kann.

Eine komplexere Variante des Ablaufs bietet die *gesten- bzw. haltungsgesteuerte Progression*. Es wurde eine Softwarekomponente vorgesehen, welche bestimmte Körperhaltungen und Gesten in den vorliegenden Skelettdaten erkennt. Diese Komponente ist hilfreich, wenn der therapeutische Ablauf durch die Software strukturiert werden soll. Derzeit werden die in Tabelle 3.2 aufgelisteten Gesten und Haltungen erkannt.

Mit Hilfe der Push-Geste kann der Wechsel zwischen zwei Visualisierungen von den PatientInnen selbst vorgenommen werden, ohne dass diese die Bewegungsinteraktion verlassen müssen. Für die Erkennung der Geste sind bestimmte Schwellwerte bzgl. der Körperhaltung in Ausgangs- und Endposition sowie bzgl. der Geschwindigkeit der Bewegung erforderlich. Die Toleranz dieser Schwellwerte kann über das Menü verändert werden ($A_{WK}1$).

Außerdem kann die Haltungserkennung verwendet werden um therapeutische Bewegungsziele durch die Software einzufordern. Es kann eine Anzahl an erfolgreich eingenommenen Körperhaltungen als Ziel

Tabelle 3.2: Vom AVUS Therapiesystem erkannte Gesten und Körperhaltungen.

Gesten
Push-Geste: eine schnell durchgeführte, horizontale Bewegung beider Hände von der Schulterposition in Richtung der positiven z-Achse.
Körperhaltungen
V- bzw. A-Haltung: Spreizung der Oberarme schräg aufwärts bzw. schräg abwärts vom Körper weg, mit gestreckten Ellbogengelenken.
U- bzw. N-Haltung: Bildung eines rechten Winkels in den Schultergelenken, sowie Bildung eines rechten Winkels aufwärts bzw. abwärts in den Ellbogengelenken.
W- bzw. M-Haltung: Wie U- bzw. N-Haltung, jedoch mit spitzen Winkeln.
O-Haltung: Berührung der Hände bei abgespreizten Ellbogengelenken.
I-Haltung: Streckung der Arme an der Körperseite oder in gerader Linie über den Kopf.

vorgegeben werden. Bspw. kann für den Wechsel zur nächsten Visualisierung das mehrfache Alternieren zwischen zwei Körperhaltungen erforderlich sein ($A_{MK}6$). Die genauen Anforderungen können mit Hilfe einer Softwarekomponente spezifiziert werden. Wird der haltungsgesteuerte Modus gewählt, werden die Zielvorgaben und der Fortschritt über die HUD-Anzeige dargestellt. Außerdem sind auch in diesem Modus bestimmte Schwellwerte einzuhalten, deren Toleranz über das Menü eingestellt werden kann ($A_{WK}1$).

Bei der bisherigen klinischen Anwendung des AVUS Therapiesystems wurde der gesten- bzw. haltungsgesteuerte Progressionsmodus nicht verwendet, da hierbei keine detaillierte Vorgabe therapeutischer Bewegungsziele erfolgt ist (GZ8).

Statistik

Die für die Interaktion aufgezeichneten Bewegungsdaten werden von einer Softwarekomponente für statistische Zwecke ausgewertet ($A_{WK}3$). Wie oben bereits erwähnt wurde, wird die von der OpenNI-Treibersoftware gelieferte Skelettstruktur in eine erweiterte Datenstruktur überführt, welche unter anderem für einen einfachen Zugriff klinisch relevante Informationen enthält (siehe Tabelle 3.3). Diese erweiterte Datenstruktur sowie deren eigenständige Verwaltung wurde als Processing Bibliothek konzipiert, welche somit einfach in andere Projekte eingebunden werden kann.

Tabelle 3.3: Die von der Bibliotheksklasse *Skeleton* angebotenen Informationen und Funktionen unterstützen die einfache therapeutische Anwendung der Bewegungsdaten.

Von *Skeleton* angebotene Funktionen bzw. Informationen
- Eigenständige Aktualisierung des Zustands
- Transformation der Gelenkpositionen in lokales Koordinatensystem
- Spiegelung von Bewegungsinformationen
- Analyse der Bewegungsinformationen und Überführung in statistische Angaben
- Erkennung von Körperhaltungen und Gesten
- Zugriff auf Winkelinformationen zwischen Körperteilen
- Zugriff auf Positionsinformationen der Ober- bzw. Unterarme

Als statistische Zusatzinformationen werden zurückgelegte Distanzen und Geschwindigkeiten für alle erfassten Gelenke, sowie Winkel der oberen Extremitäten berechnet. Diese Informationen können während der Interaktion angezeigt werden (siehe HUD-Menü), und sie stehen außerdem nach jeder Therapiesitzung für die weitere Analyse in Form einer CSV-Datei (comma-separated values) zur Verfügung. Diese CSV-Datei enthält die in Tabelle 3.4 aufgelisteten Daten.

Die Aussagekraft solcher Daten für die Beurteilung eines therapeutischen Fortschritts bzw. Erfolgs ist bislang nicht geklärt. Im Rahmen

Tabelle 3.4: Von der AVUS aufgezeichneten Bewegungsdaten der oberen Extremitäten.

Für jedes Sensorbild
- Bewegungsdistanz der Gelenke
- Geschwindigkeit der Gelenke
- x-, y-, z- Position der Gelenke
Für die gesamte Sitzung
- Akkumulierte Bewegung der Gelenke
- max. Winkel des Schulter- und Ellbogengelenks
- max. Winkel des Schultergelenks in anatomischer Darstellung
(Abduktion, Adduktion, Anteversion, Retroversion)

der klinischen Anwendung der AVUS in der Pilotstudie erfolgte eine erste Untersuchung (siehe Abschnitt 4.3.3).

3.4 Anwendungstests

Begleitend zur Entwicklung des Systems wurden im Sinne eines benutzerzentrierten und iterativen Vorgehens bereits frühzeitig Rückmeldungen zu verschiedenen Prototypen eingeholt.nachdem diese Prototypen hinreichend fortgeschritten waren, wurden die im Folgenden beschriebenen Anwendungstests mit der Zielgruppe durchgeführt. Dabei lag der Fokus auf der Aufnahme von Hinweisen aus Sicht der PatientInnen und TherapeutInnen zu den visuellen Eindrücken während der Interaktion und einem realisierbaren therapeutischen Ablauf mit der AVUS. Aus den Testläufen leiteten sich verschiedene technische Erweiterungen ab, die iterativ eingearbeitet wurden und somit bei den jeweils anschließenden Tests bereits vorlagen. Auf diesem Weg wurde in mehreren Schritten die in Abschnitt 3.3 beschriebene Version der AVUS entwickelt, welche dann in der Pilotstudie zum Einsatz kam (siehe Kapitel 4).

3.4.1 Organisation und Durchführung

Die Anwendungstests sollten mit neurologischen PatientInnen durchgeführt werden, daher war die Kooperation mit Rehabilitationseinrichtungen erforderlich. Während eines Aufenthalts am Institute for
Creative Technology (ICT) der University of Southern California in Los
Angeles bot sich die Gelegenheit, ProbandInnen in drei Einrichtungen
zu testen. Bei den Anwendungstests sollten neben den PatientInnen
außerdem die betreuenden TherapeutInnen anwesend sein, so dass
auch deren Rückmeldungen aufgenommen werden konnten. Ziel der
Tests war es, die Bedienbarkeit und therapeutische Plausibilität des
Systems zu überprüfen, Anregungen für die weitere Entwicklung zu
sammeln und Fehler im Programm zu finden.

Feldzugang und ProbandInnen

Die TeilnehmerInnen wurden auf breiter Basis ausgewählt, um umfassende Erfahrungen zu sammeln. Da die Rekrutierung vor Ort erfolgte
und die TeilnehmerInnen lediglich für jeweils einen Durchlauf zur
Verfügung standen, war die Definition von Ein- und Ausschlusskriterien nicht möglich. Es erwies sich als sinnvoll, das Therapiesystem
in Pausenräumen aufzustellen und die betreuenden TherapeutInnen
aufzufordern, geeignete PatientInnen um deren Teilnahme zu bitten.
Dann erfolgte eine Erläuterung des Systems, des Ziels und Ablaufs der
Anwendungstests, sowie der Chancen und Risiken, woraufhin die PatientInnen Gelegenheit hatten, von einer weiteren Teilnahme abzusehen.
Eine Einwilligung wurde durch Unterschrift festgehalten.

Auf diese Weise wurden verschiedene Prototypen des AVUS Systems
mit insgesamt 18 PatientInnen an 6 Terminen in 3 unterschiedlichen
Rehabilitationseinrichtungen im Großraum Los Angeles getestet. Die
Mehrheit der TeilnehmerInnen waren SchlaganfallpatientInnen, allerdings nahmen auch PatientInnen mit traumatischen Hirnverletzungen,
sowie zwei querschnittsgelähmte PatientInnen teil. Zwischen den 6
Terminen waren jeweils mehrere Tage Zeit, so dass Erweiterungen aufgrund der Rückmeldungen vor den anschließenden Terminen bereits
in das Therapiesystem eingearbeitet werden konnten.

Ablauf der Tests

Die Anwendungstests bestanden aus einer etwa 5-minütigen Trainingsphase mit dem System und einer anschließenden informellen Befragung der PatientInnen und der TherapeutInnen. In der Trainingsphase konnten die PatientInnen entweder frei mit der AVUS interagieren oder wurden zur Durchführung bestimmter Bewegungen von ihren TherapeutInnen instruiert. Mit dem Ziel der Untersuchung möglicher Interventionsabläufe wurden keine genauen Vorgaben bzgl. der angezeigten Visualisierungen oder der Anzeigedauer gemacht. Vielmehr wurde dies auf die individuellen Reaktionen der PatientInnen flexibel angepasst. Zusätzlich wurden verschiedene Musikstücke auf ihre Eignung für die Untermalung der Interaktion getestet.

In den besuchten Rehabilitationseinrichtungen standen entweder größere Flachbildfernseher oder kleinere Computerbildschirme als Anzeigegeräte zur Verfügung (siehe Abbildung 3.11). Einige PatientInnen benötigten körperliche Unterstützung während der Interaktion, was von therapeutisch geschultem Personal gewährleistet wurde.

Für die Befragung waren Leitfragen vorbereitet,die entsprechend der jeweiligen Situation gestellt werden konnten. Es sollte jedoch vermieden werden, durch einschränkende Fragestellungen Hinweise der PatientInnen und TherapeutInnen zu beeinflussen, weshalb in erster Linie ein freier Bericht der AnwenderInnen angestrebt wurde. Die Leitfragen dienten in diesem Sinne als Orientierung.

Sowohl die Interaktion während der Tests als auch die anschließende Befragung wurde auf Video aufgezeichnet. Darüber hinaus wurden handschriftliche Notizen aufgenommen und einige Hinweise (z.B. offensichtliche Einstellungsfehler) konnten direkt im Quellcode eingearbeitet werden. Nach Abschluss der Anwendungstests stellte sich leider heraus, dass eine weitere Verwendung und Auswertung des aufgezeichneten Videomaterials aufgrund von Bedenken bzgl. des Datenschutzes durch die MitarbeiterInnen des ICT unterbunden wurde. Die im folgenden Abschnitt erläuterten Ergebnisse der Anwendungstests stützen sich daher auf die handschriftlichen Notizen sowie die dokumentierten Reflexionsgespräche im direkten Anschluss an die einzelnen Termine.

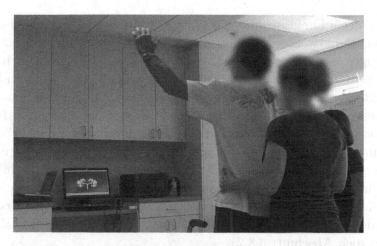

Abbildung 3.11: Während der Anwendungstests interagierten PatientInnen, unterstützt durch die betreuenden TherapeutIn-
nen, mit verschiedenen Prototypen des AVUS Therapiesystems. Anschließende offene Befragungen nahmen
erste Rückmeldungen der Zielgruppe zur Intervention
auf.

3.4.2 Ergebnisse und Auswirkungen auf die Systemgestaltung

Die Rückmeldungen der Zielgruppe zur Interaktion mit dem AVUS
Therapiesystem können in vier Bereiche unterteilt werden. Im Folgenden werden die erhobenen Informationen sowie deren Auswirkungen
auf die Systemgestaltung näher erläutert.

Technische Lauffähigkeit

Nach dem ersten praktischen Einsatz des fortgeschrittenen Prototypen ergaben sich dringende Anforderungen für eine Überarbeitung
der Softwarekomponente, welche die Erkennung der Skelettstruktur
durchführt. Diese musste auf die besonderen Anforderungen von PatientInnen mit motorischen Einschränkungen angepasst werden. Die

mitgelieferte Funktionalität des OpenNI SDK durchsucht die gesamte
RGB-D Punktwolke nach einer entsprechenden Struktur. PatientInnen
benötigen allerdings für die Durchführung von Bewegungen häufig
Unterstützung durch TherapeutInnen, weshalb diese während der
Skeletterkennungsphase notwendigerweise ebenfalls in den Sensordaten repräsentiert sind. Da die Skelettstruktur der TherapeutInnen
aufgrund eines höheren Aktivitätsniveaus gewöhnlich deutlicher zu
erkennen war, verwendete die Software fehlerhaft deren Bewegungen
zur Steuerung. Eine Lösung dieses Problems bestand in der Reduktion
der Punktwolken-Information auf einen einstellbaren Teilbereich, auf
dem dann die Skeletterkennung operiert. Eine entsprechende Erweiterung der Softwarekomponente wurde nach dem ersten Termin realisiert
(siehe auch Abschnitt 3.3.2).

Nach der Implementation dieser Änderungen erwies sich die technische Installation jedoch als einfach und robust. Die Skeletterkennung
benötigte bei PatientInnen mit geringem Bewegungsausmaß zwar mehrere Sekunden, erfolgte dann aber zuverlässig. Die Therapie konnte
stehend oder sitzend durchgeführt werden. Selbst störende und teilweise verdeckende Objekte wie Rollstühle oder Standhilfen verhinderten
nicht die Aufzeichnung der Bewegungen. Der Aufbau des Systems
im klinischen Kontext war realisierbar. In allen Einrichtungen war
eine Verdunkelung der Räume zur Minimierung störender IR-Signale
möglich.

Die Bewegungssteuerung erfolgte zufriedenstellend. Nur bei PatientInnen mit sehr geringen Bewegungsausmaßen wurden diese in
einigen Fällen durch das Sensorrauschen überdeckt, weshalb die visuellen Effekte dann kurzzeitig nicht beeinflusst wurden. Aufgrund
der zusätzlichen Einflussnahme durch die auditive Komponente sowie
der abstrakten Darstellungsweise erwiesen sich diese Momente jedoch
als kaum wahrnehmbar. Lediglich bei vollständiger Inaktivität der
betroffenen Körperseite für längere Zeit konnte diese nicht erkannt
werden und die visuelle Darstellung wurde auffällig beeinträchtigt.
Diese Erfahrungen führten zur Eingrenzung der Zielgruppe und dem
Ausschluss von vollständig halbseitig gelähmten PatientInnen.

Visualisierungen und Interaktion

Die vollständig implementierten Visualisierungsvarianten stellten sich in den Anwendungstests als verwendbar und animierend heraus. Die PatientInnen konnten ihre Bewegungen erfolgreich für die Interaktion verwenden und ihre subjektiven Beurteilungen wiesen auf die Möglichkeit zur Identifikation mit den abstrakten visuellen Effekten hin. Allerdings stellte sich die ursprünglich geplante unbeeinflusste Exploration als nicht vollständig durchhaltbar heraus. Ohne weitere Hinweise bzgl. der für die Interaktion zu verwendenden Gliedmaßen war die erfolgreiche Steuerung abhängig von der Interpretation der PatientInnen. In einigen Fällen verwendeten diese fehlerhaft Fingerbewegungen für die Steuerung. Um Fehlinterpretationen zu vermeiden wurden einerseits die Instruktionen entsprechend angepasst und andererseits eine kurze Sequenz vor der Anzeige der ersten Visualisierung eingeführt, während der die oberen Extremitäten der in Abbildung 3.10 gezeigten Skelettstruktur deutlich hervorgehoben sind. Dies konnte erfolgreich als Hinweis auf die zu bewegenden Körperteile verwendet werden.

Die an den Tests teilnehmenden TherapeutInnen schlugen eine Veränderung der zunächst bewusst unauffällig gehaltenen Hintergrundgestaltung vor. Diese sollte Anhaltspunkte liefern, welche die TherapeutInnen zur Instruktion der PatientInnen nutzen können. Die in Abschnitt 3.3.1 angesprochene Farbkodierung bzw. variierende Lichtintensität der *Tunnel Scene* und der *Liquid Scene* wurden eingeführt, welche als visuelle Markierungen für Bewegungsziele verwendet werden können. Nach einer ersten Verwendung dieser Erweiterungen in den Tests wurde in einem weiteren Iterationsschritt außerdem die Möglichkeit vorgesehen, die Animationsgeschwindigkeit dieser visuellen Markierungen einzustellen.

Weitere Rückmeldungen der TherapeutInnen regten eine Erweiterung der möglichen Interaktionsmodi an. Anstelle der direkten Übertragung der Bewegungsinformation bzw. der gespiegelten Übertragung sollte zusätzlich eine Variante vorgesehen werden, welche die Bewegungsausmaße der PatientInnen verstärkt bzw. unscharf darstellt. Nach Einschätzung der TherapeutInnen könnte auf diese Weise ebenfalls eine Illusion von korrekter Bewegung entstehen und sich ein Gefühl von Erfolg einstellen. Ein solcher Interaktionsmodus wurde allerdings bislang nicht implementiert.

Eingrenzung der Zielgruppe

Wie in Abschnitt 3.4.1 erläutert, nahmen PatientInnen mit unterschiedlichen Krankheitsbildern an den Anwendungstests teil. Eine besondere Eignung des AVUS Therapiesystems stellte sich für SchlaganfallpatientInnen heraus. Deren Therapieziele sind durch die motorischen und zum Teil kognitiven Einschränkungen auf einfache Bewegungsübungen ausgerichtet. Zudem erfordert die Rehabilitation nach einem Schlaganfall einen langwierigen und intensiven Trainingsprozess, wobei das Training mit den Bewegungsvisualisierungen von den TeilnehmerInnen als willkommene Abwechslung bezeichnet wurde. Beurteilungen der TherapeutInnen wiesen außerdem darauf hin, dass die PatientInnen während der Interaktion gesteigerte Aktivität gegenüber dem durchschnittlichen Niveau zeigten. Weiterhin sei ein wichtiges Trainingsziel nach einem Schlaganfall das Einüben symmetrischer Bewegungen, was durch die Visualisierungen angeregt werde. Aus diesen Erfahrungen leitete sich die explizite Ausrichtung des AVUS Therapiesystems auf das Krankheitsbild Schlaganfall ab.

Eine weitere Eingrenzung der Zielgruppe ergab sich aus den oben angesprochenen Problemen der Erkennung geringer Bewegungsausmaße durch den verwendeten Sensor. Die PatientInnen müssen mindestens minimale proximale Bewegungen auf der betroffenen Körperseite durchführen können, um eine erfolgreiche Interaktion sicher zu stellen. Gleichzeitig zeigte sich in den Anwendungstests aber auch eine Unterforderung von PatientInnen, die bereits ein weit fortgeschrittenes Rehabilitationsniveau erreicht haben. Eine besonders vielversprechende Zielgruppe weist daher zwar noch deutliche motorische Einschränkungen auf, verfügt gleichzeitig aber bereits über erste Bewegungsansätze.

Für eine so eingegrenzte Zielgruppe erschien in den Anwendungstests die Verwendung der Körperhaltungs- und Gestenerkennung weiterhin zu anspruchsvoll. Eine Steuerung des therapeutischen Ablaufs durch exakt definierte Bewegungsziele (im haltungs- bzw. gestengesteuerten Progressionsmodus, siehe Kapitel 3.3.2) war daher nicht ratsam. Vielmehr sollte die freie Exploration gefördert werden und ein entsprechend selbstbestimmter Ablauf wurde auch durch die TherapeutInnen nahegelegt (siehe nächster Abschnitt).

Abschließend wiesen die TherapeutInnen darauf hin, dass die Farbgebung der Visualisierungen und Hintergründe, sowie die visuellen Eindrücke im Allgemeinen, PatientInnen mit entsprechenden kognitiven Einschränkungen überfordern könnten. Bei solchen sei auch mit negativen Nebeneffekten zu rechnen. PatientInnen der Zielgruppe sollten daher insbesondere eine intakte visuelle Wahrnehmung sowie eine Unbedenklichkeit bzgl. epileptischer Reaktionen vorweisen können.

Ablauf der Intervention

Der Ablauf der Intervention wurde in den Anwendungstests flexibel auf die Reaktionen und Bereitschaft der PatientInnen angepasst. Dementsprechend konnten verschiedene Aspekte und Herangehensweisen getestet werden. Wie bereits weiter oben erwähnt wurde, erwies sich eine vorläufige Phase der Demonstration als notwendig, um den PatientInnen die grundsätzliche Bedienung und das Interaktionspotential vorzuführen. Daran anschließend war dann ein freier und selbstbestimmter Ablauf vielversprechend. In diesem sollten die PatientInnen die Bewegungsziele selbst wählen und bei der Exploration der visuellen Effekte ihre körperlichen Grenzen ausreizen. Hierdurch kann die Autonomie gefördert und ein Gefühl von Kompetenz unterstützt werden (vgl. Abschnitt 2.4.2). Bei einigen PatientInnen zeigte sich eine gelegentliche Einflussnahme der betreuenden TherapeutInnen in Form von animierenden Instruktionen als hilfreich. Hierfür wurden die visuellen Markierungen der Hintergründe eingeführt. Über diese Markierungen spezifizierte Aufgaben waren jedoch weiterhin hinreichend offen, so dass der freie therapeutische Ablauf dadurch aufrecht gehalten wurde.

Bezüglich der Interaktionsmodi erschien insbesondere der Wechsel vom veritablen Modus in den Spiegeltherapiemodus für die PatientInnen als eindrucksvoll. Während bei der Exploration im veritablen

Modus symmetrische Ergebnisse je nach Stärke der motorischen Einschränkungen schlecht bzw. nicht zu erreichen waren, wurde dies im Spiegeltherapiemodus durch die Software sichergestellt. In diesem Modus zeigten einige PatientInnen besonders hohe Aktivität auf der betroffenen Körperseite, was von den TherapeutInnen auf eine unterstützende Wirkung der visuellen Effekte zurück geführt wurde. Nachdem den PatientInnen das grundsätzliche Interaktionspotential der AVUS bekannt war, konnten die gespiegelten Visualisierungen demnach als Hilfsmittel verwendet werden, um bei der Bewegungsausführung die richtige Abfolge motorischer Kommandos zu realisieren. Ein vielversprechender Interventionsablauf sollte daher zwei Phasen beinhalten, in welchen abwechselnd die beiden Interaktionsmodi aktiviert sind. Ein solcher Ablauf ermöglicht außerdem einen Vergleich der jeweils aufgezeichneten Bewegungsaktivität auf der betroffenen Körperseite. In Vorbereitung auf den Einsatz des AVUS Systems als Messinstrument wurde daher die in Abschnitt 3.3.2 erläuterte Auswertungskomponente entwickelt.

Der Einsatz der AVUS im therapeutischen Alltag stach in den Anwendungstests aus dem gewohnten Trainingsprogramm hervor. Es zeigte sich, dass der freie Ablauf und die notwendige Konzentrationsleistung auf die abstrakten visuellen Effekte eine fokussierte Einstellung der PatientInnen erforderte. Zur entsprechenden Vorbereitung erwies sich die Aufklärung hinsichtlich der erwarteten therapeutischen Wirkmechanismen als hilfreich. Eine Erläuterung der durch das System hypothetisch angeregten neurologischen Prozesse war für die meisten PatientInnen nachvollziehbar und half ihnen nach eigenen Angaben den Zweck der Intervention zu verstehen. Diese Erfahrungen legten außerdem die Aufnahme einer zusätzlichen Einstimmungsphase nahe. In dieser werden aufgezeichnete Interaktionsabläufe durch die Software visualisiert, welche die PatientInnen dann beobachten und sich mental in die dargestellten Effekte hineinversetzen. Auf diese Weise soll die mentale Bewegungsvorstellung angeregt werden, was dem therapeutischen Wirkmechanismus der Spiegeltherapie zuträglich ist (vgl. Abschnitt 2.2.4). Eine entsprechende Aufzeichnungs- und Wiedergabekomponente wurde daher nach Abschluss der Tests in die Software integriert.

Schlussendlich wurde während der Anwendungstests auch mit verschiedenen Varianten der Strukturierung des Interventionsablaufs experimentiert. Der haltungs- und gestengesteuerte Progressionsmodus wurde verwendet um bestimmte Bewegungsziele vorzugeben. Dies erwies sich jedoch für viele PatientInnen als zu anspruchsvoll und widersprach außerdem dem Ziel der freien Exploration. Weiterhin wurde der zeitgesteuerte Ablauf verwendet, welcher eine Vergleichbarkeit zwischen PatientInnen sicherstellen kann. Dieser war anwendbar und erforderte nach ersten Tests lediglich die Integration einer visuellen Information über den zu erwartenden Zeitpunkt des Visualisierungswechsels. Eine entsprechende Fortschrittsanzeige wurde implementiert (siehe Abbildung 3.10).

4 Pilotstudie

Das im vorigen Kapitel 3 beschriebene Therapiesystem wurde mit einer Pilotstudie im praktischen Einsatz untersucht. Dieses Kapitel beschreibt die Durchführung und Auswertung der Pilotstudie. Die Diskussion der Ergebnisse findet im folgenden Kapitel 5 statt.

Die Pilotstudie wurde in Kooperation mit dem Fachbereich Physiotherapie der Hochschule Osnabrück durchgeführt. Prof. Dr. Harry von Piekartz, Prof. Dr. Christoff Zalpour und der Autor dieser Arbeit betreuten eine Bachelorarbeit, mit der die Wirkung der AVUS auf die motorische Rehabilitation der oberen Extremitäten von PatientInnen nach einem Schlaganfall untersucht wurde. Die Bachelorarbeit [03] wurde von Friederike Kane und Sonja Drehlmann gemeinsam erstellt und am 3. Juli 2013 erfolgreich verteidigt. Teile der folgenden Abschnitte sind dort in ähnlicher Form enthalten.

Das gewählte Studiendesign entsprach einer kontrollierten, doppelt verblindeten Fallserie mit einer Experimentaltherapiegruppe (EG) und einer Kontrolltherapiegruppe (KG). Ein Vergleich zwischen beiden Gruppen fand dort statt, wo Aussagen über die therapeutische Wirkung getroffen werden sollten. Mit der EG wurden zusätzlich qualitative Aspekte des Einsatzes der AVUS erhoben, um einen umfassenden Eindruck der praktischen Anwendung des Systems zu bekommen. Die Untersuchung wurde quasi-experimentell [19, S. 19f] durchgeführt und aufgrund der geringen Erfahrungen mit dem System wurde eine kleine Fallzahl gewählt. Die Studie hatte prospektiven Charakter und die Ergebnisse bilden eine Grundlage für weitere Untersuchungen.

Neben den in den Abschnitten 2 und 3.1 dargestellten theoretischen Überlegungen leitete sich die Zielsetzung der Pilotstudie aus den ersten Erkenntnissen mit dem praktischen Einsatz des Systems im Rahmen der Anwendungstests (siehe Kapitel 3.4) ab. Die Ergebnisse dieser

Tests, sowie die in Abschnitt 3.1 genannten TW_h stellten daher eine Ausgangsbasis für die Studie dar.

4.1 Zielsetzung

Das vorrangige Ziel der Pilotstudie war die tendenzielle Beurteilung der therapeutischen Wirkung des Trainings mit der AVUS auf die motorische Funktion der oberen Extremitäten bei PatientInnen mit Hemiparese nach einem Schlaganfall.

Darüber hinaus sollte explorierend vorgegangen werden und es gab sekundäre Ziele. Dazu zählen:

- die Untersuchung erwarteter Wirkungszusammenhänge der AVUS hinsichtlich

  - der Auswirkungen des subjektiv empfundenen Präsenzgefühls auf die therapeutische Wirkung und die Motivation

  - der Auswirkungen der Fähigkeit zur mentalen Bewegungsvorstellung auf die therapeutische Wirkung

  - des Einflusses der AVUS-Therapie auf die subjektiv empfundene Leistungssteigerung der PatientInnen

- die Einschätzung der motivationalen Wirkung der AVUS

- die Überprüfung eines möglichen Therapieablaufs sowie dessen Integration in bestehende Rehabilitationsprogramme

- das Sammeln von Hinweisen der Zielgruppe zur Gestaltung des Therapiesystems und zum therapeutischen Ablauf

- ein Leistungstest des Therapiesystems im praktischen Einsatz, inklusive einer Einschätzung der Verwertbarkeit der aufgezeichneten Daten

- das Sammeln von Hinweisen zur möglichen weiteren Eingrenzung der Zielgruppe

- die Überprüfung der Anwendbarkeit des Studienprotokolls

4.1.1 Vorläufige Hypothesen

Aus den in Kapitel 3.1 erläuterten TW_h und den ersten praktischen Erfahrungen mit dem System (siehe Kapitel 3.4) wurden die folgenden vorläufigen Hypothesen (H_v) und postulierte Wirkzusammenhänge (WZH) generiert. Die H_v wurden mit der Pilotstudie auf ihre Stichhaltigkeit hin untersucht, um für anschließende, hypothesenprüfende Studien als Ausgangsbasis dienen zu können. Zusammen mit den Forschungszielen bestimmten die H_v und die WZH über die Auswahl der eingesetzten Forschungsinstrumente.

Primärhypothese (vorläufig)

H_v1 *Das Training mit der AVUS verbessert die motorische Funktion der betroffenen oberen Extremität bei PatientInnen mit Hemiparese nach einem Schlaganfall.*

Begründung: Bei der Interaktion mit der AVUS erzeugen die PatientInnen durch ihre Bewegungen ästhetisch ansprechende Visualisierungen. Dies animiert zu motorischer Aktivität, was eine Grundvorausetzung für die Rehabilitation ist (TW_h1 und TW_h2). Die abstrakte Darstellung regt einen externer Aufmerksamkeitsfokus an und die Bewegungsdurchführung kann daher unbewusst und automatisiert ablaufen (TW_h9). Zudem wird die Konzentration auf die Bewegungseffekte gestärkt (TW_h3). Aufgrund der freien Exploration wählen die PatientInnen die motorische Strategie selbst und können so ein variables Bewegungsrepertoire einüben (TW_h10).

Darüber hinaus bietet die AVUS einen Spiegeltherapiemodus an. In diesem wird eine Illusion von uneingeschränkter Bewegungsausführung auf der betroffenen Körperseite erzeugt (TW_h13). Gelingt den PatientInnen die Identifikation mit der Illusion, ermöglichen die kontinuierlich erzeugten Bewegungseffekte über die visuelle Wahrnehmung eine Stimulation motorischer Areale (TW_h4 und TW_h15).

In den Anwendungstests zeigten PatientInnen im Vergleich zur alltäglichen Leistungsfähigkeit gesteigerte Aktivität auf der betroffenen Körperseite. Nach Einschätzung der TherapeutInnen, die das System

in verschiedenen Entwicklungsstufen beurteilt haben, werden während
der Interaktion für die motorische Rehabilitation förderliche Bewegungen durchgeführt (siehe Kapitel 3.4.2). Dies in Verbindung mit der
Unterstützung therapeutischer Wirkmechanismen lässt eine Verbesserung der motorischen Funktion durch das Training mit der AVUS
erwarten.

Sekundärhypothesen (vorläufig)

H_v2 *Die Interaktion mit der AVUS motiviert zur Bewegung.*

Begründung: Die abstrakte Art der Bewegungsvisualisierung regt
explorierendes Verhalten an, durch welches die Möglichkeiten zur
Erzeugung variantenreicher Formen erfahren werden (TW_h1). In Verbindung mit rhythmischer Musik animiert dies zu aktiven Bewegungen
(TW_h2) und ein Gefühl von Kompetenz kann sich einstellen (TW_h11).
Zusätzlich ist der therapeutische Ablauf während der Interaktion weitgehend durch die PatientInnen selbst bestimmt. Jede Bewegung der
oberen Extremitäten führt zu einer direkten Veränderung des Dargestellten. Auf eine spielerische und ausdrucksstarke Weise kann an
der individuellen Leistungsgrenze trainiert werden (TW_h12). Es wird
erwartet, dass hierdurch die intrinsische Motivation gestärkt wird
(siehe Abschnitt 2.4.2) und zudem kann durch die Innovation und die
Abwechslung im Therapiealltag, welches die Einführung eines com-
putergestützten Therapieverfahrens bietet, mit insgesamt erhöhtem
Engagement der PatientInnen gerechnet werden.

In den Anwendungstests zeigten sich zwischen den TeilnehmerInnen
differenzierte Reaktionen. Es wird daher angenommen, dass die motivierende Wirkung der AVUS nicht für alle PatientInnen gleichermaßen
gilt. Vielmehr wird eine Abhängigkeit von der subjektiven Neigung zu
kreativen Ausdrucksformen angenommen (TW_h6).

H_v3 *Der verwendete Therapieablauf mit der AVUS kann in der Be-*
handlung von PatientInnen mit Hemiparese nach einem Schlaganfall
genutzt werden.

Begründung: Der therapeutische Ablauf wurde auf Basis der Erkenntnisse aus den Anwendungstests und in Zusammenarbeit mit PhysiotherapeutInnen erarbeitet. Dabei wurden als Parameter allgemeine Ziele der neurologischen Rehabilitation, die zeitliche Verfügbarkeit der PatientInnen und das technische Angebot der AVUS beachtet (siehe Abschnitt 3.2.1). Der Ablauf wurde zudem mit gesunden ProbandInnen getestet (siehe Kapitel 4.3.1). Die organisatorische Umsetzbarkeit im Praxisalltag wird daher erwartet.

H_v4 *Das AVUS-Therapiesystem kann im therapeutischen Alltag unproblematisch eingesetzt werden.*

Begründung: Die Durchführbarkeit von therapeutischen Übungen mit der AVUS wurde bereits in den Anwendungstests demonstriert (siehe Abschnitt 3.4.2). Probleme des praktischen Einsatzes konnten in diesem Zusammenhang behoben werden. Außerdem können die technischen Komponenten des Therapiesystems in Behandlungsräumen einfach und flexibel aufgebaut werden (siehe Abschnitt 3.2.2). Ein reibungsloser Einsatz der AVUS im klinischen Kontext wird daher erwartet.

H_v5 *Die mit der AVUS aufgezeichneten Daten geben Aufschluss über den Fortschritt der Rehabilitation bei den PatientInnen.*

Begründung: Die AVUS zeichnet die Bewegungsdaten der PatientInnen während der Therapie über die Zeit auf. Eine Softwarekomponente führt hierzu statistische Berechnungen durch und speichert diese Daten in einer CSV-Datei. Es wird davon ausgegangen, dass sich hieraus Informationen über die Bewegungsintensität während der Therapie gewinnen lassen. Aus der Auswertung dieser Informationen über den Verlauf der Therapie, können Indikatoren über einen therapeutischen Fortschritt abgeleitet werden.

4.1.2 Postulierte Wirkungszusammenhänge

Wie unter 4.1 aufgeführt ist ein wesentliches sekundäres Forschungsziel die Entwicklung von Hypothesen bzgl. der therapeutischen Wirkung von Parametern, die durch die Struktur der AVUS-Therapie gegeben sind. Es sollen die im Folgenden aufgeführten, theoretisch begründbaren Wirkungszusammenhänge untersucht und mit ersten Daten belegt werden.

WZH1 *Das subjektiv empfundene Präsenzgefühl der PatientInnen steht im Zusammenhang mit der Effektivität der Therapie.*

Begründung: In Abschnitt 2.3.3 wurden Gestaltungselemente für virtuelle Umgebungen beschrieben, die geeignet sind, ein starkes Präsenzgefühl auszulösen. Diese Elemente wurden bei der Entwicklung der AVUS berücksichtigt. Zusätzlich wurde in Abschnitt 2.3.4 erläutert, dass ein starkes Präsenzgefühl die Konzentration auf die virtuelle Umgebung erleichtert (TW_h8). Es deutet außerdem darauf hin, dass den PatientInnen die Umsetzung ihrer motorischen Intentionen in Aktionen gelingt. In diesem Fall kann motorisches Lernen effektiv erfolgen. Es sollte daher ein Zusammenhang zwischen dem während der Interaktion empfundenen Präsenzgefühl und der motorischen Rehabilitation festzustellen sein.

Die Verwendung abstrakter Bewegungsvisualisierungen erfordert eine Lernphase, in der die sensomotorischen Zusammenhänge erfahren werden. Es wird daher erwartet, dass ein starkes Präsenzgefühl erst nach einer Zeit der Eingewöhnung empfunden wird (TW_h5).

WZH2 *Die Fähigkeit zur mentalen Bewegungsvorstellung steht im Zusammenhang mit der Effektivität der Therapie*

Begründung: Wie in Kapitel 2.2.3 dargestellt wurde, ist die Fähigkeit zur mentalen Bewegungsvorstellung bei Menschen unterschiedlich ausgeprägt. Die Therapie mit der AVUS erfordert das Hineinversetzen in eine abstrakte Darstellung von Bewegung. Gleichzeitig soll die Illusion von Bewegung jedoch kinästhetische Bewegungsempfindungen hervorrufen. Es wird erwartet, dass die Fähigkeit der PatientInnen zur mentalen Bewegungsvorstellung hierfür notwendig ist (TW_h7). Daher wird ein Zusammenhang zwischen dieser Fähigkeit und der motorischen Rehabilitation angenommen.

WZH3 *Die AVUS-Therapie erzeugt eine hohe Selbsteinschätzung der therapeutischen Effektivität seitens der PatientInnen.*

Begründung: In den Abschnitten 2.2.2 und 2.4.2 wurde erläutert, dass die subjektiven Eindrücke des Kompetenzerwerbs und von Autonomie für motorische Übungen in der Schlaganfalltherapie wichtig sind. Die selbstwahrgenommene Kompetenz ist bei den PatientInnen allerdings häufig verringert. Aufgrund des freien Ablaufs, sowie der Möglichkeit, sich kreativ auszudrücken, wird durch die Interaktion mit der AVUS ein Gefühl von Autonomie und die Stärkung des Selbstvertrauens der PatientInnen erwartet. Es wird angenommen, dass die PatientInnen durch das Erzeugen ästhetisch ansprechender Visualisierungen den Eindruck von Kompetenz erfahren (TW$_h$11). Der Wechsel zwischen dem veritablen Modus und dem Spiegeltherapiemodus kann außerdem ein Gefühl von Bewegungsfreiheit erzeugen, woraus insgesamt eine erhöhte Selbstwahrnehmung der Leistungssteigerung resultieren kann (TW$_h$14).

4.2 Rahmenbedingungen

Die empirische Realisierung der vorstehend beschriebenen Forschungsziele war einigen Rahmenbedingungen unterworfen. Die Notwendigkeit einer klinischen Stichprobe erforderte die Kooperation mit einer Rehabilitationseinrichtung und einer Gruppe von SchlaganfallpatientInnen. Ethische Anforderungen waren einzuhalten. Die Datenaufnahme inklusive teilweiser Auswertung sollte im zeitlichen Rahmen einer Bachelorarbeit abgeschlossen werden.

4.2.1 Feldzugang

Für die Durchführung der Pilotstudie wurde mit dem Therapiezentrum „Dr. Becker Neurozentrum" in Bad Essen kooperiert. Die Einrichtung besteht seit dem Jahr 2009 und ist Teil des Klinikverbundes „Dr. Becker Klinikgruppe". Sie ist auf die Behandlung von SchlaganfallpatientInnen spezialisiert und bietet etwa 80 Rehabilitationsplätze. Neben dem

Schlaganfall werden weitere neuropathologische Befunde behandelt. Die aufgenommenen PatientInnen bekommen ein individuell auf ihre Bedürfnisse und Therapieziele abgestimmtes Trainingsprogramm. Die Klinik legt Wert auf einen engen Anschluss an den wissenschaftlichen Fortschritt im Bereich der Neurologie und setzt verschiedene moderne Therapieverfahren ein. Besonders hervorzuheben im Kontext dieser Arbeit ist die Expertise der beschäftigten TherapeutInnen mit dem Einsatz der Spiegeltherapie sowie robotergestützten Therapieverfahren.

Der leitende Arzt des Dr. Becker Neurozentrums ist Dr. Tobias Leniger. Mit ihm, dem Verwaltungsdirektor Hans-Jörg Kohorst und dem Rehabilitationsteam fand eine Vorbesprechung der Studie unter Beteiligung der Projektpartner der Universität und der Hochschule Osnabrück statt. In dieser Vorbesprechung wurde das Forschungsprotokoll diskutiert und an die Anforderungen des Neurozentrums angepasst. Insbesondere die geplante Therapieintensität, die Größe der Stichprobe und die Ausgestaltung der Placebotherapie für die Kontrollgruppe wurden durch die Erfahrungen der Praktiker beeinflusst. Dr. Tobias Leniger befürwortete, als medizinisch Verantwortlicher, die Durchführung der Studie unter den im Folgenden beschriebenen Bedingungen.

4.2.2 ProbandInnen

Die Zielgruppe der Pilotstudie waren *SchlaganfallpatientInnen mit Hemiparese in der neurologischen Rehabilitation*. Teilnehmende PatientInnen sollten volljährig sein. Eine Einschränkung oder Quotierung der Teilnahme nach dem Geschlecht fand nicht statt. Die in Tabelle 4.1 dargestellten Ein- und Ausschlusskriterien wurden definiert.

Die gewählte Eingrenzung der Zielgruppe ermöglichte dennoch eine breite Rekrutierung von PatientInnen hinsichtlich ihrer individuellen Voraussetzungen. Daraus ergab sich, dass sich die StudienteilnehmerInnen in zum Teil sehr unterschiedlichen Rehabilitationsprozessen und -phasen befanden. Zwar schränkte das die Vergleichbarkeit der quantitativ erhobenen Daten ein, dafür ermöglichte es aber eine höhere ProbandInnenzahl und eine umfassendere Aufnahme qualitativer

Tabelle 4.1: Kriterien zur Eingrenzung der Zielgruppe.

Einschlusskriterien	Ausschlusskriterien
- Erstmaliger oder wiederholter Schlaganfall (ischämisch oder hämorrhagisch) des Ausprägungsgrades B, C und D	- Sehstörung (Hemianopsie)
	- Schwerer oder vollständiger sensomotorischer Neglect
- Schwere bis moderate Armparese (der betroffene Arm sollte wenigstens minimale proximale Funktion zeigen)	- Schwerwiegende kognitive Einschränkungen (PatientInnen müssen in der Lage sein, die AVUS-Therapie durchzuführen und zu verstehen)
- Stabile Rumpfkontrolle (freies Sitzen möglich)	- Globale Aphasie
- Alter ab 18 Jahren ohne Altersgrenze	- Demenz
- Geschlecht weiblich oder männlich	- Epilepsie
- Schriftliche Einwilligung zur Teilnahme	

Rückmeldungen der Zielgruppe. Im Rahmen der Pilotstudie wurde letzterem ein höheres Gewicht zugesprochen.

Auswahl und Größe der Stichprobe

Die Auswahl der PatientInnen zur Teilnahme an der Pilotstudie fand entsprechend der oben aufgeführten Kriterien durch eine Therapeutin des Dr. Becker Neurozentrums statt. Die organisatorische Planung in den therapeutischen Alltag übernahm die Therapieleitung des Neurozentrums. Es waren zwei Studiendurchgänge geplant, in denen insgesamt 10 PatientInnen getestet werden sollten.

Während für den ersten Durchlauf 5 PatientInnen zur Verfügung standen, konnten für den zweiten Durchlauf trotz mehrfachem zeitlichen Verschiebens nur 3 PatientInnen rekrutiert werden. Hieraus ergab sich eine Stichprobengröße von 8 PatientInnen (Durchschnittsalter 67, Spanne 50-85, 6 männlich, 2 weiblich). Alle StudienteilnehmerInnen haben das in Kapitel 4.3.1 vorgestellte Studienprotokoll vollständig absolviert.

Zuteilung der StudienteilnehmerInnen zur Experimental- bzw. Kontrollgruppe

Die TeilnehmerInnen an der Pilotstudie wurden mit einem quasi-randomisierten Verfahren der EG bzw. der KG zugeteilt. Es wurde auf eine Parallelisierung der Gruppen [18, S. 526f] hinsichtlich der vor Studienbeginn erhobenen Armfunktion der TeilnehmerInnen geachtet. Es sollte vermieden werden, zwischen den beiden Gruppen ein starkes Leistungsgefälle auf Grund des allgemeinen Rehabilitationsstandes einzuführen. Wegen der kleinen Fallzahl konnte dies nur durch steuernde Eingriffe gewährleistet werden.

Zudem wurde ein Kompromiss gefunden: Einerseits gab es einen erhöhten Bedarf an PatientInnen, die mit der AVUS trainierten, um umfassende Rückmeldungen im Sinne von Fallstudien zu sammeln. Andererseits war es notwendig Kontrollwerte für die quantitativen Messungen aufzunehmen. In dieser Pilotstudie war die Aussagekraft der quantitativen Ergebnisse allerdings ohnehin stark eingeschränkt, so dass zu rechtfertigen war, bei der Zuteilung der EG ein höheres Gewicht zu geben.

Im ersten bzw. zweiten Durchgang wurden die TeilnehmerInnen daher im Verhältnis 3 zu 2 bzw. 2 zu 1 auf die EG und die KG verteilt, so dass insgesamt 5 PatientInnen in der EG und 3 PatientInnen in der KG waren. Die Auswahl erfolgte dann ohne weitere Kenntnis der persönlichen Hintergründe der PatientInnen, so dass hier keine bestimmenden Merkmale zu einer Bevorzugung bzw. Benachteiligung der Aufnahme in eine der beiden Gruppen geführt haben.

4.2.3 Forschungsethik

Die Arbeit mit PatientInnen erfordert in besonderem Maße eine Auseinandersetzung mit deren Lebenssituation und den möglichen Konsequenzen, die eine Teilnahme an einer wissenschaftlichen Untersuchung für sie haben kann. Einen Leitfaden für diese Auseinandersetzung gibt die sogenannte „Helsinki-Deklaration" des Weltärztebundes (World Medical Association, WMA), die zuletzt im Jahr 2008 aktualisiert wurde [220]. Die Helsinki-Deklaration nennt Kriterien, die medizinische Forschung mit menschlichen Testpersonen erfüllen muss, um universellen ethischen Regeln zu entsprechen (z.B. gewissenhafte Auswahl der ProbandInnen, freiwillige Teilnahme, Einhaltung wissenschaftlicher Standards). Die durchgeführte Pilotstudie erfüllt diese Kriterien.

Eine Diskussion ethischer Fragen war auch Bestandteil der erwähnten Vorbesprechung der Projektgruppe mit dem leitenden Arzt und den TherapeutInnen des Dr. Becker Neurozentrums. Aufgrund der Ergebnisse wurde die Zielgruppe eingegrenzt, die Dauer der Studienteilnahme und die Intervention für die Kontrollgruppe festgelegt. Es wurde entschieden, die Studienteilnahme im Sinne einer zusätzliche Intervention im therapeutischen Alltag anzubieten, um keiner Gruppe eine standardmäßige Behandlung vorzuenthalten. Hierdurch war die Definition einer Kontrollintervention (siehe Kapitel 4.3.2) erforderlich. Dr. Tobias Loniger beurteilte beide geplanten Interventionen hinsichtlich der Zielgruppe als nicht riskant.

Bei der Rekrutierung der PatientInnen wurden diese über die organisatorischen, ethischen und praktischen Aspekte der Studie durch eine Forscherin der Projektgruppe mündlich unterrichtet und es wurde Gelegenheit gegeben, Fragen zu stellen. Weiterhin wurde zugesichert, alle erhobenen Daten zu anonymisieren und nur im Rahmen der wissenschaftlichen Verwertung zu verwenden. Die PatientInnen hatten anschließend die Möglichkeit, die Teilnahme zu verweigern. Im Fall der Einwilligung wurde die Aufklärung, die Zustimmung zur Teilnahme und die Freigabe der Daten durch die PatientInnen schriftlich beurkundet.Alle TeilnehmerInnen waren in der Lage, ihre Entscheidung eigenständig und unbeeinflusst zu fällen.

Entgegen der Empfehlungen der WMA wurde das in Abschnitt 4.3.1 vorgestellte Forschungsprotokoll keiner Ethikkommission zur Beurteilung vorgelegt. Diese Entscheidung wurde in Absprache mit dem leitenden Arzt getroffen, da es sich um eine nicht riskante Pilotstudie mit kleiner Fallzahl handelte, für die alle weiteren Kriterien der

Helsinki-Deklaration eingehalten wurden. Das Einholen eines Votums einer Ethikkommission wurde als unverhältnismäßig eingeschätzt.

Abschließend wird hier noch darauf hingewiesen, dass keinerlei Interessenkonflikte aufgrund von Förderern oder Sponsoren der ForscherInnen bestanden. Die Beurteilung ethischer Fragen erfolgte nach bestem Wissen und Gewissen und unter Einhaltung wissenschaftlicher Standards.

4.2.4 Zeitlicher Ablauf

Die Durchführung der therapeutischen Interventionen und der Testungen im Rahmen der Studie sollte in zwei Durchgängen im März 2013 statt finden. Aufgrund organisatorischer Schwierigkeiten (siehe Kapitel 4.2.2) konnte der zweite Durchlauf tatsächlich erst im April 2013 statt finden. Für den ersten Durchlauf ergab sich der 8. bis 16. März 2013, für den zweiten Durchlauf der 19. bis 27. April 2013.

4.3 Methodik

Das explorative Forschungsinteresse erforderte die Triangulation verschiedener empirischer Methoden, um sowohl den therapeutischen Fortschritt zu beurteilen, als auch detaillierte Rückmeldungen und demographische Angaben von den PatientInnen aufzunehmen. Das Studiendesign entsprach einer kontrollierten Fallserie. In diesem Abschnitt wird die gewählte Forschungsmethodik vorgestellt. Zunächst wird das Protokoll der Studie erläutert. Anschließend wird der therapeutische Ablauf der Interventionen für die Experimental- und die Kontrollgruppe dargestellt. Dann werden die Forschungsinstrumente und der Auswertungsprozess vorgestellt.

4.3.1 Forschungsprotokoll

Zum Zwecke der Übersichtlichkeit und Vergleichbarkeit wurde der Ablauf der Untersuchung in einem Flussdiagramm (siehe Abbildung 4.1) festgehalten. Dieses Diagramm führt die oben erläuterten Ein-

und Ausschlusskriterien auf, zeigt den Prozess der Datenaufnahme, ordnet die eingesetzten Forschungsinstrumente der EG und der KG zu und stellt die Durchführung der Interventionen dar. Das Forschungsprotokoll wurde in einem vorläufigen Test mit gesunden ProbandInnen überprüft. Das Protokoll und der Test werden im Folgenden erläutert. Die im Zuge dessen angesprochenen Forschungsinstrumente werden im Abschnitt 4.3.3 erklärt.

Wie in 4.2.2 erwähnt wurde die Auswahl der für die Studie in Frage kommenden PatientInnen durch eine Therapeutin des Dr. Becker Neurozentrums durchgeführt. Im Rahmen der Aufnahmegespräche in die Klinik stellte sie den PatientInnen die Studie vor und bat sie zunächst um die Teilnahme am Pretest. Dort wurden die PatientInnen vor der Durchführung der Testungen detailliert über die Konsequenzen der Studienteilnahme aufgeklärt und sie hatten die Gelegenheit, eine weitere Teilnahme abzulehnen. Es wurden nur solche PatientInnen für die Studie berücksichtigt, die schriftlich ihr Einverständnis erklärten.

Der Pretest fand jeweils zwei Tage vor Beginn der Intervention statt. Es wurden die motorische Funktion der oberen Extremitäten und die Fähigkeit zur Zuordnung von Handbildern zu einer Körperseite erhoben. Diese Werte bilden die Basis für den Vergleich zwischen den beiden Interventionsgruppen.

Die Zuteilung zu den beiden Gruppen geschah anschließend nach dem unter Punkt 4.2.2 angesprochenen quasi-randomisierten Verfahren. Das Ergebnis der Zuteilung war der Forscherin, welche die Pre- und Posttests durchführte, unbekannt. Auch die PatientInnen waren bzgl. ihrer Zuordnung im unklaren. Durch diese doppelte Verblindung [176] wurde einer möglichen Befangenheit entgegen gewirkt.

Die terminliche Planung der Studienteilnahme als zusätzliche Intervention in den Rehabilitationsalltag der PatientInnen übernahm die therapeutische Leitung des Dr. Becker Neurozentrums. Die Behandlung sollte an fünf aufeinanderfolgenden Tagen erfolgen. Für jeden Patienten bzw. jede Patientin wurden 30 Minuten reserviert. Am letzten Behandlungstag waren für die PatientInnen in der EG zusätzlich 30 Minuten für das Leitfadeninterview geplant.

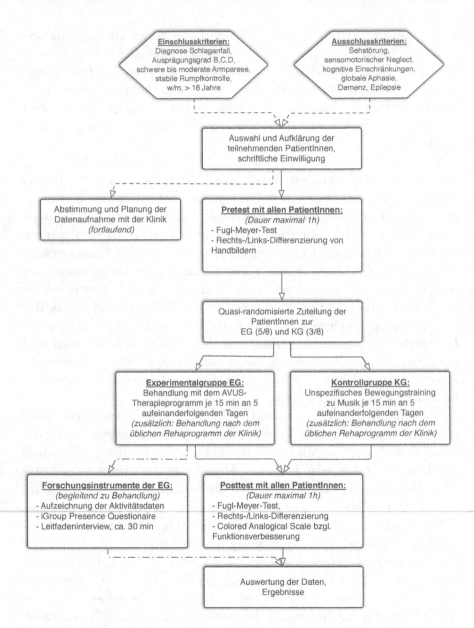

Abbildung 4.1: Flussdiagramm der Pilotstudie.

Die Interventionen folgten den im nächsten Abschnitt erläuterten Abläufen. Von den PatientInnen in der EG wurden zusätzlich begleitend zur Therapie Daten erhoben. Die Software zeichnete die Bewegungsdaten während der Bedienung auf. Nach jeder Sitzung beantworteten die PatientInnen zehn Fragen des iGroup Presence Questionaires um das erlebte Präsenzgefühl zu beurteilen. Während der Therapie waren außerdem zwei ForscherInnen anwesend, die das Verhalten beobachteten und besondere Merkmale notierten. Nach der letzten Therapiesitzung führten diese beiden ForscherInnen zudem ein etwa 30 minütiges Interview mit den PatientInnen der EG durch. Hierfür lag ein Leitfaden vor.

Am Tag nach der letzten Therapiesitzung fand der Posttest mit allen PatientInnen statt. Hier wurden erneut die im Pretest verwendeten Messinstrumente angewendet, um den Effekt der Therapie zu messen. Zusätzlich wurden die PatientInnen nach ihrem subjektiven Eindruck der Funktionsverbesserung gefragt. Dieser wurde auf einer Analogskala notiert.

Im Anschluss an den Posttest wurden die PatientInnen aus der Studie entlassen. Es wurde ihnen zugesichert, sie über die Ergebnisse der Studie zu informieren. Es folgte die Auswertung der aufgenommenen Daten.

Test des Forschungsprotokolls mit gesunden ProbandInnen

Vor Beginn der Studie wurde das Forschungsprotokoll mit gesunden ProbandInnen, die bezüglich der AVUS und des Studienprojektes unwissend waren, getestet. Es wurde der Ablauf für die Experimentalgruppe verwendet. Hierbei lag besonderes Augenmerk darauf, die Plausibilität der Instruktionen, die Angemessenheit des Interventionsablaufs sowie die Fragen des Leitfadeninterviews zu überprüfen. Zwei ProbandInnen standen zur Verfügung.

Im Sinne des Forschungsprotokolls wurden diese Personen über den Zweck der Intervention und der Studie aufgeklärt, bevor sie am Test teilnahmen. Sie erhielten dann dieselben Instruktionen, die auch die PatientInnen bekommen sollten. Es stellte sich die Frage, wie umfangreich diese Instruktionen sein sollten, so dass die ProbandInnen einerseits genügend Informationen für die Bedienung der Software hatten, aber andererseits nicht durch zu genaue Vorgaben am freien Explorieren gehindert wurden. Die Rückmeldungen der Testpersonen zeigten, dass durch weitgehende Unklarheit über die für die Bedienung relevanten Körperteile (Ober- und Unterarme, Schultern, Oberkörper) falsche Annahmen diesbezüglich getroffen und überwiegend Bewegungen ohne Effekt auf die AVUS durchgeführt wurden. Daraus resultierte Unsicherheit. Die geplanten Instruktionen wurden daher derart angepasst, dass klare Hinweise auf die zu bewegenden Körperteile gegeben wurden, ohne jedoch eindeutige Bewegungsmuster vorzugeben. Außerdem wurde entschieden, an den beiden ersten Tagen der Intervention den PatientInnen die Bedienung in kurzen vorgeschobenen Sequenzen vorzuführen (siehe Abschnitt 4.3.2).

Bezogen auf den therapeutischen Ablauf der Intervention, die Dauer und die Intensität erwiesen sich die gewählten Parameter als passend. Auch die während der Interaktion abgespielte Musik wurde als stimmig bezeichnet.

Die Forschungsinstrumente konnten problemlos eingesetzt werden und schienen bezüglich der kognitiven Anforderungen und dem zeitlichen Umfang angemessen. Der Test des Leitfadeninterviews war mit den gesunden ProbandInnen allerdings nur bedingt durchführbar. Da die Leitfragen den Eindruck der PatientInnen im Kontext der therapeutischen Wirkung behandelten, war dies für nicht betroffene Personen schwer zu beantworten. Es konnten keine zusätzlichen Kategorien identifiziert werden.

4.3.2 Ablauf der Interventionen

Wie erwähnt, erforderte das gewählte Studiendesign die Definition von therapeutischen Abläufen für die Interventionen der EG und der KG. In diesem Abschnitt werden beide Abläufe vorgestellt.

Intervention der Experimentaltherapiegruppe

Die EG testete die AVUS-Therapie. Für die Studie wurden dieselben Visualisierungen gewählt, die bereits in den Anwendungstests zum Einsatz kamen und die Reihenfolge stellte steigende kognitive Anforderungen (Waveform, Generative Tree, Ellipsoidal Visualization; siehe Abschnitt 3.3.1). Um die Konzentration der PatientInnen auf die Visualisierungen zu erleichtern, erschienen sie vor einem schwarzen, unbewegten Hintergrund. Der Wechsel zwischen den Visualisierungen erfolgte zeitgeschaltet, um die Vergleichbarkeit innerhalb der Gruppe sicher zu stellen und um keine störenden Eingriffe während der Therapie vornehmen zu müssen.

Für die Intervention wurden zwei instrumentale Musikstücke ausgewählt, die einen gleichbleibenden und deutlichen Rhythmus aufwiesen.Insgesamt sollte sich ein stimmiger Gesamteindruck ergeben, der zum Explorieren und Bewegen anregt (TW_h1 und TW_h2). Die Länge der Musikstücke sollte mindestens der Dauer der kontinuierlichen Interaktionen mit der Software entsprechen, damit keine Pausen entstehen. Um auf die Vorlieben der PatientInnen reagieren zu können wurde Musik unterschiedlicher Genres (elektronische und akustische Musik) gewählt, die im Laufe der Pilotstudie gewechselt werden konnte.

Die Therapie fand an fünf aufeinanderfolgenden Tagen statt. Es standen für jeden Patienten bzw. jede Patientin 30 Minuten zur Verfügung. Die Intervention sollte in drei Phasen stattfinden, wie in Tabelle 4.2 dargestellt. Inklusive kurzer Erholungspausen zwischen den Phasen und der Initialisierung des Systems zu Beginn jeder Phase dauerte die Intervention etwa 20 Minuten. Die verbleibende Zeit wurde für die Beantwortung des iGroup Presence Questionaires und für das Begrüßen und Verabschieden der PatientInnen verwendet.

Der therapeutische Ablauf in drei Phasen stellte eine mögliche Variante des Einsatzes der AVUS dar. Bereits im Rahmen der Anwendungstests erschien die Konfrontation von SchlaganfallpatientInnen nacheinander mit dem veritablen und dem Spiegeltherapiemodus sinnvoll (siehe Abschnitt 3.4.2). Während im veritablen Modus die visuellen Effekte aufgrund der körperlichen Einschränkungen vorwiegend un-

Tabelle 4.2: Intervention der Experimentalgruppe in drei Phasen.

Phase	Beschreibung
Beobachten und Einfühlen	Die PatientInnen beobachten die Interaktion einer Forscherin mit der AVUS (an den beiden ersten Tagen) bzw. die Visualisierung eincr aufgezeichneten Interaktion (an den drei letzten Tagen). Sie werden instruiert, sich in das Dargestellte hineinzuversetzen und die hierfür notwendigen Bewegungen mental nachzuempfinden. Die Progressionsdauer durch die drei Visualisierungen beträgt jeweils 50 Sekunden, diese Phase dauert dementsprechend 2:30 Minuten.
Veritabler Modus	Die PatientInnen interagieren mit der AVUS im veritablen Modus. Die Bewegungen beider Körperseiten werden für die Visualisierung verwendet. Jede Visualisierung wird für 90 Sekunden angezeigt. Die PatientInnen werden instruiert, sich frei zur Musik zu bewegen, symmetrische Bewegungen zu versuchen und möglichst bis an die Grenzen ihrer Leistungsfähigkeit zu gehen. Diese Phase dauert 4:30 Minuten.
Spiegeltherapiemodus	Die PatientInnen interagieren mit der AVUS im Spiegeltherapiemodus. Nur die Bewegungen der gesunden Körperseite werden für die Visualisierung verwendet und symmetrisch gespiegelt dargestellt. Alle anderen Parameter entsprechen denen des veritablen Modus. Diese Phase dauert ebenfalls 4:30 Minuten.

symmetrisch erschienen, wurde dies im Spiegeltherapiemodus durch die Software korrigiert. Da den PatientInnen zu diesem Zeitpunkt die Funktionsweise der AVUS bekannt war, wurde durch den Wechsel eine Assoziation der visuellen Effekte mit Bewegungen der betroffenen Körperseite erwartet (TW_h13 und TW_h15). Zudem ermöglichte die Kombination der beiden Modi einen Vergleich der durch die Software während jeder Phase aufgezeichneten Bewegungsdaten der PatientInnen. Diese sollten hinsichtlich ihres Potentials für die Beurteilung der therapeutischen Wirkung analysiert werden (vgl. Kapitel 4.3.3).

Die vorläufige Phase „Beobachten und Einfühlen" wurde gewählt, um die PatientInnen auf die abstrakte Art der Therapie vorzubereiten. In Kapitel 2.2.4 wurde erläutert, dass wahrgenommene Bewegungen die entsprechenden motorischen Hirnzentren der BeobachterInnen besonders dann aktivieren, wenn diese die Bewegungen mental mit durchführen bzw. sich in die Bewegungen hineinversetzen. Dies erfordert eine kognitive Leistung, für die Vorbereitung und Training hilfreich ist. Im Rahmen der Intervention erschien eine Eingewöhnungsphase daher sinnvoll.

Intervention der Kontrolltherapiegruppe

Die KG sollte, ebenso wie die EG, eine zusätzliche Therapie erhalten. Dies war aus ethischen Gründen geboten, um keiner Gruppe eine standardmäßige Therapie vorzuenthalten, aber auch für die Beantwortung der Forschungsfragen sinnvoll. Es stand zu erwarten, dass körperliche Aktivität für sich genommen bereits positive Effekte auf die motorische Rehabilitation haben würde (vgl. [66]). Das Ziel der Untersuchung war es aber, die therapeutischen Auswirkungen der AVUS zu erheben. Die KG sollte daher eine Therapie erhalten, die weitgehend dieselben Rahmenbedingungen aufwies wie die Therapie der EG, mit dem Unterschied, dass hier die AVUS nicht zum Einsatz kommen sollte.

Als wesentliche Faktoren, die aus dem Gesamteindruck der AVUS isoliert werden konnten, wurden die freie Bewegung zur Musik sowie der Zusammenhang zur mentalen Bewegungsvorstellung identifiziert. Die KG sollte daher ebenfalls in einer selbstbestimmten Weise zu Musik unspezifische Bewegungen imaginieren und durchführen. Die Intervention war in zwei Phasen unterteilt, wie in Tabelle 4.3 gezeigt. Es standen 30 Minuten zur Verfügung, von denen allerdings insgesamt nur etwa 20 Minuten benötigt wurden.

Die Phase „Bewegungen imaginieren" kontrollierte die Komponente der mentalen Bewegungsvorstellung in der AVUS-Therapie. Gleichzeitig diente sie auch als Einstimmung auf die folgende Phase der aktiven Übungen zur Musik. Hierbei führten die PatientInnen Be-

Tabelle 4.3: Intervention der Kontrollgruppe in zwei Phasen.

Phase	Beschreibung
Bewegungen imaginieren	Es wird Musik über Lautsprecher eingespielt. Die PatientInnen werden instruiert die Augen zu schließen und sich vorzustellen sie seien in einem schwerelosen Raum, in dem sie sich frei bewegen können. Sie haben die Aufgabe, nach eigenem Ermessen Bewegungen zur Musik mental durchzuführen und nachzuempfinden. Diese Phase dauert etwa 4:30 Minuten.
Unspezifische Bewegungsübungen	Es wird Musik über Lautsprecher eingespielt. Die PatientInnen bewegen sich unter Aufsicht einer therapeutisch geschulten Forscherin zur Musik. Es werden unspezifische Bewegungsübungen, zum Teil mit Hilfsmitteln (Tücher, Igelbälle), mit der betroffenen und der gesunden Körperseite durchgeführt. Dabei soll die Konzentration der Musik gelten. Die durchgeführten Bewegungen werden durch die PatientInnen bestimmt. Diese Phase dauert etwa 9 Minuten.

wegungen unter Aufsicht einer therapeutisch geschulten Forscherin durch. Besonderes Augenmerk galt der begleitend abgespielten Musik, deren Rhythmus sich in den Bewegungen widerspiegeln sollte. Darüber hinaus konnten die PatientInnen die Bewegungen allerdings selbst bestimmen und wurden durch die Forscherin lediglich motiviert. Diese Phase kontrollierte den Einfluss der Musik auf die Durchführung von Bewegungen sowie die daraus resultierende körperliche Aktivität.

4.3.3 Forschungsmethoden

Nach Bortz und Döring [18, S. 110] können Maßnahmen, bei denen mit komplexen Wirkungen zu rechnen ist, durch quantitative Evaluation allein nur unbefriedigend untersucht werden. Es bieten sich Fallstudien an, die zusätzlich qualitative Methoden einsetzen und die den persönlichen Hintergrund der Testpersonen in Bezug zu den Ergbnissen setzen. Auf diese Weise kann ein umfassendes Verständnis des Untersuchungsgegenstandes in der konkreten Situation gewonnen werden.

Entsprechend der Zielsetzung der Pilotstudie wurden verschiedene Forschungsmethoden kombiniert. Wie im Abschnitt 4.3.1 dargestellt, gab es Forschungsmethoden die mit beiden Interventionsgruppen erhoben wurden und solche, die nur mit der EG eingesetzt wurden. Letztere sollten im Sinne von Fallstudien detailreiche Informationen zur subjektbezogenen Wirkung der AVUS liefern. Die Auswahl der Methoden war eingeschränkt durch die zeitliche Verfügbarkeit und kognitive Belastbarkeit der PatientInnen. Im Folgenden werden die Methoden vorgestellt und ihr Einsatz im Rahmen der Pilotstudie begründet. Die Tabelle 4.4 gibt einen Überblick.

Tabelle 4.4: In der Pilotstudie eingesetzte Forschungsmethoden.

Vergleich zwischen den Gruppen	Zusätzliche Methoden der EG
- Fugl-Meyer Test (obere Extremitäten) - Links/Rechts Erkennung von Handbildern - Farbige Analogskala der subjektiv empfundenen Leistungssteigerung	- !Group Presence Questionaire - Aufzeichnung der Bewegungsdaten - Leitfadeninterview

Fugl-Meyer Test (obere Extremitäten)

Der Fugl-Meyer Test (FMT) beurteilt die sensomotorische Funktion bei PatientInnen nach einem Schlaganfall. Er sollte in dieser Untersuchung zur Beurteilung der Primärhypothese eingesetzt werden. Der Test wurde im Jahr 1975 als erstes quantitatives Messverfahren veröffentlicht, das speziell in der Rehabilitation nach einem Schlaganfall eingesetzt werden kann [62]. Er ist heute eines der wichtigsten Forschungsinstrumente der Neurorehabilitation [64].

Der FMT testet sowohl kombinierte Bewegungen der Extremitäten als auch die Beweglichkeit einzelner Gelenke für sich genommen. Es sind insgesamt 113 Elemente in 6 unabhängigen Abschnitten (Motorik obere Extremitäten, Motorik untere Extremitäten, Gleichgewicht, Sensibilität, Gelenkbeweglichkeit, Gelenkschmerzen) zu beurteilen. Jedes Element wird auf einer Ordinalskala entweder mit 0 (keine Funktion), 1 (teilweise Funktion) oder 2 (vollständige Funktion) bewertet. Es zeigte sich, dass feiner unterteilte Skalen weniger genaue Ergebnisse lieferten [62, S. 14].

Für die hier beschriebene Pilotstudie wurde lediglich der Abschnitt des FMT ausgewählt, welcher die motorische Funktion der oberen Extremitäten behandelt.Die PatientInnen führen Bewegungen zunächst mit der gesunden und anschließend mit der betroffenen Körperseite durch. Es werden Reflexe getestet, sowie die Koordination, die Kraft und die Geschwindigkeit von kombinierten und eingelenkigen Bewegungsmustern der Ober- und Unterarme bewertet. Zusätzlich werden objektbezogene Bewegungen der Hände, wie Greifen und Loslassen, überprüft.

Für den Abschnitt der oberen Extremität kann eine besonders hohe Konstruktvalidität und Spezifität nachgewiesen werden [64, S. 239]. Zudem weist er exzellente Inter- und Intratester, sowie Test-Retest Reliabilitäten auf (alle Korrelationskoeffizienten >0,97 [50, 151, 186]). Die Bewertung der oberen Extremitäten bekommt im FMT vergleichsweise hohes Gewicht. Es können insgesamt 66 Punkte (bei 33 Elementen) erzielt werden.

Die Administration des FMT ist unproblematisch. Ein Testdurchlauf aller Abschnitte dauert etwa 45 Minuten. Erfahrene TherapeutInnen können den Test nach einer etwa 60 minütigen Schulung durchführen. Es sind sowohl Decken- als auch Bodeneffekte bei PatientInnen mit schwachen bzw. schweren Beeinträchtigungen möglich [151, S. 409] weshalb die Kombination mit anderen Messinstrumenten in solchen Fällen nahegelegt wird [64, S. 239].

Der FMT wurde für die Pilotstudie aufgrund der vorstehend beschriebenen Eigenschaften sowie der hohen Verbreitung in vergleichbaren Studien ausgewählt.

Links/Rechts Erkennung von Handbildern

Im Kapitel 2.2.4 wurde argumentiert, dass die therapeutische Wirkung des in dieser Arbeit verfolgten Ansatzes mit der Fähigkeit der PatientInnen zusammenhängt, Bewegungen mental vorzustellen. Dies führte bezogen auf die AVUS-Therapie zum postulierten Wirkungszusammenhang WZH2 (siehe 4.1.2). Im Rahmen der Pilotstudie sollte diese Fähigkeit der TeilnehmerInnen erhoben werden.

De Vries und Mulder stellten mögliche Messverfahren für die Fähigkeit der mentalen Bewegungsvorstellung vor [36, S. 10]. Eine ähnliche Übersicht gaben auch Dettmers und Nedelko [41, S. 99f]. Beide Artikel weisen gleichzeitig daraufhin, dass bisherige Studien, welche ein auf Bewegungsbeobachtung beruhendem Verfahren testeten, die grundlegende Fähigkeit hierzu nicht erhoben, obwohl diese bei PatientInnen zum Teil sehr unterschiedlich ausgeprägt ist.

Vor diesem Hintergrund konnte für die vorliegende Arbeit bezogen auf die Wahl des Messinstrumentes zwar auf Vorschläge, nicht aber auf vergleichbare Studien zurückgegriffen werden. Es wurde eine Zuordnungsaufgabe von Handbildern zur zugehörigen Körperseite verwendet ([144], siehe Abbildung 4.2). Bei der Erläuterung des GMI Therapieprogramms in Kapitel 2.2.4 wurde bereits erläutert, dass die ProbandInnen hierbei ihre eigenen Extremitäten mental in die dargestellte Position drehen. Es findet implizit Bewegungsvorstellung statt und der Erfolg der Zuordnungsaufgabe deutet daher auf die Ausprägung der zugrundeliegenden Fähigkeit hin [90].

Die PatientInnen beider Gruppen sollten sowohl vor, als auch nach der Intervention eine Reihe von Handbildern der linken oder rechten Körperseite zuordnen. Dabei wurden die Genauigkeit und die Geschwindigkeit der Entscheidung protokolliert. Es gibt verschiedene computergestützte Instrumente, welche die Anzeige der Bilder und Auswertung der Reaktionen übernehmen. Für die vorliegende Arbeit kam das „Recognise" Programm der NOIGroup (Neuro Orthopaedic Institute) zum Einsatz [142]. Es ist Teil des GMI Therapieprogramms. Das Recognise Programm ermöglicht die zeitgesteuerte Anzeige von Handbildern (siehe Abbildung 4.2), die Aufnahme der Zuordnung der

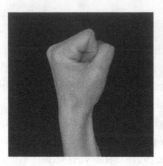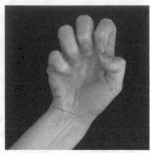

Abbildung 4.2: Beispiele für Handbilder, die den PatientInnen zur Entscheidung vorgelegt wurden, ob es sich bei der dargestellten um eine rechte oder linke Hand handelt. *(Grafik aus [136])*

PatientInnen über Tastatureingaben, sowie die automatische Auswertung der Reaktionsgeschwindigkeit und der Genauigkeit. Die Anzahl der Bilder und die maximale Anzeigedauer können gewählt werden. Nach jeder Entscheidung wird das nächste Bild angezeigt.

Für den Einsatz in der Pilotstudie wurde die maximale Anzeigedauer auf 30 Sekunden eingestellt, um auch lange Reaktionszeiten aufzunehmen. Bei PatientInnen, welche die Bedienung der Software nicht leisten konnten, nahm die administrierende Forscherin die Eingaben nach Anweisung der PatientInnen vor. Um die ProbandInnen auf den Test vorzubereiten wurde eine kurze Übungssequenz von 20 Bildern vorgeschaltet. Die Auswertung der Daten und die Überführung in eine Einschätzung der Fähigkeit zur mentalen Bewegungsvorstellung erfolgte anhand von Standardwerten [136], wie in Abschnitt 4.3.4 näher erläutert wird.

Farbige Analogskala der subjektiv empfundenen Leistungssteigerung

Die Therapie mit der AVUS ist selbstbestimmt und ermöglicht es den PatientInnen, sich kreativ auszudrücken. Wie in Kapitel 3.1 dargestellt, wird angenommen, dass daraus eine hohe Selbsteinschätzung der

Leistungssteigerung resultiert und es wurde der Wirkungszusammenhang WZH3 postuliert (siehe Kapitel 4.1.2). Für die Pilotstudie sollte diese Selbsteinschätzung erhoben werden. Die Aufnahme eines solchen, subjektiven Maßes bezüglich einer gesundheitsbezogenen Empfindung wird in der medizinischen Forschung häufig benötigt. Der Einsatz von visuellen Analogskalen (VAS) ist hierfür verbreitet [122, S. 578ff].

Eine VAS besteht aus einer etwa 10-20 cm langen Linie, deren Endpunkte mit zwei extremen Aussagen bezüglich des Untersuchungsgegenstandes markiert sind. Die PatientInnen markieren ihre Selbsteinschätzung auf der Skala, was dann für die Auswertung mit einer millimetergenauen Abstandsmessung in einen Zahlenwert überführt wird. Ein häufiger Einsatzbereich ist die Beurteilung von Schmerzintensitäten und als Teil des EuroQoL-Assessments sind diese Skalen auch für die Beurteilung des allgemeinen Gesundheitszustandes von PatientInnen verbreitet [47].

Der Einsatz von VAS wurde mit SchlaganfallpatientInnen erfolgreich getestet [48]. Allerdings gibt es auch Hinweise auf Schwierigkeiten mit dieser PatientInnengruppe [152, S. 1301]. In einer Untersuchung führten kognitive Einschränkungen des visuellen Systems sowie sensomotorischer Neglect zu nicht nachvollziehbaren Angaben (ib.). Beides war jedoch in der hier beschriebenen Pilotstudie als Ausschlusskriterium definiert, so dass die TeilnehmerInnen hiervon nicht betroffen waren. Darüber hinaus wird von der Verwendung zur Beurteilung eines therapeutischen Fortschritts mit mehrfachen, zeitlich aufeinanderfolgenden Messungen abgeraten [47, S. 65]. In dieser Studie wurde eine einfache Messung einer subjektiven Einschätzung vorgenommen.

Eine Erweiterung der VAS stellen farbige Analogskalen (FAS) dar [124]. Sie verdeutlichen die Anwendung durch die Darstellung eines Farbgradienten (siehe Abbildung 4.3). „Viel Farbe" bedeutet hohe Intensität der forschungsrelevanten Empfindung, „wenig Farbe" dementsprechend niedrige Intensität.

Im Rahmen der Pilotstudie lag die Verwendung der in Abbildung 4.3 dargestellten FAS nahe, um den PatientInnen die Einschätzung zu erleichtern. Den PatientInnen wurde folgende Frage gestellt: „Haben Sie den Eindruck, ihre Armfunktion hat sich im Laufe der Woche

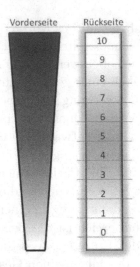

Abbildung 4.3: Im Rahmen der Studie verwendete Version der farbigen Analogskala. *(Grafik aus [93])*

verändert?" Anschließend wurden sie aufgefordert: „Stellen Sie bitte auf der Skala ein, ob oder wie viel sich Ihre Armfunktion verbessert hat. Keine Farbe bedeutet keine Verbesserung, viel rote Farbe bedeutet starke Verbesserung".

iGroup Presence Questionnaire

Wie in Kapitel 2.3.4 dargestellt wurde, ist es eine der grundlegenden Annahmen der AVUS, dass sich ein starkes Präsenzgefühl während der Intervention positiv auf den therapeutischen Effekt auswirkt. Es wurde der Wirkungszusammenhang WZH1 postuliert (siehe Kapitel 4.1.2). Im Rahmen der Pilotstudie sollte das Präsenzgefühl der PatientInnen über den Therapieverlauf an jedem Interventionstag aufgenommen werden.

Es wurde eine gekürzte Version des „Igroup Presence Questionnaires" (IPQ) [180] verwendet.Das IPQ wurde aus einer Kombination von Elementen bestehender Fragebögen entwickelt und in zwei Studien mit insgesamt 542 TeilnehmerInnen überprüft und angepasst. Der

Fragebogen ist in deutscher Sprache auf der Internetseite der iGroup verfügbar [82].

Dem IPQ liegt ein kognitionswissenschaftlich geprägtes Modell von Präsenz zugrunde, das bereits in Kapitel 2.3.2 angesprochen wurde (vgl. [180]). Dieses Modell bezieht sich auf drei Präsenzdimensionen: „spatial presence" (räumliche Präsenz), „involvement" (Engagement) und „realness" (Realitätsnähe) [163]. Die Elemente des IPQ sind dementsprechend in drei Abschnitte eingeteilt, welche diesen Dimensionen zugeordnet sind. Zusätzlich wird eine allgemeine Frage nach der Stärke des empfundenen Präsenzgefühls gestellt. Insgesamt ist die Zustimmung zu 13 Aussagen auf 7-teiligen Ordinalskalen (von -3 bis +3) zwischen entsprechenden Ankerpunkten zu verorten. Der Fragebogen bewies in Studien hohe Reliabilität bezogen auf die drei Abschnitte (Cronbachs Alpha α_{sp}=.78, α_{inv}=.74, α_{real}=.63 [182, S. 70]). Die subjektiv wahrgenommene Möglichkeit zur Durchführung von Aktionen in der virtuellen Umgebung zeigte in drei weiteren Studien mit diesem Fragebogen besonders hohe Auswirkungen auf die räumliche Präsenz [163].

Für die Studie sollte die Dimension der Realitätsnähe nicht abgefragt werden, da nicht zu erwarten war hiermit nützliche Informationen zu erheben. Die AVUS wurde explizit dahingehend entwickelt, keine besondere visuelle Realitätsnähe aufzuweisen. Für eine differenzierte Beurteilung dieser Dimension wäre eine Abstraktion von der oberflächlichen Erscheinung der virtuellen Umgebung notwendig gewesen, eine kognitive Leistung, welche die Zielgruppe stark gefordert hätte. Zudem konnte der Fragebogen durch das Weglassen der entsprechenden drei Elemente auf verbleibende 10 Elemente gekürzt und damit für die Anwendung mit SchlaganfallpatientInnen optimiert werden. Aufgrund der Unabhängigkeit der einzelnen Abschnitte des IPQ (vgl. [180]) wurde die Validität des Fragebogens durch diese Veränderungen nicht beeinträchtigt. Der Fragebogen wurde mit den PatientInnen der Experimentalgruppe an jedem Tag der Intervention im Anschluss an die Bedienung der AVUS bearbeitet.

Aufzeichnung der Bewegungsdaten

Die AVUS zeichnet die Oberkörperbewegungen der PatientInnen während der Bedienung mit dem Microsoft Kinect Sensor auf und berechnet daraus Winkelinformationen der Körperteile zueinander, Bewegungsgeschwindigkeiten sowie zurückgelegte Strecken der Gelenke. Diese Informationen werden in einer geeigneten Datenstruktur über den Therapieverlauf gesammelt und stehen anschließend im CSV-Format für eine Auswertung zur Verfügung (siehe Abschnitt 3.3.2). Im Rahmen der Pilotstudie sollten diese Daten hinsichtlich ihrer Eignung für die Beurteilung eines therapeutischen Fortschritts analysiert werden und die H_v5 wurde aufgestellt (siehe Abschnitt 4.1.1). Die Tabelle 3.4 listet die verfügbaren Informationen auf.

Diese Art von Daten sind für die Beurteilung eines Therapieerfolgs von SchlaganfallpatientInnen bislang nicht untersucht worden. Die Möglichkeit zur Auswertung wird allerdings als ein grundsätzlicher Vorteil der Virtuellen Rehabilitation genannt (siehe Abschnitt 2.1.3) und einige AutorInnen beschreiben die Analyse der von ihren Systemen im Rahmen von Studien aufgezeichneten Daten (z.B. [35, 55]). Dennoch ist ein einheitliches und validiertes Verfahren nicht verfügbar.

Orthopädische Maßzahlen wie maximale Flexions- und Rotationswinkel der Gelenke der Oberarme können vergleichsweise einfach extrahiert werden. Die Auswertung dieser Daten erfolgt dann unter Beachtung von Hinweisen aus der Kinesiologie [141]. Auf die Aktivität der PatientInnen während der Therapie soll aus der akkumulierten zurückgelegten Strecke der Gelenke sowie der durchschnittlichen Bewegungsgeschwindigkeit geschlossen werden.

Gegen eine zuverlässige Verwendung der vom Kinect Sensor gelieferten Skelettdaten spricht deren relative Ungenauigkeit (siehe Abschnitt 3.2.2). Insbesondere im Einsatz mit SchlaganfallpatientInnen ist nach den ersten Erfahrungen aus den Anwendungstests (vgl. Kapitel 3.4.2) zu erwarten, dass geringe Bewegungen der betroffenen Körperseite nur unzureichend erfasst werden. Hinzu kommt, dass rein orthopädische Maßzahlen für den therapeutischen Fortschritt nach einem Schlaganfall wenig aussagekräftig sind. Das wichtigste Therapieziel ist die funktionale Verbesserung (siehe Kapitel 2.2.1), was durch gesteigerte Bewegungsausmaße oder Aktivität nicht zwangsläufig erreicht wird.

Leitfadeninterview

Als zentrales qualitatives Messinstrument wurden Leitfadeninterviews mit allen PatientInnen der EG durchgeführt. Wie einleitend in diesem Kapitel erwähnt, war es für die Beurteilung der AVUS in dieser frühen Einsatzphase notwendig, explorierend vorzugehen und detaillierte Informationen der Zielgruppe zur Bedienung und zur subjektiven Wirkung zu erheben. Es sollten Hinweise für die weitere Entwicklung des Therapiesystems, sowie für die Gestaltung anschließender Untersuchungen gesammelt werden. Hierfür wurden die Erfahrungen und Eindrücke der PatientInnen im Anschluss an den letzten Interventionstermin in einem halb-standardisierten, etwa 30-minütigen Gespräch gemeinsam mit zwei ForscherInnen reflektiert.

Bortz und Döring nennen die halb-standardisierte Befragung als eine der wichtigsten Grundtechniken zur Erhebung qualitativer Daten [18, S. 308]. Ein Leitfaden stellt hierbei ein Gerüst sowohl für die Erhebung als auch für die Analyse der Daten dar. Er enthält die Themen, die aus Sicht der Forschenden während des Gesprächs unbedingt angesprochen werden müssen, ist dabei aber so formuliert, dass genügend Spielraum für neue Themen oder Fragen bleibt, die bei der Konstruktion nicht antizipiert wurden [18, S. 314].

Für die Konstruktion des Leitfadens wurde kooperativ und deduktiv vorgegangen. Drei ForscherInnen der Fachbereiche Physiotherapie und Informatik formulierten zunächst unabhängig voneinander die für sie jeweils zentralen Themen der Befragung entsprechend ihrer individuellen Vorerfahrungen mit der AVUS sowie ihrem professionellen Hintergrund. Anschließend wurden diese Themen in einer gemeinsamen Diskussion expliziert, sortiert, subsumiert und zu einer ersten Version zusammengefügt. In der Literatur finden sich Empfehlungen zum Umfang und zur Struktur von Leitfäden, die eingehalten wurden. Es wurden 15 Fragen notiert, welche mit Detaillierungsfragen weiter verfeinert wurden (vgl. [129, S. 430]). Das Gespräch wurde mit einer allgemeinen, erzählgenerierenden Frage begonnen und der weitere Verlauf entsprach dann dem natürlichen Erinnerungsvermögen, so dass die spezielleren Themen möglichst zusammenhängend behandelt wurden (vgl. [72, S. 181]). Abschließend wurde eine sogenannte Wunderfrage gestellt, auf welche die PatientInnen unabhängig von der Realisierbarkeit Wünsche bezüglich Erweiterungen oder Veränderungen der AVUS äußern konnten, die ihnen persönlich im Umgang mit den Folgen des Schlaganfalls helfen würden.

Die erste Version des Leitfadens wurde im Rahmen des oben angesprochenen vorläufigen Tests des Forschungsprotokolls mit gesunden ProbandInnen überprüft. Die Gesprächsführung erwies sich als durchführbar und es wurden nur kleinere Änderungen vorgenommen. Es ergaben sich schlussendlich die in Tabelle 4.5 in ihrer Reihenfolge dargestellten Themen.

Tabelle 4.5: Im Leitfaden behandelten Themen in ihrer zeitlichen Reihenfolge.

Thema	Anzahl
Einleitung	1 Frage
Physiotherapie allgemein	3 Fragen
Funktionalität des Armes	2 Fragen
Therapeutischer Ansatz der AVUS	3 Fragen
Subjektiver Eindruck und Wahrnehmung der AVUS	4 Fragen
Motivation der PatientInnen	1 Frage
Offene Wunderfrage	1 Frage

Das Gespräch wurde als „Tandeminterview" (vgl. [129, S. 429]) zwischen dem Patienten bzw. der Patientin und zwei ForscherInnen der Fachbereiche Physiotherapie und Informatik geführt. Auf diese Weise sollte sichergestellt werden, in allen Themenbereichen hinreichende Expertise für weitergehende Detaillierungsfragen zu haben. Die beiden ForscherInnen waren außerdem bereits auf Grund der Durchführung der Intervention mit den PatientInnen bekannt, so dass persönliche Angaben in Bezug zu den Ereignissen während der Intervention gesetzt werden konnten und eine gelöste Atmosphäre während des Gesprächs ermöglicht wurde. Eine Audioaufzeichnung ermöglichte die freie Konversation.

4.3.4 Auswertung

Die mit den vorgestellten Forschungsinstrumenten erhobenen Daten wurden statistisch, interpretativ und explorierend ausgewertet. Aufgrund der geringen TeilnehmerInnenzahl an der Pilotstudie lag der Fokus auf der Suche nach Hinweisen und Tendenzen bezüglich der therapeutischen Wirkung und individueller Zusammenhänge, sowie nach Empfehlungen für die weitere Entwicklung der AVUS.

Quantitative Daten

Die quantitativ erhobenen Datenwurden statistisch-explorierend ausgewertet. Eine mathematische Hypothesenprüfung war aufgrund der kleinen Fallzahl nicht möglich, statistische Signifikanztests waren auch bei der Anwendung non-parametrischer Verfahren unzuverlässig. Es war daher das Ziel, die erhobenen Daten auf ihre Aussagekraft, die praktische Verwendbarkeit und mögliche Zusammenhänge hin zu untersuchen, um damit die oben genannten vorläufigen Hypothesen zu untermauern und weitere zu generieren. Bortz und Döring nennen dieses Vorgehen „explorative quantitative Datenanalyse" [18, S. 371]. Sie zählen tabellarische und grafische Auswertungsverfahren auf, von denen einige hier verwendet wurden.

Wie im Folgenden erläutert wird, wurden die Rohdaten einiger Messinstrumente vor der weiteren Verwendung transformiert. Auf die so erzeugten Arbeitsdaten wurden dann jeweils dieselben Verfahren angewendet. Zwei wesentliche Schritte wurden durchlaufen, die deskriptive Analyse und die Korrelation der Daten untereinander.

Für jedes Messinstrument wurden die Ergebnisse der PatientInnen sowohl individuell, als auch als Gruppe in einer tabellarischen Übersicht dargestellt. Für den Fugl-Meyer Test wurden die Veränderungen zwischen den pre- und post-Messungen bestimmt und die Absolut- sowie Prozentualwerte aufgeführt. Die Fähigkeit zur mentalen Bewegungsvorstellung wurde sowohl für den Pre- und den Posttest, als auch

durch die Mittelwerte kombiniert beurteilt. Die Messungen mit dem
Präsenz-Fragebogen wurden an allen Interventionstagen durchgeführt.
Für die statistische Auswertung wurde der Mittelwert dieser Messungen verwendet, der zeitliche Verlauf wurde im Rahmen der Fallstudien
näher betrachtet. Die Gegenüberstellung der pre- und post-Ergebnisse
bezogen auf die EG und die KG erfolgte je nach Messinstrument durch
den Gruppenmittelwert bzw. -median. Aufgrund der kleinen Fallzahl
waren diese Werte allerdings mit hoher Unsicherheit behaftet.

Mögliche Zusammenhänge zwischen den Ergebnissen der verschiedenen Messinstrumente sollten mit Hilfe von Streudiagrammen beurteilt
werden. Die Daten von jeweils zwei Messungen wurden gegeneinander
aufgetragen und Pearsons Korrelationskoeffizient wurde berechnet. Bei
der vorliegenden kleinen Stichprobe bot sich außerdem die Bestimmung
von Spearmans Koeffizient an, der Aufschluss über einen monotonen
Zusammenhang zwischen den Daten gab. Diese Analyseverfahren lieferten lediglich tendenzielle Informationen.

Der Fugl-Meyer Test für die oberen Extremitäten wurde zusammenhängend betrachtet. Eine detaillierte Auswertung der einzelnen
Bewertungsabschnitte (proximal, distal, sensorisch) wurde auf Grund
hoher Unsicherheiten bei der kleinen Stichprobe nicht durchgeführt.
Somit wurde der therapeutische Fortschritt bzgl. der Funktion der
betroffenen Körperseite insgesamt beurteilt.

Der Präsenz-Fragebogen lieferte Informationen bezogen auf zwei
unabhängige Präsenz-Dimensionen sowie eine allgemeine Beurteilung
der Erfahrung. Diese Daten wurden sowohl getrennt, als auch durch
den Mittelwert zusammengefasst verwendet.

Die Fähigkeit zur mentalen Bewegungsvorstellung wurde durch die
L/R Erkennung von Handbildern beurteilt. Dies resultierte in Werte bzgl. der „Treffergenauigkeit" (Accuracy) und „Geschwindigkeit"
(Speed) auf beiden Körperseiten. Daraus wurde eine Beurteilung wie
folgt abgeleitet. Moseley und KollegInnen [136, S. 32] geben Standardwerte für gesunde Personen an: Accuracy $> 80\%$, Speed $< 2{,}5$ Sekunden
und Speed-Differenz (Lateralization) zwischen den Körperseiten $< 0{,}3$
Sekunden. Aufgrund der zu erwartenden Einschränkungen bei SchlaganfallpatientInnen wurde eine weitere Grenze eingeführt, welche die

Standardwerte halbiert (Accuracy) bzw. verdoppelt (Speed). Unterhalb dieser Grenze wurde das entsprechende Ergebnis als schlecht (-1), darüber als normal (0) und oberhalb der Standardwerte von gesunden Personen als gut (+1) eingestuft. Die Addition der Teilergebnisse führte dann zu einer einzelnen Maßzahl auf einer Skala von -3 (sehr schlecht) bis +3 (sehr gut). Es wurden sowohl die pre- und die post-Messungen, als auch die Kombination durch den Mittelwert beurteilt.

Die Beurteilung der subjektiv empfundenen Leistungssteigerung auf der farbigen Analogskala, die während der Intervention protokollierten Bewegungsdaten sowie die ausgezählten Kategorien und Argumente der Interviews (siehe folgender Abschnitt) konnten ohne weitere Transformation verwendet werden.

Qualitative Daten

Das Vorgehen für die Auswertung der Interviews entlehnt sich der qualitativen Inhaltsanalyse von Mayring [121]. Es wurden 6 Schritte durchlaufen:

1. Transkription des Audiomaterials

2. Erste Durchsicht und Markierung von Auffälligkeiten

3. Bildung und Verfeinerung von Kategorien anhand der Textstellen

4. Diskussion der Interviews und der Kategorisierung

5. Paraphrasierung und Generalisierung der in den Textstellen enthaltenen Argumente, sowie Zuordnung zu den Kategorien

6. Statistische Auswertung und interpretative Darstellung der Ergebnisse

Die Schritte 1 bis 3 wurden von drei Personen nach zuvor festgelegten Standards unabhängig voneinander durchgeführt. Die folgenden Schritte erfolgten dann im Team. Hierdurch wurde ein möglichst offener Umgang mit dem Material sicher gestellt und einer vorschnellen oder einseitigen Kategorienbildung entgegen gewirkt (vgl. Auswertungsobjektivität [121, S. 604]). Die bestehende Strukturierung des Materials anhand des Leitfadens erleichterte die Vergleichbarkeit der Arbeitsergebnisse.

Für die Transkription lag ein vereinbarter Zeichenvorrat bezüglich parasprachlicher Äußerungen[1] vor. Auf eine linguistische oder sprachpsychologische Auseinandersetzung mit dem Material sollte verzichtet werden, daher wurden nur solche Äußerungen festgehalten, die inhaltlicher Natur waren oder die zum Verständnis der Aussagen benötigt wurden. Die aus der Transskription resultierenden Dokumente wurden mit Zeilennummern versehen, so dass eine eindeutige Rückführung aller späteren Ergebnisse auf das ursprüngliche Material möglich war.

Die erste Durchsicht dieser Dokumente erfolgte unabhängig voneinander und die beteiligten ForscherInnen markierten alle für sie relevanten Textstellen. Hierbei wurden erste Gedanken und mögliche Kategorien notiert, die dann in einer zweiten Durchsicht expliziert wurden. Es gab a-priori Kategorien, die durch die Themen des Leitfadeninterviews gegeben waren. Diese sollten jedoch verfeinert und ergänzt werden. In der anschließenden Diskussion wurden die Vorschläge der einzelnen ForscherInnen subsumiert und es wurde eine Kategorienhierarchie gebildet. Diese wurde auf alle markierten Textstellen angewendet.

Zur weiteren Analyse des Materials wurden die teilweise ausschweifenden und durch sprachliche Einschränkungen aufgrund des Schlaganfalls umständlich verbalisierten Äußerungen paraphrasiert [121, S. 606]. Die korrekte Wiedergabe der von den PatientInnen intendierten Aussagen musste hierbei besonders beachtet werden. Die geteilten Erfahrungen aus den Interventionssitzungen sowie notierte demographische Angaben der PatientInnen halfen hierbei. Für jede markierte Textstelle wurden Paraphrasen entsprechend der enthaltenen Argumente entwickelt und mit der zugehörigen Zeilennummer tabellarisch dargestellt. Wo dies möglich war, wurden anschließend aus den Para-

---

[1]Parasprache bezeichnet Kommunikationsmittel in Form von Lauten, Pausen, Modulation oder Dialekt, die den Sinngehalt einer geäußerten Botschaft beeinflussen.

phrasen ableitbare Generalisierungen entwickelt, welche die Argumente
auf das durch die Forschungsziele vorgegebene Abstraktionsniveau
hoben [121, S. 606]. Diese Generalisierungen wurden ebenfalls in der
Tabelle dargestellt. Die Zuordnung zu den Kategorien wurde übernommen und durch die Konnotation der Aussage (positiv, negativ,
neutral) ergänzt. Hierbei wurde so vorgegangen, dass nur eindeutig
formulierte Konnotationen zu einer Richtungsangabe führten, ansonsten jedoch dem neutralen Fall der Vorzug gegeben wurde. Aus diesen
Angaben wurde für jedes Interview eine kodierte Übersicht der von
den PatientInnen in den Kategorien gelieferten Argumente erstellt.Die
Kodierung folgte dem in Abbildung 4.4 dargestellten Schema.

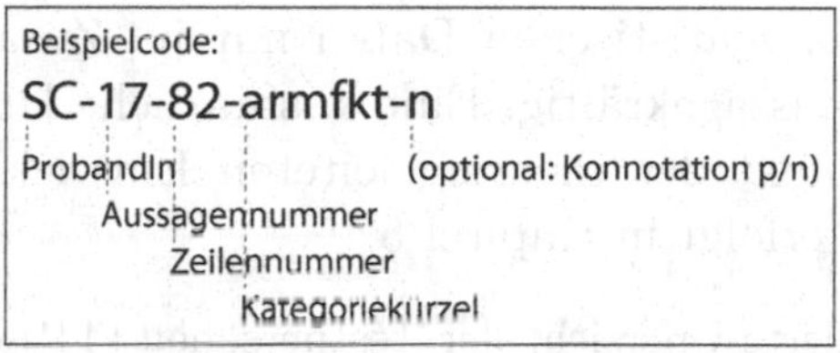

```
Beispielcode:
SC-17-82-armfkt-n
ProbandIn          (optional: Konnotation p/n)
   Aussagennummer
   Zeilennummer
   Kategoriekürzel
```

Abbildung 4.4: Für die Auswertung der Interview-Aussagen verwendetes
Kodierungsschema.

Die so zusammengefassten Interviews wurden dann im Kontext der
Ergebnisse der anderen Messinstrumente interpretiert. Hierbei konnte
im Sinne von Fallstudien auf umfangreiche klinische Informationen und
demographische Angaben der PatientInnen zurückgegriffen werden.

Darüber hinaus wurde die kodierte tabellarische Übersicht ausgezählt. Sowohl für jeden bzw. jede PatientIn, als auch für die gesamte
Gruppe ergaben sich Häufigkeitsverteilungen der Argumente in den
verschiedenen Kategorien, die zudem mit Konnotationen versehen waren. In diesem Sinne wurden die Ergebnisse zusätzlich als quantitative
Daten verwendet und als solche wie im vorherigen Abschnitt erläutert
ausgewertet.

4.4 Ergebnisse

In diesem Kapitel werden die Ergebnisse der Pilotstudie aus zwei Perspektiven vorgestellt. Zunächst werden die statistischen Daten der EG und der KG sowie deren Korrelationen untereinander untersucht. Dies geschieht in Vorbereitung auf die anschließende detaillierte Betrachtung der PatientInnen der EG im Rahmen von Fallstudien. Dort werden die statistischen Daten im Zusammenhang mit den demographischen Angaben und den während der Interviews gelieferten Argumenten dargestellt.

Der reinen Ergebnisdarstellung folgt hier in den jeweiligen Abschnitten eine kurze Interpretation. Aufgrund der geringen Fallzahl ist die Interpretation der statistischen Daten nur im Zusammenhang mit den Fallstudien aussagekräftig. Eine ausführliche Diskussion der Ergebnisse im Kontext der theoriegeleiteten Entwicklung des AVUS Therapiesystems erfolgt in Kapitel 5.

Tabelle 4.6: Kodierte Übersicht der Testpersonen (TP) der Pilotstudie.

TP	Gr.	Lauf	Alter	Geschl.	Hemip.	Vorfall
SC	EG	1	51	weiblich	links	6 Monate
RI	EG	1	72	männlich	rechts	2,5 Monate
KE	KG	1	55	männlich	rechts	7 Monate
RE	EG	1	50	männlich	links	1 Monat
HO	KG	1 (EX)	80	weiblich	rechts	2 Monate
HG	EG	2	75	männlich	rechts	2,5 Monate
NE	EG	2	68	männlich	links	1 Monat
WE	KG	2	85	männlich	links	1 Monat

Die Tabelle 4.6 listet alle StudienteilnehmerInnen mit den wichtigsten demographischen Angaben auf. Die Testperson HO stürzte im Laufe der Studienwoche. Ihr therapeutischer Fortschritt wurde dadurch in einem Maße beeinflusst, dass ihre Daten von der weiteren Analyse ausgeschlossen werden mussten. Hierdurch verringerte sich die Anzahl der ProbandInnen in der Kontrollgruppe auf zwei Personen. Das Durchschnittsalter betrug nunmehr 65 Jahre bei gleichbleibender Spanne (50-85 Jahre). Nur eine Person war weiblich, diese befand sich in der EG. Die vom Schlaganfall betroffene Körperseite war sowohl innerhalb der Gruppen als auch in der gesamten Stichprobe ausgeglichen. Der Vorfall lag zwischen 1 und 7 Monaten zurück.

4.4.1 Statistische Übersicht

Die Abbildung 4.5 stellt die für die Auswertung verwendeten statistischen Daten dar. Angaben zum protokollierten Bewegungsausmaß fehlen in dieser Übersicht, da die aufgezeichneten Daten eine zu hohe Unsicherheit aufwiesen und daher statistisch nicht ausgewertet wurden. Dieses Ergebnis wird weiter unten näher erläutert.

	Experimentalgruppe					Kontrollgruppe	
Messinstrument	SC	RI	RE	HG	NE	KE	WE
FMT-OE	max: 66						
pre	13	10	15	49	29	42	17
post	18	11	18	51	33	48	21
Differenz	5 (38%)	1 (10%)	3 (20%)	2 (4%)	4 (13%)	6 (14%)	4 (23%)
MBV Beurteilung	min: -3, max: +3						
pre	3	-1	2	-2	0	1	0
post	2	0	1	0	2	3	1
Gesamt	2	0	1	-2	0	3	1
FAS	max: 10.0						
post	8.1	1.0	9.5	7.6	7.4	8.3	6.3
IPQ	max: 6.0						
General Presence	5.8	0.0	5.8	5.8	1.2		
Spatial Presence	4.8	1.1	4.9	4.8	2.1		
Involvement	6.0	0.6	5.7	2.8	1.5		
Kombiniert	5.5	0.6	5.5	4.5	1.6		
Interview	Argu. gesamt: 194						
Argumente gesamt	51	23	33	52	35		
pos/neg/neutral	14/3/34	1/4/18	17/0/16	25/1/26	8/3/24		
AVUS Kategorien	38	13	25	41	24		
pos/neg/neutral	12/1/25	1/4/8	14/0/11	22/0/19	4/3/17		

Abbildung 4.5: Übersicht über die für die Auswertung verwendeten statistischen Daten.

Motorische Funktion der oberen Extremitäten

Die Abbildung 4.5 zeigt die Ergebnisse bzgl. der motorischen Funktion der oberen Extremitäten, welche durch den Fugl-Meyer Test (FMT-OE) vor und nach der Intervention beurteilt wurden. Es ergaben sich schwache bis moderate Verbesserungen (+1 bis +6) für alle teilnehmenden PatientInnen über den Verlauf der Studienwoche. Die prozentuale Verbesserung bezogen auf die Einstufung im Pretest zeigte hingegen eine deutlich Spanne (+4% bis +38%). Der Unterschied zwischen den Gruppen war gering, jedoch mit einer tendenziellen Bevorzugung der KG. Diese Tendenz wird bei Betrachtung der prozentualen Verbesserungen verringert, wobei der höchste Wert (+38%) von einer Patientin der EG erzielt wurde.

Die Daten zeigen auch, dass die teilnehmenden PatientInnen sich bei Studienbeginn bzgl. der Armfunktion auf sehr unterschiedlichen Niveaus befanden (FMT-OE Pretest Einstufungen 10 bis 49). Hohe Steigerungen erzielten allerdings sowohl PatientInnen mit guter Armfunktion (Testperson KE: 42 +6) als auch PatientInnen mit schwacher Armfunktion (Testperson SC: 13 +5).

Interpretation: Die tendenziell stärkere Verbesserung der KG kann unter den gegebenen Rahmenbedingungen nicht zu einer Ablehnung der H_v1 führen, allerdings stärkt es sie auch nicht. Es traten keine offensichtlichen, benachteiligenden Effekte durch die AVUS Therapie auf. Vielmehr verbesserte sich die Armfunktion aller PatientInnen in einer vergleichbaren Größenordnung. Eine weitere Untersuchung der AVUS Therapie über einen längeren Zeitraum und mit einer enger eingegrenzten Zielgruppe ist nötig, um die vorliegenden Ergebnisse näher zu beurteilen.

Es kann auf Grundlage der Ergebnisse durch die vorhandene Armfunktion keine besondere Eignung für den untersuchten therapeutischen Ansatz bestimmt werden. Die breite Spanne der Pretest-Einstufungen schwächt die Vergleichbarkeit der statistischen Ergebnisse, ist aber für die umfassende Beurteilung des praktischen Einsatzes der AVUS in den Fallstudien zuträglich (siehe Abschnitt 4.4.3).

Mentale Bewegungsvorstellung

Die Fähigkeit zur mentalen Bewegungsvorstellung (MBV Beurteilung) war bei den teilnehmenden PatientInnen sehr unterschiedlich ausgeprägt (Spanne: -2 bis +3) und die PatientInnen der KG waren tendenziell besser, als die der EG. Die Mehrzahl der PatientInnen steigerte sich vom Pre- zum Posttest (zweimal +1, dreimal +2) zwei PatientInnen der EG verschlechterten sich jedoch (zweimal -1).

Interpretation: Diese Ergebnisse bestätigen die Hinweise in der Literatur, nach welchen die Fähigkeit zur mentalen Bewegungsvorstellung von Mensch zu Mensch verschieden ist (siehe Abschnitt 2.2.3). Die große Spanne der Ergebnisse in dieser Studie weist auf solche individuellen Unterschiede hin. Die genannten Quellen erläutern außerdem, dass die individuelle Ausprägung Auswirkungen auf die funktionale Rehabilitation nach einem Schlaganfall haben kann. In wie weit ein solcher Zusammenhang im vorliegenden Fall unterstellt werden kann, wird im Kapitel 4.4.2 besprochen.

Die relativ hohen Abweichungen der Messungen zwischen Pre- und Posttest können nicht eindeutig auf ihre Ursache zurückgeführt werden. Es können Trainingseffekte durch die Interventionen oder aber durch die wiederholte Durchführung des Tests verantwortlich sein.

Die MBV Beurteilung nach der hier verwendeten Methode wurde bislang nicht untersucht und ist daher mit einiger Unsicherheit behaftet. Durch die wiederholten Messungen und die Kombination der Elemente Treffergenauigkeit, Geschwindigkeit und Geschwindigkeitsdifferenz der L/R Erkennung anhand von Literaturangaben (siehe Abschnitt 4.3.4) konnten diese Unsicherheiten teilweise ausgeglichen werden.

In den Fallstudien finden sich Hinweise darauf, dass diejenigen PatientInnen, die ein relativ gutes mentales Vorstellungsvermögen attestiert bekommen haben, tatsächlich durch die AVUS in besonderem Maße zu gesteigerter Aktivität mit der betroffenen Körperseite animiert wurden (siehe Fallstudien SC und RE). Entsprechend der theoriegeleiteten Entwicklung des Systems kann dies als ein Indiz für die Plausibilität der TW_h7 (siehe Abschnitt 3.1) sowie des WZH2 (siehe Abschnitt 4.1.2) gewertet werden.

Subjektiv empfundene Leistungssteigerung

Sechs der sieben PatientInnen bewerteten die über den Verlauf der Woche subjektiv empfundene Leistungssteigerung in der oberen Hälfte der Skala (FAS, 6,3 bis 9,5), ein Patient der EG schätzte seinen Fortschritt jedoch sehr schlecht ein (1,0). Alle vier weiteren PatientInnen der EG gaben eine deutlich positive Beurteilung an (> 7,4).

Interpretation: Mit einer Ausnahme hatten alle PatientInnen einen positiven Eindruck ihres therapeutischen Erfolgs. Die Ergebnisse korrespondieren mit dem gezeigten Verhalten der PatientInnen während der Interventionen. Insbesondere die beiden Extremwerte können eindeutig mit einer ablehnenden bzw. begeisterten Haltung gegenüber der AVUS Therapie in Verbindung gebracht werden (siehe Fallstudien der Patienten RI und RE). Insgesamt kann ein enger Zusammenhang zwischen der Bewertung der PatientInnen und dem gezeigten Interesse an den jeweils angebotenen Interventionen angenommen werden. Die Plausibilität des WZH3 wird durch diese Ergebnisse gestärkt.

Für PatientInnen nach einem Schlaganfall ist das Wiedererlangen von Selbständigkeit und Selbstvertrauen ein wesentliches Ziel (siehe Abschnitt 2.2.2). Dieses wird nicht ausschließlich durch rein motorische Verbesserungen erreicht, sondern spiegelt sich auch in den Möglichkeiten zur gesellschaftlichen Teilhabe und eigenständigen Gestaltung des Alltags wieder (siehe Abschnitt 2.4.2). Die Selbsteinschätzung der Leistungssteigerung kann vor diesem Hintergrund auch Ausdruck einer Beeinflussung der allgemeinen Lebensqualität sein (vgl. [173]).

Da die Interventionen der EG und der KG die Aspekte der freien und eigenständigen Gestaltung des therapeutischen Ablaufs sowie der Bewegung zu Musik teilen, ist die insgesamt hohe Bewertung ein Indiz für die positiven Auswirkungen dieser Aspekte auf die subjektiv empfundene Lebensqualität der PatientInnen. Diese Interpretation wird auch durch die Äußerungen der TeilnehmerInnen im Rahmen der Interviews unterstützt (siehe Abschnitt 4.4.3).

Präsenzgefühl

Das empfundene Präsenzgefühl (IPQ) wird hier durch die Mittelwerte aller Messungen eines bzw. einer PatientIn zusammengefasst behandelt. Eine detaillierte Auswertung der einzelnen Messungen erfolgte im Rahmen der Fallstudien. Es werden sowohl die allgemeine Beurteilung (General Presence) und die zwei Dimensionen des IPQ (Spatial Presence, Involvement) als auch die Kombination dieser Teile zu einer Gesamtbeurteilung betrachtet. Es liegen ausschließlich Werte für PatientInnen der EG vor, da sich diese Messungen auf die Interaktion mit dem Therapiesystem beziehen.

Die kombinierten Ergebnisse weisen eine breite Spanne auf, drei der fünf PatientInnen bewerteten die Erfahrung insgesamt hoch ($>$ 4,5), zwei bewerteten sie hingegen niedrig ($<$ 1,6). Dieses Verhältnis spiegelt sich auch bei der Beurteilung General Presence (dreimal $>$ 5,8; zweimal $<$ 1,2) und der Dimension Spatial Presence (dreimal $>$ 4,8; zweimal $<$ 2,1) wieder. Die Bewertungen der Involvement-Dimension waren allerdings nicht so deutlich in zwei Gruppen getrennt.

Interpretation: Im Kontext der AVUS sind dies besonders interessante Ergebnisse. Die Beurteilungen zu den Teilen General und Spatial Presence stellen vor allem das Gefühl der räumlichen Anwesenheit in der virtuellen Welt dar, während die Involvement-Dimension den Grad der auf die Umgebung gerichteten geistigen Aufmerksamkeit widerspiegelt. Offenbar können die gewählten abstrakten Visualisierungen in besonderem Maße das Gefühl eines Raumes erzeugen, wobei die geistige Aufmerksamkeit weniger stark gebunden wurde. Letzteres kann auf die relative Beschränktheit dieser frühen Version der AVUS zurück geführt werden.

Insgesamt zeigte sich, dass die Interaktion mit der AVUS tatsächlich ein starkes Präsenzgefühl hervorrufen kann. Allerdings wird auch offensichtlich, dass dies nicht für jede Person gleichermaßen der Fall ist. Neben der technischen Gestaltung des Systems kann dies auch von persönlichen Voraussetzungen der PatientInnen abhängen (TW_h6, siehe Abschnitt 3.1). Die Ergebnisse der Studie zeigen an, dass eine

weitere Untersuchung dieser Parameter hinsichtlich einer stärkeren
Eingrenzung der Zielgruppe des Systems vielversprechend ist.

Aufgezeichnete Bewegungsdaten

Die durch das AVUS System während der Intervention aufgezeichneten
Bewegungsdaten sollten Aufschluss geben über die Bewegungsaktivität
und -ausmaße der PatientInnen. Hierzu wurden unter anderem die
zurückgelegten Entfernungen der Armgelenke sowie die maximalen
Winkel zwischen den Armen und der Körpermitte berechnet (siehe
Abschnitt 3.3.2). Im Rahmen der Auswertung mussten diese Informa-
tionen allerdings aufgrund zu hoher Unsicherheiten verworfen werden.
Dies wird in der Abbildung 4.6 anhand der Bewegungsdaten einer
Testperson dargestellt und im Folgenden erläutert.

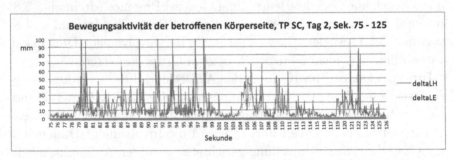

Abbildung 4.6: Über den Interventionsverlauf zurückgelegte Entfernungen der Hand- und Ellbogengelenke der betroffenen
Seite von Testperson SC.

Die Erkennung der Bewegungsinformationen mit Hilfe des Kinect
Sensors ist fehleranfällig, bspw. durch störende Infrarotstrahlung sowie
durch die Verdeckung einzelner Körperteile während der Interaktion (siehe Abschnitt 3.2.2). Diese Anfälligkeit zeigte sich besonders
deutlich beim Einsatz mit SchlaganfallpatientInnen mit geringem Bewegungsausmaß.

Die Abbildung 4.6 zeigt die berechneten Distanzen, welche die Hand-
und Ellbogengelenke der betroffenen Körperseite von Testperson SC

jeweils zwischen zwei aufgenommenen Sensorbildern (etwa 30 Milli-
sekunden) zurück gelegt haben, aufgetragen über der Zeit. Es wurde
ein Ausschnitt der Interaktion am Tag 2 der Studie gewählt, der keine Verzerrungen durch vorbereitende und abschließende Maßnahmen
(bspw. Positionierung der Patientin, Störung durch Therapeuten im
Bild) aufweist.

In der Abbildung sind sowohl relativ konstante Bewegungsdistanzen
im Bereich von wenigen Millimetern pro Sensorbild als auch stark
abrupte Bewegungsdistanzen im Bereich von über 20 Millimetern
pro Sensorbild zu erkennen. Letztere können eindeutig als Rauschen
identifiziert werden, da die Patientin SC zu derartigen Bewegungen
nicht in der Lage war. Die Stärke dieses Rauschsignals ist dabei so
hoch, dass eine zuverlässige Bewertung der tatsächlich durchgeführten
Bewegungen anhand dieser Informationen nicht möglich ist. Ähnlich
starke Rauschanteile fanden sich bei allen PatientInnen der EG.

Die hohen und unkorrekten Distanzmessungen kommen durch fehlerhaft erkannte Gelenkpositionen zustande. Werden in einem Sensorbild
die tatsächlichen Gelenke nicht erkannt, können willkürliche, vom
Sensor registrierte Objekte als Gelenke identifiziert werden. Diese
können dann entsprechend weit von der zuletzt registrierten tatsächlichen Gelenkposition entfernt sein. Zwar bietet das NITE Plugin des
verwendeten OpenNI Treibers eine Heuristik, nach welcher als fehlerhaft erkannte Gelenkpositionen in eine Nullposition überführt werden
(vgl. [153]), allerdings ist die Registrierung des Fehlers nicht in jedem
Fall sichergestellt. Zudem führt auch bei erfolgreicher Anwendung der
Heuristik die Überführung in die Nullposition zu falschen Messwerten.
Insgesamt resultieren daher hieraus fehlerhafte Distanzen, welche durch
ihre relative Höhe überproportional zu der akkumulierten Bewegung
der Gelenke über den Verlauf der Intervention beitragen. Gleichzeitig
wird auch die Bewertung des maximalen Bewegungsausmaßes durch
die berechneten Winkel der Armgelenke unmöglich. Die fehlerhaften
Gelenkpositionen erzeugen Winkelmaße zwischen Körperteilen, die
tatsächlich von den PatientInnen nicht eingenommen wurden.

Als Ursache für die hohe Unsicherheit der Daten konnte ein geringes
Bewegungsausmaß der PatientInnen auf der betroffenen Körperseite

identifiziert werden. Häufig waren Bewegungen derart gering und nah am Körper, dass eine Unterscheidung der Arme vom Rest des Körpers im Sensorbild über einen längeren Zeitraum unmöglich war. Gerade dies schien jedoch bei der verwendeten Technik für die korrekte Erkennung notwendig zu sein. Für eine zuverlässige Auswertung der Bewegungsaktivität mit dem AVUS System müssen daher entweder weiterentwickelte, softwaretechnische Lösungen gefunden oder andere Hardwarekomponenten verwendet werden. Dies war im Rahmen der vorliegenden Arbeit nicht möglich.

Interpretation: Aufgrund dieser Ergebnisse muss die H_v5 bei vergleichbaren Rahmenbedingungen verworfen werden. Der Kinect Sensor in Verbindung mit der OpenNI 1.5 Treibersoftware und dem NITE Plugin in der Version 1.5 stellt die Sensordaten bei SchlaganfallpatientInnen mit einem derart hohen Rauschanteil zur Verfügung, dass eine therapeutische Auswertung nicht möglich ist. Dies widerlegt die Einschätzung aus den Anwendungstests (siehe Abschnitt 3.4.2), wird aber inzwischen von anderen AutorInnen bestätigt (vgl. [17]). Im Kapitel 5.3.2 werden Lösungsmöglichkeiten für dieses Problem diskutiert.

Ausgezählte Kategorien und Argumente der Interviews

Die mit den PatientInnen der EG durchgeführten Interviews wurden nach der qualitativen Auswertung ausgezählt (siehe Abschnitt 4.3.4). Die identifizierten Kategorien, zu denen die Aussagen der PatientInnen in Form von Argumenten zugeordnet wurden, bilden die in Abbildung 4.7 gezeigte Hierarchie. Hierbei wurde unterschieden in Kategorien, durch welche allgemeine Aspekte des therapeutischen Alltags zusammengefasst werden und solche, die explizit Aspekte der AVUS Therapie behandelten.

Wie aus Abbildung 4.8 entnommen werden kann, lieferten die PatientInnen insgesamt 195 Argumente, von denen 142 den Kategorien der AVUS Therapie zugeordnet wurden. Die Verteilung der positiv, negativ bzw. nicht konnotierten Argumente war in beiden Fällen vergleichbar (insgesamt: 65 positiv, 11 negativ, 119 neutral; AVUS: 53 positiv, 8 negativ, 81 neutral).

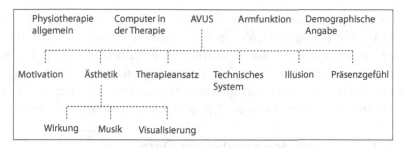

Abbildung 4.7: Kategorienhierarchie der Interview-Aussagen.

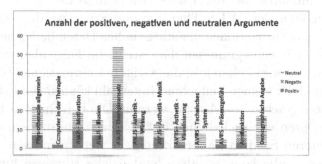

Abbildung 4.8: Anzahl der positiven, negativen und neutralen Interview-Argumente in den einzelnen Kategorien.

Interpretation: Neben der überwiegenden Nennung nicht oder unklar konnotierter Argumente (61 % insgesamt bzw. 57 % AVUS) fällt der hohe Anteil an positiv konnotierten Argumenten auf (33,3 % insgesamt bzw. 37,3 % AVUS). Dies lässt auf eine grundsätzlich wohlwollende Haltung gegenüber der Studienteilnahme und der AVUS Therapie schließen. Lediglich ein Patient äußerte sich überwiegend negativ. Dies wird im Rahmen der Fallstudien genauer betrachtet.

Die Argumente waren in den Kategorien sehr unterschiedlich verteilt, wie die Abbildung 4.8 zeigt. Relativ hohe Anzahlen erreichten die beiden allgemeinen Kategorien „Physiotherapie allgemein" (22) und „AVUS - Therapieansatz" (54). Nur wenige Argumente wurden in den spezielleren Kategorien „Computer in der Therapie" (2) und „AVUS - Präsenzgefühl" (5) genannt. Auffällig ist die ausschließliche

Nennung negativ konnotierter (1) bzw. nicht konnotierter (7) Argumente in der Kategorie „AVUS - Technisches System". Mit dieser Kategorie wurden Hinweise zu technischen Aspekten des AVUS Systems zusammengefasst. Von den PatientInnen wurde diesbezüglich offenbar Verbesserungsbedarf gesehen, weswegen diese Argumente für die weitere Entwicklung der AVUS besondere Bedeutung bekommen.

4.4.2 Korrelation der erhobenen Daten

Als ein sekundäres Ziel der Pilotstudie sollten mögliche Wirkungszusammenhänge der AVUS Therapie untersucht werden. Zu diesem Zweck wurden Korrelationen der statistischen Daten berechnet und die Ergebnisse in Streudiagrammen dargestellt. Im Folgenden werden nur solche Korrelationen behandelt, die wichtige Informationen beinhalten.

Auf Grund der kleinen TeilnehmerInnenzahl können keine statistisch signifikanten Nachweise erbracht werden. Die berechneten Korrelationskoeffizienten weisen lediglich auf mögliche Zusammenhänge hin, die in weiteren Studien näher untersucht werden müssen. Im Rahmen dieser Studie konnten aber tendenzielle Hinweise hinsichtlich vielversprechender Untersuchungsparameter gefunden werden.

Zusammenhänge bezüglich der funktionalen Rehabilitation

Die Abbildung 4.9 zeigt die zwei Streudiagramme der Zusammenhänge des Präsenzgefühls bzw. der Fähigkeit zur mentalen Bewegungsvorstellung mit der funktionalen Rehabilitation. Das erlebte Präsenzgefühl korrelierte mit der Steigerung der Punktzahl des Fugl-Meyer Tests (Spearmans $\rho=0{,}7$; Pearsons $r=0{,}49$; $n=5$). Die Korrelation der Bewertung der L/R Zuordnung von Handbildern mit dieser Steigerung war sogar stark und nahezu linear ($\rho=0{,}75$; $r=0{,}76$; $n=7$).

Interpretation: Zwei wesentliche Aspekte der theoriegeleiteten Entwicklung der AVUS stehen in dieser Studie in einem Zusammenhang mit der Effektivität der Therapie. Die Plausibilität der WZH1 und WZH2 wird durch diese Daten unterstützt.

Bezüglich des Präsenzgefühls lässt sich festhalten, dass die Dimension Involvement in besonderem Maße ($\rho=0{,}7$; $r=0{,}62$) zur insgesamt

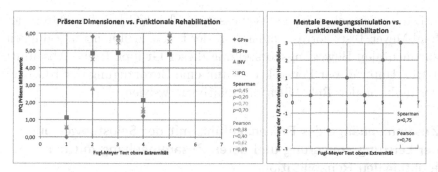

Abbildung 4.9: Streudiagramme der Zusammenhänge Präsenzdimensionen bzw. Mentale Bewegungsvorstellung vs. Funktionale Rehabilitation.

starken Korrelation beigetragen hat. Dies erscheint naheliegend, da sich von der durch diese Dimension gemessenen geistigen Aufmerksamkeit eine Konzentration auf die Übungen und das Engagement beim Training ableiten lässt. Hingegen hingen die beiden Werte, welche die räumliche Präsenz in der virtuellen Umgebung beschreiben weniger stark mit dem Therapieerfolg zusammen (General Presence $\rho-0{,}45$; r=0,38; Spatial Presence $\rho=0{,}2$; r=0,4). Vor diesem Hintergrund erscheint es sinnvoll, die Multidimensionalität des Präsenzgefühls im Kontext der Auswirkungen auf den therapeutischen Erfolg näher zu untersuchen.

Der enge Zusammenhang zwischen der Fähigkeit zur mentalen Bewegungsvorstellung und der funktionalen Rehabilitation ist ein deutliches Indiz für eine besondere Eignung der AVUS Therapie für PatientInnen mit einem guten mentalen Vorstellungsvermögen. Insbesondere der Aspekt der freien Bewegung zu Musik ist dabei - aufgrund der diesbezüglich weitgehenden Vergleichbarkeit der Interventionen der EG und der KG - hervorzuheben. Darüber hinaus bestärkt dieses Ergebnis die Annahme einer Abhängigkeit der AVUS Therapie von den persönlichen Voraussetzungen der PatientInnen und die $\text{TW}_h 7$ wird unterstützt.

Die tendenziell stärkere Verbesserung der KG bei den Daten des Fugl-Meyer Tests korrespondiert mit der tendenziell höheren Fähigkeit zur mentalen Bewegungsvorstellung dieser Gruppe (siehe Abschnitt 4.4.1). Unter dieser Perspektive kann eine Bevorzugung der KG bzgl. der funktionalen Rehabilitation relativiert werden.

Zusammenhänge des Präsenzgefühls mit der Selbstbewertung der Leistungssteigerung und deren Zusammenhang mit der funktionalen Rehabilitation

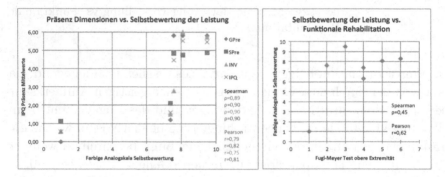

Abbildung 4.10: Streudiagramm der Zusammenhänge Präsenzdimensionen bzw. Funktionale Rehabilitation vs. Selbstbewertung der Leistung.

Die Korrelationen bzgl. der Selbstbewertung der Leistungssteigerung sind in Abbildung 4.10 dargestellt. Das Präsenzgefühl und alle Teildimensionen korrelierten sehr stark und linear mit der Selbstbewertung auf der Analogskala (General Presence: ρ=0,89, r=0,79; Spatial Presence: ρ=0,9, r=0,82; Involvement: ρ=0,9, r=0,75; IPQ gesamt: ρ=0,9, r=0,81; n=5). Gleichzeitig korrelierte die Selbstbewertung mit der Verbesserung im Fugl-Meyer Test (ρ=0,45, r=0,62; n=7).

Interpretation: Ein hohes Präsenzgefühl während der Intervention hing offenbar eng zusammen mit dem subjektiven Eindruck von therapeutischem Erfolg. Dieser Eindruck war auch an tatsächlich gemessenen, funktionalen Verbesserungen orientiert, allerdings könnte -

wie in Abschnitt 4.4.1 erläutert - mit der Einschätzung auch ein Ausdruck der Auswirkungen auf die allgemeine Lebensqualität verbunden gewesen sein.

Die Einschätzung des Präsenzgefühls wurde in dieser Studie unmittelbar nach der Interaktion mit der AVUS aufgenommen. Eine Reflexion der therapeutischen Wirkung durch die PatientInnen erscheint zu diesem Zeitpunkt unwahrscheinlich, was für die Unabhängigkeit der Präsenzbeurteilung hiervon spricht. Auch in den Interviews fanden sich keine Hinweise darauf, dass die Identifikation mit der virtuellen Umgebung durch das Gefühl eines therapeutischen Nutzens beeinflusst war. Vielmehr erscheint es andersherum plausibel, dass der psychologische Eindruck, den die Interaktion mit der AVUS hinterließ, auch die subjektive Einschätzung des therapeutischen Erfolgs prägte.

Diese Ergebnisse können als ein Hinweis auf eine therapeutisch relevante Wirkung des Präsenzgefühls interpretiert werden und dies spricht für den WZH1. Die Konzeption der AVUS Therapie nach einem freien und selbstgesteuerten Ablauf soll Autonomie und Kompetenz vermitteln und dies gibt Anlass zu der Vermutung, dass durch das Training eine Stärkung des Selbstvertrauens und -bewusstseins der PatientInnen gefördert wird. Dies könnte sich bei SchlaganfallpatientInnen in einer gesteigerten Lebensqualität niederschlagen. Zukünftige Untersuchungen sollten daher Quality of Life (QoL)-Messinstrumente einsetzen (z.B. den EuroQoL-Fragebogen [47]).

Zusammenhänge mit der Anzahl der positiv konnotierten AVUS-Argumente der Interviews

Die Abbildung 4.11 zeigt Zusammenhänge quantitativer Messinstrumente mit der Anzahl positiver Argumente, welche die PatientInnen im Rahmen der Interviews bzgl. der AVUS Therapie äußerten. Letzteres kann als ein Hinweis auf die grundsätzliche Haltung der PatientInnen gegenüber der AVUS verstanden werden. Das Präsenzgefühl korrelierte mit der Ausprägung dieser Haltung ($\rho=0{,}6$, r=0,81; n=5), wobei die beiden Teile der räumlichen Präsenz in besonderem Maße hierzu beitrugen (General Presence: $\rho=0{,}89$, r=0,9; Spatial Presence: $\rho=0{,}9$,

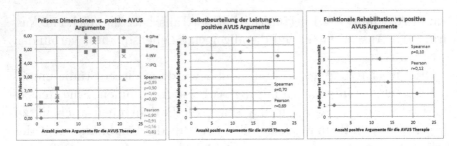

Abbildung 4.11: Streudiagramme der Zusammenhänge Präsenzdimensionen, Selbstbeurteilung der Leistung, bzw. Funktionale Rehabilitation und positive AVUS Argumente.

r=0,91). Die Selbstbeurteilung der Leistungssteigerung wies ebenfalls einen Zusammenhang auf (ρ=0,7, r=0,69; n=5). Hingegen war die funktionale Rehabilitation nicht, bzw. nur sehr schwach mit der Anzahl der positiven Argumente korreliert (ρ=0,1, r=0,12; n=5).

Interpretation: Diese Ergebnisse erscheinen naheliegend. Sowohl die Daten bzgl. des Präsenzgefühls als auch die Selbstbeurteilung der Leistungssteigerung sind subjektive Angaben, die offenbar durch die persönliche Haltung der PatientInnen gegenüber der Therapie beeinflusst werden können. Zwar werden auch motorische Trainingseffekte in der Literatur als durch persönliche Faktoren wie bspw. die Motivation beeinflusst dargestellt, aber dies muss nicht notwendigerweise mit einer positiven Beurteilung der Therapie verbunden sein. In der Tat wiesen Äußerungen im Rahmen der Interviews darauf hin, dass für einige PatientInnen das persönliche Gefallen einer Intervention für ihr Engagement beim Training nachrangig ist (siehe Fallstudien RI und NE).

Interessant erscheint die hohe Korrelation der räumlichen Präsenz mit der Beurteilung der Therapie. Dies kann als ein Hinweis darauf gedeutet werden, dass das vorübergehende Eintauchen in eine virtuelle Welt für SchlaganfallpatientInnen eine eindrucksvolle und positive Erfahrung darstellt. Diese Interpretation wird von Argumenten der Patienten RE und HG unterstützt.

4.4.3 Fallstudien

Im Rahmen der Fallstudien werden die Ergebnisse der PatientInnen der EG detailliert betrachtet und zueinander in Bezug gesetzt. Damit wird eine reichhaltige Beurteilung der AVUS im praktischen Einsatz möglich. Neben den mit den quantitativen Messinstrumenten erhobenen Daten werden hier auch die qualitativen Angaben aus den Interviews sowie zusätzliche demographische Informationenverwendet. Für Zitate der PatientInnen werden die paraphrasierten Aussagen verwendet und durch ihren Code (vgl. Abschnitt 4.3.4) gekennzeichnet.

Fallstudie Patientin SC

Frau SC war mit 51 Jahren eine vergleichsweise junge Schlaganfallpatientin. Zur Zeit der Studiendurchführung lag ihr Schlaganfall bereits sechs Monate zurück und sie befand sich am Übergang der subakuten zur chronischen Phase. Vor ihrem Schlaganfall stand Frau SC mitten im Leben. Ihre zwei Kinder sind erwachsen und sie kaufte sich mit ihrem Mann einen alten Resthof, der renoviert werden muss. Sie ist als Selbstständige tätig und unterhält eine Veranstaltungsagentur. Hierfür arbeitet sie auch viel mit dem Computer und sie fand es naheliegend, diese Technologie auch für die Therapie zu nutzen. Computerspiele kannte sie allerdings keine. Sie bezeichnete sich selbst als eine Person, die ihre Zeit normalerweise nicht mit Spielen verbringt, sondern lieber etwas herstellt.

Frau SC war eine sehr ehrgeizige Patientin, die unbedingt wieder selbstständig sein wollte. Seit ihrem Schlaganfall hatte sie durchgängig Therapie und während ihres Aufenthalts im Neurozentrum lag der therapeutische Schwerpunkt nach ihren eigenen Wünschen auf der Armfunktion. Zusätzlich zur motorischen Einschränkung hatte sie auch eine Sensibilitätsstörung im betroffenen Arm und spürte diesen nicht. Die Übungen mit dem AVUS-System führte sie hoch motiviert und geradezu verbissen durch. Bei negativen Ergebnissen äußerte sie sich schnell frustriert und strebte dann umso mehr nach Erfolg.

Nach ihren eigenen Angaben war ihre therapeutische Behandlung bisher erfolgreich: „Physio- und Ergotherapie bringen mich weiter. Es

wird jeden Tag etwas Neues ausgetestet." (SC-6-30-phys_allg-p) Dabei
ist es ihr „ganz wichtig, dass Therapie Spaß macht. Am Besten ist es
zwischendurch auch mal lustig. Da kommt so eine Motivation auf."
(SC-48-330-phys_allg)

Frau SC hob die motivierende Wirkung der AVUS-Therapie hervor: „Wenn ich's nicht schaffe, dann ist hier ja keine Dramatik da.
Das ist für mich ganz schön und Motivation" (SC-3-14-motiv-p) „So
etwas kreatives spricht mich an." (SC-15-72-motiv-p) „Ähnliche Motivationshilfen würde ich mir auch für andere Therapie wünschen."
(SC-49-336-motiv) Sie gab an, dass sie sich durch die AVUS-Therapie
auch zu Aktionen im Alltag animiert fühlte: „Ich habe versucht den
Lichtschalter mit meiner betroffenen Hand einzuschalten, obwohl ich
damit ganz nach oben muss." (SC-1-8-motiv-p) „Ich habe das Gefühl
gehabt, Hej, probier es doch mal mit links! Das war eigentlich weg
und jetzt ist erstmals so ein Impuls der kommt." (SC-4-18-motiv-p)

Frau SC bezeichnete die AVUS Therapie als „sanftere Therapie" (SC-
2-12-avus_ther) und sie würde „das AVUS Programm auch eigenständig
benutzen." (SC-10-53-avus_ther) „Wenn ich das AVUS Programm mit
nach Hause nehmen könnte würde ich wahrscheinlich mehr den Spiel-
trieb raushängen lassen." (SC-16-77-avus_ther-p) Allerdings war es
ihr auch wichtig, die Bewegungen vorgemacht zu bekommen: „Das
Vormachen der Bewegungen in der ersten Phase ist ganz schön, damit
man nicht vergisst zu üben. Man sieht dann, welche Figuren gehen."
(SC-21-139-avus_ther) „Durch das Vormachen der Bewegung ist die
Verknüpfung zwischen der Bewegung und dem visuellen Effekt da."
(SC-22-161-avus_ther) „Ich hätte lieber jeden Tag zuerst Bewegungen
vorgemacht bekommen. Das ist wie beim Tanzen lernen, da sieht man
auch eine Figur und tanzt die dann nach." (SC-23-167-avus_ther)

Während der Therapie mit dem AVUS-System fühlte sich Frau SC
produktiv: „Ich denke wenn man da am Bildschirm eine lustige Figur
herstellt, dann erschafft man etwas." (SC-14-70-avus_ästh_wirk) Dabei
gefiel ihr die Gestaltung insgesamt gut: „Die Farben des Programms
haben mich total angesprochen." (SC-32-243-avus_ästh_visu-p) „Durch
die rot-gelbe Farbe auf der linken Seite des Baums habe ich mich wohl
gefühlt, weil Rot Wärme erzeugt und Schlaganfallpatienten auf der

betroffenen Seite schnell frösteln." (SC-33-244-avus_ästh_wirk) „Die Kombination von Musik und Farben war stimmig und einheitlich" (SC-39-288-avus_ästh_wirk-p) Die verschiedenen Visualisierungen beurteilte sie allerdings unterschiedlich: „Die Wellen haben mir am besten gefallen, obwohl es am schwersten war." (SC-34-260-avus_ästh_wirk) „Die Wirbelsäulen-Visualisierung finde ich ein bisschen langweilig, die gibt wenig her. (...)" (SC-50-340-avus_ästh_visu) „Bei der letzten Visualisierung habe ich gedacht, jetzt schaffe ich eher nichts und da passiert nicht viel." (SC-28-198-avus_ästh_visu)

Die Illusion der Bewegung im Spiegeltherapiemodus erlebte Frau SC eindrucksvoll: „Es war im ersten Moment so ein inneres Juhu und dann habe ich gemerkt, dass die Bewegung gespiegelt wird." (SC-24-177-illus-p) Sie schrieb diesem Modus eine motivierende Wirkung zu: „Ich glaube man lernt mehr, wenn man gelobt wird und der Spiegelmodus ist im Grunde so ähnlich." (SC-25-182-illus) Außerdem fand sie es gut, die Illusion unvorbereitet zu erleben: „Ich finde es schöner, den Spiegelmodus auszuprobieren, ohne vorher darüber Bescheid zu wissen, weil es ein positives Erlebnis war." (SC-26-188-illus-p) Durch ihre Sensibilitätsstörung im betroffenen Arm ergaben sich allerdings Schwierigkeiten: „Ich sehe auf dem Bildschirm nur die doppelte Bewegung und habe gedacht, der betroffene Arm macht nix mehr." (SC-19-117-illus) „Ich habe gedacht, wenn die Verknüpfung durch die Visualisierung da ist, dass sich dann auch die Hand bewegt. Und dann habe ich nach links geschaut, aber die bewegte sich nicht." (SC-41-301-illus) „Aber das ist wohl ein längerer Prozess bis die Hand sich bewegt und dann dachte ich, ich konzentriere mich jetzt darauf und versuche wenigstens ein Kribbeln zu fühlen." (SC-43-306-illus)

Frau SC berichtete von einer Art Muskelkater bzw. Tonuserhöhung nach der AVUS-Therapie: „Die Blockung der Schulter ist stärker geworden. Ich krieg den Arm einfach nicht auseinander. Die Anspannung tritt allerdings hinterher auf." (SC-17-82-armfkt-n) Sie glaubte außerdem nicht, dass sie sich „in dem Computerspiel freier bewegen konnte, als im Alltag." (SC-20-125-armfkt)

Bezüglich der technischen Gestaltung der AVUS-Therapie hatte Frau SC einige Vorschläge. „Vielleicht könnte man die Reihenfolge der Visualisierungen verändern. Mit dem Schwersten anfangen und mit dem Leichtesten aufhören. Das muss man für jeden Patienten anpassen." (SC-29-200-avus_prog) „Ich kann mir vorstellen, dass es was bringt, dass es beflügelt und man den Arm höher macht, wenn die Töne höher werden wenn man den Arm hebt." (SC-38-277-avus_prog) „Es wäre gut wenn mehr kleine Bewegung wie Schulterheben oder Schaukelbewegungen mit dem Oberkörper Effekte erzeugen." (SC-45-317-avus_prog)

Frau SC lieferte insgesamt 51 Argumente von denen 39 explizit die AVUS-Therapie betrafen. Von diesen 39 waren 12 positiv und 1 negativ konnotiert. Ihre Einstellung gegenüber der Therapieform kann als zustimmend und aufgeschlossen bezeichnet werden. Sie zeigte sich motiviert und engagiert. Dabei reflektierte sie die Studienteilnahme offenbar ausgiebig. Die Abbildung 4.12 zeigt die Verteilung der von Patientin SC gelieferten Argumente.

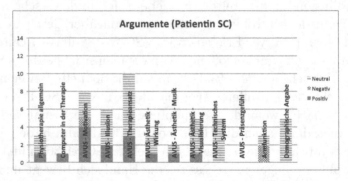

Abbildung 4.12: Von Patientin SC während des Interviews gelieferte Argumente.

In Abbildung 4.13 werden die Ergebnisse der quantitativen Messinstrumente für Patient SC dargestellt. Sie profitierte von den angebotenen Therapien über den Verlauf der Studienwoche vergleichsweise stark (+5 Punkte im FMT-OE). Ihre subjektive Einschätzung des Fortschritts war ebenfalls hoch (8,1 auf der FAS). Sie konnte sich außerdem Bewegungen gut mental vorstellen (+2 MBV-Bewertung). Alle Interaktionen mit der AVUS haben für sie ein starkes Präsenzgefühl hervorgerufen, ab dem zweiten Tag der Intervention waren sowohl die allgemeine Bewertung des Gefühls als auch die Dimension Involvement maximal ausgeprägt.

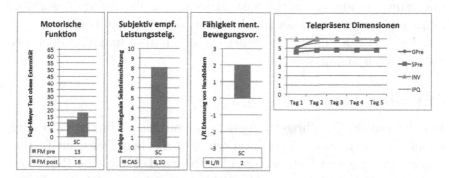

Abbildung 4.13: Ergebnisse der quantitativen Messinstrumente für Patientin SC.

Interpretation: Die Patientin SC erscheint als ein gutes Beispiel für eine vielversprechende Zielgruppe der AVUS-Therapie. Ihre kreative Art fand in der Therapieform eine Entsprechung. Sie war in der Lage, sich in die virtuelle Umgebung hineinzuversetzen und die dargestellten Bewegungen mental mitzuempfinden. Dabei war sie hoch motiviert und gab der Interaktion einen gestalterischen Sinn. Sowohl das Erscheinungsbild als auch die Therapieform haben ihr gut gefallen.

Darüber hinaus gab Frau SC detailreiche Rückmeldungen bzgl. der Wirkung, welche die Intervention auf sie hatte. Sie hat den freien und selbstbestimmten Ansatz als solchen identifiziert und zum Explorieren genutzt. Dabei ging sie an ihre Leistungsgrenzen. Auch der Spiegeltherapiemodus hatte Eindruck auf sie, wobei ihre Erwartungshaltung bzgl. eines automatischen Mitbewegens der betroffenen Seite jedoch nicht erfüllt wurde. Eine genauere Erläuterung der wissenschaftlichen Grundlagen des AVUS Therapiesystems vor Therapiebeginn könnte hier vorbeugen. Allerdings ist von Fall zu Fall abzuwägen, in wie weit durch zusätzliche Informationen das freie Explorieren eingeschränkt wird.

Aufgrund der Schwere ihrer Armparese waren viele Bewegungen auf der betroffenen Seite gering und führten dementsprechend zu sehr kleinen visuellen Effekten. Dies beschrieb sie als frustrierend und sie bevorzugte eindeutig solche Visualisierungen, die für sie besonders aussagekräftig waren. Dies spricht dafür, den therapeutischen Ablauf mit der AVUS an die individuellen Eigenschaften und Vorlieben der PatientInnen anzupassen.

Fallstudie Patient RI

Herr RI war ein 72 jähriger Patient, der umfassend durch den Schlaganfall betroffen war. Neben starken motorischen Defiziten in den oberen und unteren Extremitäten hatte er außerdem eine Reihe von kognitiven Einschränkungen. Der Schlaganfall lag zum Zeitpunkt der Studienteilnahme zweieinhalb Monate zurück und Herr RI befand sich damit in der subakuten Phase. Er war seit dem Vorfall durchgängig in therapeutischer Behandlung.

Als ehemaliger Dozent an einem Lehrstuhl für Historik machte Herr RI einen gebildeten und rationalen Eindruck. Er war ein Mensch der viel kommunizierte und dementsprechend machten ihm seine sprachlichen Einschränkungen besonders zu schaffen. Die motorischen Defizite schienen für ihn nachrangig zu sei, obwohl er auf einen Rollstuhl angewiesen war und sein Arm eine schlaffe Lähmung mit sehr geringer Funktion aufwies. Seine rationale Art zeigte sich in seinem Verhalten. Herr RI war bemüht, den wissenschaftlichen Ansatz der AVUS Therapie zu verstehen, stellte jedoch täglich einander ähnelnde Fragen. Es fiel ihm offenbar schwer, die Informationen zu behalten.

Seinen therapeutischen Fortschritt insgesamt schätzte Herr RI erfolgreich ein: „Die Therapie insgesamt war für mich erfolgreich. Nicht so sehr in den Armen, wohl aber in den Beinen." (RI-2-16-phys_allg) Dabei war der Erfolg für ihn zugleich der wichtigste Motivator: „Kann ich schlecht sagen, ob ich mir für andere Therapien auch Motivationshilfen wünschen würde. Erfolg haben. Ja, alles andere ist unwichtig." (RI-23-328-phys_allg)

Zugleich legte er viel Wert darauf, den Sinn von therapeutischen Interventionen zu verstehen und dies fiel ihm bei der AVUS-Therapie schwer: „Nee, Physiotherapie macht überhaupt keinen Spaß, nein, ist aber offensichtlich sinnvoll. Das AVUS ist amüsant und macht schon Spaß, aber der praktische Sinn?" (RI-3-55-avus_ther-n) „Also, ich bin befremdet. Die Bilder und die Zeichnungen und die Grafiken und auch die Melodie, das finde ich alles ganz interessant, aber ich sehe so unmittelbar mit den Problemen meines Armes keinen Bezug." (RI-4-46-avus_ther-n) Dementsprechend konnte er sich die AVUS Therapie auch nicht als Heimtraining vorstellen: „Ich wüsste nicht wie ich das Programm zu Hause nutzen würde, nein." (RI-5-89-avus_ther)

Die Intervention mit der AVUS war für Herrn RI langweilig: „Also, ich habe insgesamt gefunden, die Wiederholungen war vier mal, oder? Ja, das habe ich nicht ganz verstanden, einmal hätte auch gereicht." (RI-10-148-avus_ther-n) „Es gab keinen neuen Sinn. Einen Topos, eine neue Tagesordnung also, es war ja nur dasselbe. Ja, war keine Abwechslung eigentlich." (RI-11-156-avus_ther-n) Dennoch konnte er kein eindeutiges Fazit zur AVUS Therapie geben: „Ich kann nicht sagen, ob das Programm mich angesprochen hat, da ich es ja nicht ganz verstanden habe." (RI-21-307-avus_ther)

Trotz des fehlenden Verständnisses für die AVUS Therapie fand Herr RI die virtuelle Umgebung ansprechend und interessant: „Die Schwingungen, so wie Vögel, die waren mir sympathisch, das konnte ich mir vorstellen. Und auch eigentlich die Lebensbäume, die ein wenig abstrakt aussehen. Die Balken waren auch interessant, aber nicht so." (RI-12-186-avus_ästh_visu) Die Interaktion hatte auf ihn eine angenehme Wirkung: „Nein, die Bewegung habe ich nicht gespürt. Es war wie Musik, die nimmt man auf und es entsteht ein angenehmes Gefühl." (RI-13-191-avus_ästh_wirk-p) „Die Kombination aus Musik und Farbe war harmonisch." (RI-19-295-avus_ästh_wirk) Herr RI hatte keine Präferenz für eine der Visualisierungen, sondern hob vielmehr das Zusammenspiel hervor: „Wertend würde ich die Objekte nicht vergleichen. Ich würde das, äh, ja, wie eine Komposition." (RI-15-255-avus_ästh_wirk)

Bezüglich seiner Armfunktion konnte Herr RI keine eindeutige Entwicklung feststellen: „Die Armfunktion ist manchmal besser und machmal schlechter. Also, da ist keine fortlaufende Entwicklung und da gibt es Fortschritte und Rückschritte." (RI-6-97-armfkt) Während der Interaktion mit der AVUS empfand er kein besonderes Gefühl im Arm: „Ja, also ich, da kann ich keinen Unterschied feststellen ob der Arm sich anders angefühlt hat während dem Programm, nein." (RI-7-130-armfkt)

Auffällig war, dass Herr RI keine Aussage machen wollte zur Wirkung des Spiegeltherapiemodus. Er bezeichnete seine Wahrnehmung davon als einen intellektuellen Vorgang, der durch die zusätzlichen Informationen von Seiten der ForscherInnen beeinflusst war und und ohne diese Informationen hätte er die Erfahrung mit nichts vergleichen können. (Zeilen 207 bis 233 im Interview)

Herr RI lieferte insgesamt 24 Argumente von denen 13 explizit die AVUS-Therapie betrafen. Von diesen 13 waren 1 positiv und 4 negativ konnotiert. Seine Einstellung gegenüber der Therapieform kann als interessiert aber ablehnend bezeichnet werden. Er war bemüht, den wissenschaftlichen Ansatz zu verstehen, konnte aber keinen Bezug zu seinen motorischen Einschränkungen herstellen. Dementsprechend sah er keinen Sinn in der AVUS-Therapie. Die Abbildung 4.14 zeigt die Verteilung der von Patient RI gelieferten Argumente.

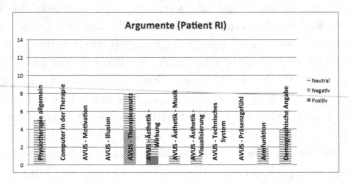

Abbildung 4.14: Von Patient RI während des Interviews gelieferte Argumente.

Abbildung 4.15 stellt die Ergebnisse der quantitativen Messinstrumente für Patient RI dar. Seine motorische Funktion hat sich über den Verlauf der Studienwoche nur minimal verbessert (+1 Punkt im FMT-OE). Seine subjektive Einschätzung des Fortschritts war ebenfalls niedrig (1,0 auf der FAS). Seine mentale Vorstellung von Bewegungen war durchschnittlich (0 MBV-Bewertung). Ein Präsenzgefühl stellte sich für Herrn RI nicht bzw. nur sehr schwach ein. Am zweiten Tag der Intervention beurteilte er die Dimension Spatial Presence vergleichsweise hoch, jedoch könnte dieser Ausreißer auf eine fehlerhafte Beantwortung der Fragen des IPQ zurück zu führen sein. Die kognitiven Einschränkungen des Patienten RI sprechen für diese Interpretation. Insgesamt beurteilte er das Präsenzgefühl differenziert, aber nur schwach ausgeprägt.

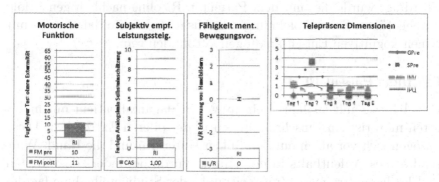

Abbildung 4.15: Ergebnisse der quantitativen Messinstrumente für Patient RI.

Interpretation: Der Patient RI kann als Beispiel für eine Gruppe von PatientInnen gelten, für welche die AVUS Therapie wenig passend erscheint. Seine stets reflektierte und analytische Art stand einer freien und kreativen Auseinandersetzung mit der virtuellen Umgebung im Sinne der Therapieform entgegen. Entsprechend ablehnend waren seine Äußerungen bzgl. der Intervention und er zeigte sich während der Interaktion mit der AVUS nur wenig motiviert.

Zugleich deuten seine Argumente aber darauf hin, dass die Ablehnung sich weder auf den Einsatz von Computerspielen für Physiotherapie generell, noch auf die AVUS im Speziellen, sondern auf die freie und selbstbestimmte Therapieform bezog. Offenbar wären für Herrn RI klare Aufgaben, Zielvorgaben und die Möglichkeit der Erfolgsüberprüfung ansprechender gewesen. Solche Elemente werden z.B. in vielen Computerspielen eingesetzt und sie können auch in zukünftige Versionen der AVUS integriert werden. Im Sinne der individuellen Anpassung des therapeutischen Ablaufs könnten sie dann je nach Vorlieben der PatientInnen hinzugeschaltet werden.

Zudem war es für Herrn RI sehr wichtig, einen unmittelbaren Sinn in den therapeutischen Übungen zu erkennen. Den neurologischen Ansatz des motorischen Lernens durch visuelle Illusionen verstand er allerdings nicht bzw. konnte er sich nicht merken. Kurze Erklärungssequenzen zu Beginn jeder Intervention können das Verständnis unterstützen. Allerdings wurde dies mit dem Patienten RI ohne nachhaltigen Erfolg durchgeführt. Seine Ablehnung des Ansatzes könnte daher auch mit seinen kognitiven Einschränkungen verbunden sein.

Fallstudie Patient RE

Herr RE war mit 50 Jahren ein junger Schlaganfallpatient mit moderaten motorischen Einschränkungen in der oberen Extremität. Diese bezogen sich vor allem auf den linken Unterarm und die Hand. Während seines Aufenthalts in der Klinik wurde besonders das Greifen und Loslassen trainiert. Zum Zeitpunkt der Studienteilnahme lag der Schlaganfall einen Monat zurück und Herr RE befand sich in der subakuten Phase. Nach eigenen Angaben bekam er im Krankenhaus zu Beginn nach dem Vorfall nur wenig Therapie.

Beruflich war Herr RE Gastronom, allerdings bereits seit etwa einem Jahr arbeitslos. Für ihn stand das Wiedererlangen der Arbeitsfähigkeit im Vordergrund. Er übte auch abends nach Abschluss des therapeutischen Programms weiter und hatte zu diesem Zweck den Aufbau für die Spiegeltherapie in seinem Zimmer. Herr RE machte den Eindruck eines geselligen Menschen. Er hatte bislang keinerlei Erfahrungen im Umgang mit dem Computer, dennoch hat er die Übungen mit der AVUS sehr motiviert und mit ausgesprochener Freude durchgeführt.

Seinen bisherigen therapeutischen Fortschritt stufte Herr RE als sehr erfolgreich ein: „Wir haben viel mit dem beschädigten Arm geübt, durch die verschiedenen Aufgaben und das muskuläre Training hat mir das viel gebracht und war sehr erfolgreich." (RE-2-13-phys_allg-p) Er bevorzugte praktische vor kognitiven Übungen: „Ich ziehe Ergo- und Physio vor, weil da direkt etwas gemacht wird." (RE-8-63-phys_allg) Gleichzeitig legte er „sehr viel Wert darauf, dass Therapie Spaß macht." (RE-27-288-phys_allg) Er war der Meinung, durch eine musikalische Komponente könnten therapeutische Maßnahmen profitieren: „Ich würde es sehr begrüßen, wenn man zur Therapiestunde kommt und im Hintergrund ein bisschen Musik läuft." (RE-28-297-phys_allg)

Für Herrn RE war die Musik eine Motivationshilfe: „Musik spornt an und erleichtert das Ausprobieren." (RE-21-255-motiv-p) „Mit Musik fällt Therapie vielleicht manchem, bzw. mir das auch leichter und man hat viel mehr Spaß dabei." (RE-29-311-motiv-p) „Mit Musik kannst du dich immer besser bewegen, ist ja beim Tanzen genauso." (RE-23-260-motiv-p) Darüber hinaus war aber auch der freie Ansatz für ihn ein Anreiz: „Im AVUS Programm kann ich frei denken und mich verwirklichen." (RE-4-33-motiv) „Der Wille ist anders, weil ich mich frei bewegen kann." (RE-13-125-motiv-p)

Dementsprechend zeigte sich Herr RE geradezu begeistert von der AVUS Therapie: „Würde ich sehr begrüßen, wenn das AVUS Teil der Therapie würde, es hat sehr viel Spaß gemacht und war abwechslungsreich." (RE-3-30-avus_ther-p) „Ich finde das eine tolle Sache." (RE-6-43-avus_ther-p) „Ich bin begeistert davon, dass können sie mir glauben. Mir hat es Spaß gemacht und ich habe mich darauf gefreut." (RE-30-317-avus_ther-p) Bezüglich der Möglichkeit zum Heimtraining mit der AVUS war er der Meinung er könne „das AVUS Programm sicher auch selber üben." (RE-5-40-avus_ther) Herr RE beschrieb die Interaktion mit der AVUS als wohltuend: „Es geht vom Kopf her flüssiger und man ist gelöster." (RE-11-89-avus_ther-p) „Das AVUS Programm hat keine Vorgaben und ich kann mich frei bewegen, das ist angenehm." (RE-12-107-avus_ther-p) Zudem fand er es gut, Abwechslung im therapeutischen Angebot zu haben: „Das AVUS ist ein anderes Schema, aber das hat mir etwas gebracht." (RE-31-324-avus_ther-p)

Herr RE zog einen Vergleich zur Spiegeltherapie: „Im AVUS Programm kann man selber etwas bewegen, dass ist einfacher als bei der Spiegeltherapie, da muss man sich mehr konzentrieren und seinen Arm beobachten." (RE-25-275-avus_ther) Er beschrieb Synergieeffekte zwischen den beiden Körperseiten während der Interaktion: „Im AVUS Programm konnte ich das, was ich mit rechts gemacht habe, mit links kompensieren. Das ist leichter gefallen." (RE-26-281-avus_ther-p)

Bezüglich der verschiedenen Visualisierungen der AVUS hatte Herr RE Präferenzen: „Ich habe mich auf die Symbole Schwinger bzw. Regenbogen und Baum konzentriert." (RE-16-159-avus_ästh_visu) Erneut war die musikalische Komponente für ihn besonders wichtig: „Musik im Hintergrund, das war gut und spornt an." (RE-20-251-avus_ästh_musi) „Ich fand die Musik gut. Nicht zu schnell, man kam gut in den Rhythmus rein, recht passend." (RE-19-238-avus_ästh_musi-p) „Ohne Musik wäre die AVUS Therapie eintönig." (RE-32-333-avus_ästh_musi)

Herr RE berichtete bzgl. seiner Armfunktion: „Das Greifen schaffe ich nicht. Die Armbewegung klappt ganz gut." (RE-9-74-armfkt) Er konnte sich sehr gut in die virtuelle Welt hineinversetzen: „In das AVUS Programm kann man sich geistig reinsteigern, so dass man denkt, man ist da drin." (RE-7-51-präs) Daraus resultierte dann ein gutes Gefühl im Arm: „Während des AVUS Programmes hat sich der Arm gut angefühlt." (RE-10-84-armfkt-p)

Herr RE lieferte insgesamt 33 Argumente von denen 25 explizit die AVUS-Therapie betrafen. Von diesen 25 waren 14 positiv und keine negativ konnotiert. Seine Einstellung gegenüber der Therapieform kann als begeistert bezeichnet werden. Er zeigte sich motiviert und freute sich auf die tägliche Intervention mit der AVUS. Die Abbildung 4.16 zeigt die Verteilung der von Patient RE gelieferten Argumente.

Abbildung 4.17 stellt die Ergebnisse der quantitativen Messinstrumente für Patient RE dar. Seine motorische Funktion hat sich über den Verlauf der Studienwoche moderat verbessert (+3 Punkte im FMT-OE). Seine subjektive Einschätzung des Fortschritts war hingegen sehr hoch (9,5 auf der FAS). Die Fähigkeit zur mentalen Bewegungsvorstellung war leicht überdurchschnittlich (+1 MBV-Bewertung). Herr RE empfand ein starkes Präsenzgefühl, dass ab dem zweiten Tag auf einem

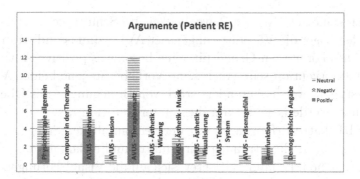

Abbildung 4.16: Von Patient RE während des Interviews gelieferte
Argumente.

gleichbleibend hohen Niveau war. Die Dimension Spatial Presence war
allerdings etwas weniger stark ausgeprägt.

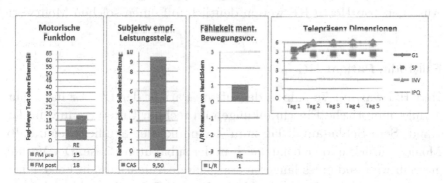

Abbildung 4.17: Ergebnisse der quantitativen Messinstrumente für
Patient RE.

Interpretation: Der Patient RE zeigte sich von der AVUS Therapie
überzeugt. Seine offene und spielerische Herangehensweise entsprach
dem therapeutischen Ansatz. Es fiel ihm leicht sich in die virtuelle
Umgebung hineinzuversetzen und er genoss das gelöste Gefühl während
der Interaktion. Insbesondere die musikalische Komponente der AVUS
Therapie kam seiner Art sehr entgegen und sie half ihm, sich zu
bewegen.

Durch seine relativ gute Beweglichkeit im Schultergelenk war Herr RE in der Lage, die Visualisierungen der AVUS umfassend zu manipulieren. Dies könnte ein Grund für seine besonders positive Auffassung von der Intervention sein. Auch seine Vorliebe für jene beiden Visualisierungstypen, welche besonders stark von Bewegungen des Oberarms beeinflusst werden, deutet auf diese Interpretation hin.

Herr RE hatte Erfahrungen mit der herkömmlichen Spiegeltherapie, die er täglich im Eigentraining durchführte und er konnte daher einen Vergleich ziehen. Er fand es leichter, sich auf die Visualisierungen in der AVUS zu konzentrieren, als auf die Spiegelung der gesunden Hand und er hob besonders die Möglichkeit zur Interaktion mit den virtuellen Objekten als Grund dafür hervor. Die Durchführung aussagekräftiger Aktionen wurde bereits in der Einleitung zu dieser Arbeit als ein Vorteil der Verwendung virtueller Umgebungen für den therapeutischen Ansatz der Spiegeltherapie aufgeführt (siehe Abschnitt 1.1.1). Die Aussagen von Herrn RE weisen deutlich auf einen solchen Mehrwert hin.

Fallstudie Patient HG

Herr HG war mit 75 Jahren der älteste Patient der EG. Er hatte nur geringe motorische Einschränkungen im rechten Unterarm und in der Hand. Sein Schlaganfall lag zum Zeitpunkt der Studie zweieinhalb Monate zurück und er befand sich in der subakuten Phase. Der Vorfall geschah während eines längeren stationären Aufenthalts in Folge einer Operation an der Lunge, weshalb Herr HG bereits seit mehreren Monaten durchgängig in klinischer Behandlung war. Die motorischen Einschränkungen in der Hand waren nicht ausschließlich neurologisch sondern auch durch eine Arthrose bedingt. Zusätzlich hatte er eine Reihe von kognitiven Einschränkungen.

Der Patient HG machte den Eindruck eines gemütlichen Menschen, der trotz der neuen Lebenssituation und des langen Klinikaufenthalts nicht an Lebensfreude verloren hatte. Nach eigenen Angaben hatte er nie zuvor größere Erkrankungen erlitten, die eine physiotherapeutische Behandlung erfordert hätten. Herr HG war im Ruhestand. Er hatte keine Erfahrungen im Umgang mit dem Computer, stand dieser Technologie aber grundsätzlich aufgeschlossen gegenüber. Sich selbst bezeichnete Herr HG als einen Naturmenschen.

Das Therapieprogramm in der Klinik war für ihn kurzweilig: „Ich hatte viel Spaß bei der Therapie. Mir sind die Stunden nie lang geworden. Ich war meistens erstaunt, wat? Is' schon vorbei?" (HG-50-364-phys_allg-p) Allerdings ging er auch an seine Leistungsgrenzen: „Alles was man so gemacht hat, man soll's nicht glauben, das strengt so an." (HG-51-372-phys_allg) Das Therapie Spaß macht war für ihn sehr wichtig: „Therapie muss Spaß machen, wenn es keinen Spaß macht dann wird das nix. So seh' ich's." (HG-49-358-phys_allg)

Herr HG bezeichnete seine Neugierde als einen wichtigen Faktor für seine Motivation: „Es hängt mit der Neugierde zusammen, dass mich die AVUS Therapie interessiert." (HG-10-80-motiv) „Wenn ich mich erstmal aufgerafft habe, mich mit so etwas wie der AVUS Therapie zu beschäftigen, dann interessiert mich das, dann steige ich da voll drauf ein." (HG-9-75-motiv) „Ich bin mit dem Gedanken hier her gekommen, dass ich mich so beschäftigen kann und ich setzte es so um, wie ich's kann." (HG-44-311-motiv) Das Erzeugen einer ästhetischen Visualisierung hatte auf ihn eine besonders motivierende Wirkung: „Den Baum da so hinzubauen, da konnte ich mich richtig dran festhalten. Den immer wieder so hinzufummeln, dass man ein schönes Bild hinkriegt." (HG-39-274-motiv-p)

Die AVUS Therapie gefiel Herrn HG gut: „Bei der AVUS Therapie war insgesamt alles so mein Geschmack. Etwas wo ich mich mit beschäftigen konnte. Es hat mir einen gewissen Spaß gemacht. Es kam alles positiv rüber." (HG-52-389-avus_ther-p) Dabei fand er besonders die visuelle Rückmeldung auf seine Bewegungen hilfreich: „Alles wo man sich selber sieht, wo man einschätzen kann wie man steht, das finde ich gut." (HG-48-343-avus_ther-p) Er hob außerdem den freien Therapieansatz hervor: „Hier wird mir ja das freigestellt, einfach mal machen. Das ist schon gut so. Ich finde dies, dass man das selber bestimmen kann, sehr gut." (HG-43-302-avus_ther-p) Herr HG würde es begrüßen, „wenn das AVUS Programm Teil von regulärer Therapie wäre." (HG-4-37-avus_ther-p) Allerdings käme es darauf an, die AVUS

an seine individuellen Vorlieben anzupassen, ob er die Therapie regelmäßig machen würde: „Ich weiß nicht, ob es meinem Wesen entspräche,
die AVUS Therapie regelmäßig zu machen." (HG-5-43-avus_ther) „Es
kommt auf die Musik und die gewählten Visualisierungen an, ob ich
die AVUS Therapie auch in meiner Freizeit machen würde." (HG-6-
54-avus_ther)

Herr HG fand es „eigentlich recht leicht [die AVUS Therapie] umzusetzen." (HG-45-324-avus_ther-p) „Die Dauer der AVUS Therapie
war nicht zu anstrengend." (HG-25-208-avus_ther) Es war ihm wichtig,
die Interaktion mit der AVUS zu Beginn vorgeführt zu bekommen:
„Zuerst benötigt man Informationen, wenn man noch nicht weiß, was
man machen muss. Wenn das am Anfang jemand vorführt finde ich
das in Ordnung." (HG-16-138-avus_ther) Herr HG gab auch Hinweise
darauf, dass die Intervention mit der Zeit langweilig werden könnte:
„Die AVUS Therapie muss nicht länger dauern, es muss ja auch interessant bleiben." (HG-26-214-avus_ther) „Wenn das zu lange dauert,
dann schweifen die Gedanken doch etwas ab, das ist dann wie mit dem
Einschlafen." (HG-27-218-avus_ther)

Herrn HG hat das visuelle Erscheinungsbild der AVUS angesprochen: „Die Farben waren richtig schön." (HG-35-260-avus_ästh_wirk-p)
Auch die Musik fand er gut, allerdings müsse diese zum individuellen
Geschmack passen: „Ich fand die Musik melodisch und schön." (HG-
28-222-avus_ästh_musi-p) „Die elektronische Musik ist auch melodisch,
aber nicht für meinen Geschmack." (HG-29-227-avus_ästh_musi) Zudem bot die Musik für ihn Orientierung: „Durch die Musik hat man ir-
gendwie nen Punkt, an den man sich hält." (HG-31-239-avus_ästh_wirk)
Er war sogar der Meinung: „Wenn es keine Musik gäbe, dann würde
vielleicht automatisch eine von innen heraus kommen. Das könnte wohl
passieren." (HG-30-234-avus_ästh_wirk) Herr HG hatte Präferenzen
bezüglich der Visualisierungen: „Der Baum hat mir am besten gefallen."
(HG-36-264-avus_ästh_visu)

Die Illusion im Spiegeltherapiemodus beschrieb Herr HG eindrucksvoll: „Das Gefühl, dass es besser funktioniert im Spiegeltherapiemodus,
ist da." (HG-23-198-illus-p) „Es hat sich gut angefühlt, wenn das symmetrisch war." (HG-21-178-illus-p) „Mir ist sofort aufgefallen, dass im

zweiten Durchlauf nur ein Arm registriert wurde. Ich dachte, guck, jetzt passt die ganze Welt besser." (HG-18-161-illus) Er konnte sich dabei mit der Illusion identifizieren: „Es fühlt sich so an, dass ich das bin, dass findet sich in 80 oder 70 Prozent wieder." (HG-24-202-illus-p) Herr HG konnte sich auch gut in die virtuelle Umgebung hineinversetzen: „Ich habe das Gefühl, dass ich meinen Arm auf dem Bildschirm sehe." (HG-14-126-präs-p) „Ich merke sofort, wenn meine Bewegungen der beiden Körperseiten nicht ganz zueinander passen." (HG-15-128 präs) Seine Aufmerksamkeit lag ganz auf der AVUS: „Während der AVUS Therapie habe ich meinen Arm teilweise gar nicht gemerkt." (HG-12-113-präs-p)

Die AVUS Therapie konnte Herr HG wegen seiner relativ guten Armfunktion ohne große Schwierigkeiten durchführen: „Nur bei großen Bewegungen habe ich gemerkt, dass es in meinem Arm ein bißchen zieht." (HG-13-116-armfkt) Insgesamt verbesserte sich seine Armfunktion stetig, aber langsam: „Meine Armfunktion verändert sich laufend, jeden Tag. Solange jemand damit beschäftigt ist kommt immer etwas hinzu, aber ganz langsam." (HG 11 87 armfkt-p)

Herr HG lieferte insgesamt 52 Argumente von denen 41 explizit die AVUS-Therapie betrafen. Von diesen 41 waren 21 positiv und keine negativ konnotiert. Seine Einstellung gegenüber der Therapieform kann als neugierig und wohlwollend bezeichnet werden. Er zeigte sich interessiert aber nicht übermäßig engagiert. Er nutzte die Interaktion mit der AVUS offensichtlich zur Entspannung und seine Bewegungen waren entsprechend gering. Er bewegte seine Arme so, dass für ihn ästhetische Bilder erzeugt wurden und dann hielt er diese Position für einige Zeit unverändert ein. Die Abbildung 4.18 zeigt die Verteilung der von Patient HG gelieferten Argumente.

In Abbildung 4.19 werden die Ergebnisse der quantitativen Messinstrumente für Patient HG dargestellt. Seine motorische Funktion hat sich über den Verlauf der Studienwoche nur wenig verbessert (+2 Punkte im FMT-OE). Allerdings befand sich Herr HG mit einer Einstufung von 49 im Pretest auch bereits auf einem relativ hohen Niveau. Seine subjektive Einschätzung des Fortschritts war hoch (7,6 auf der FAS). Die Fähigkeit zur mentalen Bewegungsvorstellung war

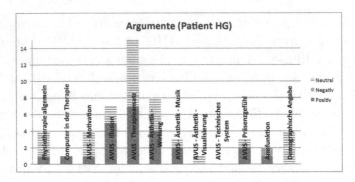

Abbildung 4.18: Von Patient HG während des Interviews gelieferte
        Argumente.

vergleichsweise schlecht ausgeprägt (-2 MBV-Bewertung). Herr HG
empfand ein durchschnittliches bis starkes Präsenzgefühl. Am vierten
Tag der Intervention traf die Musikauswahl allerdings nicht seinen
Geschmack und dies beeinflusste das Präsenzgefühl offenbar deutlich.
Die Dimension Involvement war durchgängig weniger stark ausgeprägt.

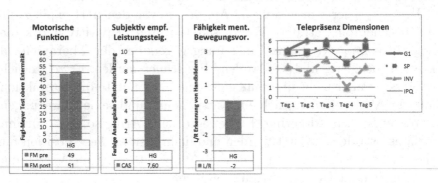

Abbildung 4.19: Ergebnisse der quantitativen Messinstrumente für
        Patient HG.

Interpretation: Der Patient HG nutzte den freien Ansatz der
AVUS Therapie auf eine besondere Weise. Während der Interaktion
zeigte er nur geringe und langsame Bewegungen und er fokussierte
sich darauf, solche Positionen, welche symmetrische Effekte erzeugten,

zu halten. Auf ihn hatten die Visualisierungen und die Musik offenbar weniger animierende sondern eher entspannende Wirkung. Er schien sich in der Umgebung verlieren zu können, war aber nicht im gleichen Maße engagiert.

Auf Grund der vergleichsweise schwachen Auswirkungen des Schlaganfalls sowie seiner relativ schweren Nebendiagnosen ist Herr HG nur teilweise mit den anderen Testpersonen der EG zu vergleichen. Er stellt ein Beispiel für eine Zielgruppe der AVUS dar, für welche der Einsatz gesondert untersucht werden sollte. Insbesondere seine schlechte Fähigkeit zur mentalen Bewegungsvorstellung könnte einer effektiven motorischen Rehabilitation durch die AVUS entgegen gestanden haben. Gleichzeitig zeigte Herr HG, dass auch ein weniger bewegungsorientierter Einsatz der AVUS positive Effekte für PatientInnen haben kann.

Fallstudie Patient NE

Herr NE war ein 68 jähriger Patient, der relativ stark durch den Schlaganfall betroffen war. Seine motorischen Fähigkeiten waren moderat eingeschränkt, er hatte jedoch eine Reihe von Nebendiagnosen sowie kognitive Einschränkungen. Zusätzlich war er emotional betroffen und wenig stabil. Der Schlaganfall lag zum Zeitpunkt der Studienteilnahme einen Monat zurück und Herr NE befand sich in der frühen subakuten Phase.

Herr NE war hoch motiviert und wollte seine Krankheit unbedingt überwinden. Gleichzeitig schien er ungeduldig und verzweifelt: „Ich würde alles tun was angeboten wird." (NE-34-295-phys_allg) Er konnte sich offenbar mit der neuen Lebenssituation nur schlecht abfinden. Die Studienteilnahme verband er ausdrücklich mit der Hoffnung, eine wirksame Therapie angeboten zu bekommen: „Mich hat interessiert, ob das was wir hier in der Studie gemacht haben wirksamer ist, als das was sonst gemacht wurde." (NE-1-9-phys_allg) Er war außerdem ein Patient, der einige Erfahrung in der Nutzung von Computern hatte und somit eigene Vorstellungen zur Verbesserung der Therapie anbringen konnte.

Grundsätzlich hob Herr NE die persönliche Interaktion mit TherapeutInnen als wichtiges Element therapeutischer Interventionen hervor:
„Ich habe einfach den Eindruck, dass wenn man einem Menschen gegenüber steht, man mehr gefordert wird." (NE-8-66-phys_allg-p) Er
bezeichnetc dies als einen Nachteil der AVUS Therapie: „An einigen Tagen ist man nicht so gut drauf und dann merkt der Physio-
oder Ergotherapeut das auch. Da ist dann Gespür gefordert. Im Falle
der AVUS Therapie hat man ja alles selber in der Hand." (NE-7-53-
phys_allg-p) „Ich bin fast der Meinung, dass wenn man Physiotherapie
von Hand macht kann man auf jeden Patient individueller eingehen."
(NE-2-13-phys_allg-p)

Durch die TherapeutInnen gefordert zu werden war für Herrn NE
auch eine wichtige Motivationshilfe: „Hier in der AVUS Therapie
macht man das, was man machen kann und wenn man nicht mehr
will, dann lässt man das. Bei anderer Physio- und Ergotherapie wird
man regelrecht gefordert." (NE-3-19-motiv-n) Er fand es müsse klare
Anweisungen geben: „Der Mensch ist so veranlagt, dass er immer nur
das tut, was ihm gesagt wird. Was ihm unangenehm ist, tut er nicht
gern." (NE-32-256-motiv)

Zu Beginn der Therapie konnte Herr NE keinen Sinn in der AVUS
sehen: „Mir war erst nicht ganz klar, was mit der AVUS Therapie
gemeint war." (NE-4-26-avus_ther) Dies änderte sich bald: „Im Laufe
der Woche bin ich mehr reingekommen." (NE-5-39-avus_ther) Im
Rückblick beurteilte Herr NE die Therapie gut, obwohl er weiterhin
Zweifel hatte, ob ein therapeutischer Nutzen dadurch entstehe: „Ich
weiß nicht, ob das AVUS Programm funktioniert, aber ich finde es
ganz gut." (NE-30-234-avus_ther-p) „Wenn ich das richtig verstanden
habe, soll die AVUS Therapie ja das Unterbewusstsein ansprechen und
das kann auf jeden Fall ne gute Sache sein." (NE-13-107-avus_ther-p)
Er gab außerdem einen Hinweis darauf, dass die Illusion durch die
AVUS tatsächlich eine animierende Wirkung hatte: „Ich könnte mir
vorstellen, dass die AVUS Therapie funktioniert, weil ich auch immer
das Bestreben habe, den Arm mitzunehmen." (NE-6-46-avus_ther-p)
Während der Therapie ging Herr NE an die Leistungsgrenze: „Da

wo ich beim AVUS Programm nicht mehr weiter kam war meine Schmerzgrenze, da ging es einfach nicht mehr." (NE-17-144-avus_ther)

Für Herrn NE war die Umgebung und der therapeutische Aufbau entscheidend: „Die Atmosphäre spielt eine große Rolle." (NE-11-90-avus_ther) „Das AVUS Programm müsste vielleicht anders aufgebaut sein, so dass man in diese virtuelle Welt mehr versinkt." (NE-9-76-avus_prog-n) Er gab auch Hinweise, wie die Umgebung gestaltet sein sollte und verglich dies mit der Erfahrung beim Hörtest: „Bei dem Hörtest war alles vollkommen hermetisch dicht, da kommen nur die Töne und die hört man dann eigenartigerweise auch. Das ist wahrscheinlich ein wesentlicher Punkt, dass man so abgekapselt ist." (NE-10-85-avus_prog) Ganz konkret schlug er vor: „Der Bildschirm sollte größer sein und der Hintergrund dunkler. Das wäre was, was den Menschen einstimmt auf das was kommt." (NE-31-245-avus_prog)

Herr NE beschrieb seinen Eindruck vom Spiegeltherapiemodus mit den Worten: „Ich [hatte] das Gefühl, das kann doch nicht sein, dass der Arm plötzlich mitgeht. Das ist mir aufgefallen, aber vielleicht soll das so sein." (NE-22-180-illus) Er fand es aber schwer, sich in die virtuelle Umgebung hineinzuversetzen: „Vielleicht sind andere Menschen anders und lassen sich sehr viel leichter beeinflussen oder so. Und ich bin Realist." (NE-16-135-präs) Für ihn war die Musik besonders wichtig: „Wenn man jemanden einlullen will - und das ist ja wohl der Sinn der Sache - dann muss man Musik finden, die nicht so hart klingt und die so richtig warm rein geht." (NE-25-200-avus_ästh_musi) Er war der Meinung die elektronische Musik sei dafür gut geeignet: „Die elektronischen Töne bei den letzten Durchläufen fand ich besser, ist Geschmacksache." (NE-20-159-avus_ästh_musi-p)

Das visuelle Erscheinungsbild und die verschiedenen Visualisierungen beschrieb Herr NE differenziert: „Die Farben sind warm." (NE-23-188-avus_ästh_wirk) „Das Bild mit den Schwingen ist eigentlich am ehesten animationsfähig, das neigt dazu, das nachzumachen." (NE-18-154-avus_ästh_visu-p) „Das letzte mit den Röhren, da kann man nicht so recht was mit anfangen." (NE-19-157-avus_ästh_visu-n) Insbesondere die Generative Tree Visualisierung bereitete ihm kognitiv Schwierigkeiten: „Bei dem Bild in der Mitte wusste ich nicht so recht was mit anzufangen. Weil das auch so in sich greift." (NE-24-191-avus_ästh_visu)

Seinen therapeutischen Fortschritt bezeichnet Herr NE insgesamt als erfolgreich: „Die Physiotherapie hat mir für den Arm schon sehr viel gebracht. Als ich anfing war nix und jetzt bin ich schon in der Lage den Arm auf den Kopf zu kriegen." (NE-14-114-armfkt-p) Allerdings hatte er nun „nach fünf Wochen [...] den Eindruck, es geht nicht richtig weiter. Jetzt muss man zu Hause weiter machen." (NE-35-304-armfkt) Während der AVUS Therapie fühlte sich sein Arm nicht besonders an: „Nein, während ich das AVUS Programm bedient habe hatte ich kein besonderes Gefühl im Arm. Man konzentriert sich darauf und ich sollte ja beide Seiten gleichzeitig versuchen, aber das ging nicht. In wie weit das Gehirn darauf anspricht weiß ich nicht." (NE-15-130-armfkt)

Herr NE lieferte insgesamt 35 Argumente von denen 24 explizit die AVUS-Therapie betrafen. Von diesen 24 waren 5 positiv und 3 negativ konnotiert. Seine Einstellung gegenüber der Therapieform kann als interessiert aber skeptisch bezeichnet werden. Der Ansatz des motorischen Lernens durch Illusionen war für ihn plausibel und er empfand seine Motorik im betroffenen Arm durch die virtuelle Spiegelung teilweise animiert. Allerdings fand er den therapeutischen Aufbau und die Umgebung ungeeignet und durch seine rationale Art war es für ihn schwer, sich auf die Illusion einzulassen. Die Abbildung 4.20 zeigt die Verteilung der von Patient NE gelieferten Argumente.

In Abbildung 4.21 werden die Ergebnisse der quantitativen Messinstrumente für Patient NE dargestellt. Seine motorische Funktion hat sich über den Verlauf der Studienwoche verbessert (+4 Punkte im FMT-OE). Seine subjektive Einschätzung des Fortschritts war hoch (7,4 auf der FAS). Die Fähigkeit zur mentalen Bewegungsvorstellung war durchschnittlich ausgeprägt (0 MBV-Bewertung). Herr NE empfand ein relativ schwaches Präsenzgefühl. Dabei beurteilte er die Dimensionen des IPQ differenziert und an den einzelnen Interventionstagen unterschiedlich. Er tat sich bei der Beantwortung des Fragebogens allerdings schwer, was auf seine kognitiven Einschränkungen zurück geführt werden kann.

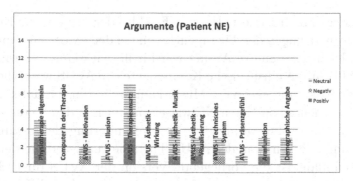

Abbildung 4.20: Von Patient NE während des Interviews gelieferte Argumente.

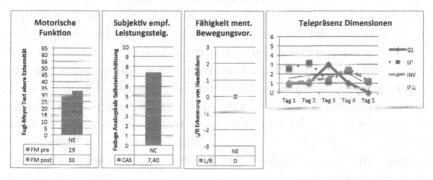

Abbildung 4.21: Ergebnisse der quantitativen Messinstrumente für Patient NE.

Interpretation: Der Patient NE hatte durch seine Erfahrung im Umgang mit Computern einige Erwartungen an die technische Ausrüstung. Er zeigte sich davon enttäuscht und er war der Meinung, die Wirkung der AVUS Therapie könnte durch eine bessere Ausrüstung verstärkt werden. So war er häufig abgelenkt und lenkte seinen Blick zur Kontrolle der Bewegungen auf seinen Körper. Außerdem empfand Herr NE zwei der drei Visualisierungen für ungeeignet, wodurch seine Konzentration weiter beeinträchtigt wurde.

Während der Therapie war Herr NE dennoch sehr motiviert. Er gab sich Mühe, symmetrische Bewegungen durchzuführen, allerdings war er vom Ergebnis frustriert. Herrn NE fehlte der persönliche Kontakt und die Anweisungen der TherapeutInnen bei der AVUS Therapie. Der freie und selbstgesteuerte Ansatz war für ihn zu wenig fordernd. Für Herrn NE war die musikalische Komponente der AVUS wesentlich und er war der Meinung geeignete Musik könnte die Illusion unterstützen.

Die Argumente von Herrn NE weisen darauf hin, dass bereits durch relativ einfache Maßnahmen wie die Veränderung der technischen Ausrüstung, die Wirkung der AVUS Therapie verbessert werden kann. Darüber hinaus ist die vorliegende Version der AVUS für technisch versierte Personen scheinbar noch zu wenig anspruchsvoll. Um diesem Umstand zu begegnen sind Erweiterungen der AVUS erforderlich.

Interessant ist der Hinweis auf die Bedeutung der persönlichen Interaktion während der Therapie. Der Kontakt zu einer Therapeutin war im Rahmen der Studie auch bei der AVUS Therapie gegeben, allerdings wurden entsprechend dem freien Ansatz nur wenige Instruktionen während der Intervention gegeben. Dies kann entsprechend der Bedürfnisse der PatientInnen leicht verändert werden. Die individuelle Anpassbarkeit der AVUS Therapie an die persönlichen Vorlieben der PatientInnen könnte demnach auch ohne technische Weiterentwicklung durch eine umfassendere Vorgabe der durchzuführenden Bewegungen im Sinne einer fortlaufenden Instruktion der betreuenden TherapeutInnen realisiert werden.

4.4.4 Beurteilung der vorläufigen Hypothesen

Im Zuge der Ergebnisdarstellung wurden bereits Hinweise auf die Stichhaltigkeit der in Abschnitt 4.1.1 genannten vorläufigen Hypothesen herausgestellt. Hier folgt eine zusammenfassende, übersichtsartige Beurteilung.

H_v1 *Das Training mit der AVUS verbessert die motorische Funktion der betroffenen oberen Extremität bei PatientInnen mit Hemiparese nach einem Schlaganfall.*

Beurteilung: Durch die vorliegenden Ergebnisse wird die theoretisch begründete Annahme, das Training mit der AVUS verbessere die motorische Funktion der PatientInnen, tendenziell gestärkt. Zwar steigerten sich die PatientInnen der EG und der KG in vergleichbaren Größenordnungen, die Fortschritte waren aber durch unterschiedliche Voraussetzungen bzgl. der Fähigkeit zur mentalen Bewegungsvorstellung geprägt, und diese war bei den PatientInnen der KG besser ausgeprägt. Darüber hinaus deuteten Aussagen in den Fallstudien auf positive Auswirkungen der Therapie auf die Durchführung funktionaler Bewegungen im Alltag hin.

Die Intervention mit der AVUS war in der Pilotstudie auf fünf Termine innerhalb einer Woche beschränkt. Deutliche Veränderungen der motorischen Funktion sind bei SchlaganfallpatientInnen aber gewöhnlich nur über einen längeren Zeitraum festzustellen. Es bleibt daher umfassenderen Untersuchungen vorbehalten, die H_v1 stichhaltig zu überprüfen.

H_v2 *Die Interaktion mit der AVUS motiviert zur Bewegung.*

Bourteilung: Die Mehrzahl der PatientInnen wies in den Interviews darauf hin, dass das Training mit der AVUS zur Ausübung von Bewegungen motiviere und dass dabei bis an die individuelle Leistungsgrenze gegangen wurde. Auch PatientInnen, die den Ansatz der AVUS insgesamt eher skeptisch beurteilten, zeigten während der Behandlung aktives und explorierendes Verhalten. Besonders der auditiven Komponente wurde eine motivierende Wirkung zugeschrieben, wobei die Präferenzen bzgl. der Musikauswahl von Gefallensaspekten abhängig waren. Die Interaktion mit den Visualisierungen wurde als kreative Ausdrucksweise bezeichnet und das Ziel, ein ästhetisch ansprechendes Erscheinungsbild zu erzeugen, animierte die PatientInnen. Gleichzeitig wurde aber auch deutlich, dass bei einem andauernden Einsatz der AVUS die Motivation nur durch Erweiterungen aufrecht gehalten werden kann, die abwechslungsreiche Therapiesitzungen sicherstellen. Die Ergebnisse der Pilotstudie stärken die H_v2 dennoch.

H_v3 *Der verwendete Therapieablauf mit der AVUS kann in der Behandlung von PatientInnen mit Hemiparese nach einem Schlaganfall genutzt werden.*

Beurteilung: Der Ablauf der Interaktion mit der AVUS in drei Phasen (siehe Abschnitt 4.3.2) erwies sich für die Behandlung als umsetzbar und plausibel. Die vorbereitende Phase der Bewegungsbeobachtung stimmte auf die Therapie ein und bot den PatientInnen nach eigenen Aussagen Orientierung für die anschließend trainierten Bewegungen. Besonders der Wechsel vom veritablen in den Spiegeltherapiemodus wurde als eindrucksvoll empfunden. Die PatientInnen beschrieben die Intensität des Trainings als fordernd aber machbar und alle absolvierten die geplanten fünf Behandlungstermine vollständig. Die gesamte Intervention inklusive vorbereitender und abschließender Maßnahmen sowie notwendiger Entspannungspausen zwischen den Phasen konnte innerhalb üblicher Zeitfenster durchgeführt werden. Durch diese Ergebnisse wird die H_v3 bestätigt.

H_v4 *Das AVUS-Therapiesystem kann im therapeutischen Alltag unproblematisch eingesetzt werden.*

Beurteilung: Der Aufbau des AVUS Therapiesystems in den Behandlungsräumen der neurologischen Klinik stellte sich als unproblematisch heraus. Es waren nur wenige technische Installationen vorzunehmen, die an den Behandlungstagen kurzfristig durchgeführt werden konnten. Anschließend konnte das Training mit allen PatientInnen ohne nennenswerte Ausfälle der Technologie durchgeführt werden. Die vorhandene Ausstattung erwies sich jedoch als verbesserungswürdig. Ein Patient wies explizit darauf hin, dass eine höhere Immersion durch z.B. eine großflächige Projektion der AVUS, die Verwendung eines Raumklangsystems oder eine stärkere Verdunkelung des Raumes für das Training förderlich wäre. Diese Verbesserungen können relativ einfach vorgenommen werden. Da sie den technischen Aufbau nicht grundsätzlich ändern, kann die H_v4 durch die in der Pilotstudie gesammelten Erfahrungen bestätigt werden.

H_v5 *Die mit der AVUS aufgezeichneten Daten geben Aufschluss über den Fortschritt der Rehabilitation bei den PatientInnen.*

Beurteilung: Die von der AVUS aufgezeichneten Bewegungsdaten enthielten einen hohen Anteil fehlerhaft erkannter Gelenkpositionen. Die daraus berechneten statistischen Informationen ließen daher Schlussfolgerungen über den Fortschritt der Rehabilitation nicht zu. Zwar sind Veränderungen sowohl der Hardwareausstattung als auch der Auswertungskomponente denkbar, und dadurch könnte die Qualität der statistischen Informationen verbessert werden (siehe Abschnitt 5.3.2), mit der derzeit verwendeten Sensorhardware und der aktuellen Version des Therapiesystems muss die H_v5 jedoch verworfen werden.

5 Diskussion der Forschungsergebnisse

In diesem Kapitel erfolgt eine Diskussion der Forschungsergebnisse, die aus der theoriegeleiteten Entwicklung der AVUS und der anschließenden praktischen Überprüfung mit SchlaganfallpatientInnen gewonnen wurden. Es werden außerdem Potentiale und Einschränkungen des Therapiesystems besprochen. Darüber hinaus findet eine Einordnung der Erkenntnisse in den größeren Kontext der Arbeit statt und die Konsequenzen für das Forschungsfeld der Virtuellen Rehabilitation werden besprochen.

Grundsätzlich lässt sich festhalten, dass die zentrale Forschungsfrage dieser Arbeit (siehe Abschnitt 1.2.1) in den bisherigen Kapiteln bereits weitgehend beantwortet wurde. Ausgehend von einer theoretischen Auseinandersetzung mit den Grundlagen der motorischen Rehabilitation sowie der Gestaltung und psychologischen Wirkung virtueller Umgebungen wurde ein Therapiesystem entwickelt, welches algorithmisch aufbereitete, abstrakte Illusionen als Rückmeldung auf Bewegungen anzeigt. Dieses System wurde dann in informellen Anwendungstests sowie einer strukturierten Pilotstudie mit SchlaganfallpatientInnen eingesetzt und es ergaben sich Hinweise auf therapeutische Wirkungen. Sowohl die PatientInnen als auch die TherapeutInnen, welche das System getestet haben, bestätigten die Plausibilität des Therapieansatzes. Zudem weisen die mit den Untersuchungen erhobenen Informationen auf positive Effekte auf die Motivation, die Konzentration und die subjektive Einschätzung der eigenen Leistung der PatientInnen hin. Die theoretisch begründete und erwartete Unterstützung der motorischen Rehabilitation durch die Wahrnehmung der visuellen Illusionen kann allerdings noch nicht endgültig bestätigt werden. Hierfür wären umfassende klinische und neurologische Untersuchungen nötig, die im Rahmen der Arbeit nicht durchgeführt werden konnten. Die im Folgenden diskutierten Erkenntnisse bilden daher eine Grundlage für anschließende Studien sowie für die Weiterentwicklung der AVUS.

5.1 Erkenntnisse aus der Entwicklung und Anwendung der AVUS

In den vorherigen Kapiteln wurde der Prozess der theoretischen Fundierung, der Konzeption, der iterativen Entwicklung sowie der praktischen Überprüfung des AVUS Therapiesystems dargestellt. Daraus ließen sich die im Folgenden erläuterten Forschungserkenntnisse ableiten.

5.1.1 Abstrakte Bewegungsvisualisierungen erweitern das Repertoire der neurologischen Therapie

Wie in Kapitel 2.1 beschrieben, sind die bislang für die neurologische Therapie entwickelten virtuellen Umgebungen häufig nah am zugrundeliegenden, herkömmlichen Therapiekonzept orientiert und erzeugen realistische Welten in denen mit Hilfe von Avataren agiert werden kann. Diese Herangehensweise ist naheliegend, jedoch bzgl. der Ausschöpfung des vollen Potentials der Technologie eingeschränkt. Es wurde weiterhin erläutert, dass die visuelle Wahrnehmung von Bewegungseffekten eine wesentliche Rolle für das motorische Lernen spielt (siehe Abschnitt 2.2.3). Diese Effekte können durch den Computereinsatz beliebig gestaltet werden. Die Möglichkeiten hierzu wurden jedoch bislang nicht untersucht. Das Therapiesystem AVUS demonstriert daher erstmalig die Verwendung abstrakter, computergenerierter Bewegungsvisualisierungen im Bereich der neurologischen Therapie und zeigt, dass diese für die motorische Rehabilitation eingesetzt werden können.

Generative Gestaltung visueller Effekte von Bewegungen

Therapiesysteme, welche die intrinsischen Eigenschaften des digitalen Mediums ausnutzen, stellen einzigartige Trainingsmethoden dar, die ohne den Einsatz der Technologie nicht möglich wären und die daher das Repertoire der neurologischen Therapie erweitern. Die Möglichkeiten zur gezielten Gestaltung der visuellen Reize können dahingehend ausgenutzt werden, dass die für das motorische Lernen hilfreichen kognitiven Prozesse optimal unterstützt werden. Der Ansatz der generativen Gestaltung von Bewegungseffekten erwies sich hierfür als einsetzbar.

Die AVUS demonstriert den Einsatz von generativen Algorithmen für die Bewegungsvisualisierung exemplarisch. Die aufgezeichneten Skelettdaten werden nach mathematischen Regeln transformiert und erzeugen interessante visuelle Effekte, die zur Exploration anregen und die Konzentration binden. Damit diese Effekte von den PatientInnen als Folgen ihrer Bewegungen erwartet werden können, ist eine Lernphase der sensomotorischen Zusammenhänge notwendig (siehe Abschnitt 2.2.5). Nach dieser Lernphase ist die körperliche Identifikation mit den Visualisierungen möglich, worauf die PatientInnen in den Anwendungstests und der Pilotstudie eindeutig hinwiesen (siehe Abschnitte 3.4.2 und 4.4.3). Auch die TherapeutInnen, die das System zu verschiedenen Zeitpunkten getestet haben bestätigten, dass die Visualisierungen zur Kontrolle der Körperhaltung verwendet werden können. Die generative Gestaltung von visuellen Bewegungseffekten kann daher therapeutische Ansätze zum Training sensomotorische Koordination unterstützen. Sie bietet dabei das Potential zur Erzeugung variantenreicher Therapiesysteme, welche die Durchführung von repetitiven Übungen interessant gestalten.

Fokussierung der wesentlichen Informationen

Abstrakte Visualisierungen stellen die für die Therapie wesentlichen Bewegungsinformationen fokussiert dar. Gleichzeitig können diese Informationen ansprechend gestaltet sein und zur Interaktion animieren. Dies unterstützt gleichsam einen wesentlichen therapeutischen

Zweck, wenn das Ziel das Lernen von sensomotorischer Koordination ist, die PatientInnen jedoch lediglich über eingeschränkte Fähigkeiten verfügen. Durch eine motivierende Darstellung der Körperhaltung kann Frustration vermieden und bei der Exploration der eigenen körperlichen Grenzen hingegen Kompetenz erfahren werden. Dies wird insbesondere für PatientInnen nach einem Schlaganfall als bedeutsam für effektives motorisches Lernen herausgestellt (siehe Abschnitte 2.2.2 und 2.4.2).

Die mit der AVUS implementierten Visualisierungen weisen einen steigenden Abstraktionsgrad von der Darstellung des menschlichen Oberkörpers auf. Die Mehrzahl der teilnehmenden PatientInnen in den Anwendungstests und der Pilotstudie präferierten jedoch entweder die Waveform Visualisierung oder die Generative Tree Visualisierung. Dies weist auf das Bedürfnis hin, auch in abstrakten visuellen Effekten noch entfernt anthropomorphe Züge und wesentliche Bewegungsinformationen zu erkennen. Das Ziel der Abstraktion ist die verdeutlichte Darstellung dieser Informationen. Das offenbare Erkennen von Winkeln zwischen Körperteilen sowie der Bewegungsrichtung und -geschwindigkeit erscheint hierfür notwendig.

Entgegen der in Kapitel 2.1 vorgestellten computerspielartigen Therapiesysteme erwies sich für den Einsatz der AVUS mit SchlaganfallpatientInnen eine Reduktion der zusätzlichen Informationen in der virtuellen Umgebung als sinnvoll. Neurologische Schäden können die Verarbeitung visueller Reize erschweren und die motorische Therapie sollte daher kognitiv nicht zu anspruchsvoll sein. Die wesentlichen Informationen beim Training sensomotorischer Kontrolle sind die Zusammenhänge zwischen Bewegungen und deren visueller Effekte. Zusätzliche Reize sollten daher minimiert werden. Während vollständige Computerspiele mit realistischen virtuellen Umgebungen die Darstellung einer Spielwelt, der Aufgaben und des Übungsfortschritts erfordern, bieten abstrakte Bewegungsvisualisierungen hingegen die Möglichkeit, ohne diese Elemente eine animierende virtuelle Umgebung zu gestalten.

Ästhetische Darstellung kontinuierlicher Transformationen

In den Anwendungstest und der Pilotstudie wurde die Therapie mit der AVUS von den PatientInnen auch deshalb als gelungen bezeichnet, weil den Visualisierungen eine ästhetische Qualität zugesprochen wurde. Mehrere PatientInnen bezeichneten die Interaktion als kreative Ausdrucksform. Trotz ihrer motorischen Einschränkungen konnten sie durch einfache Bewegungen visuell ansprechende Ergebnisse erzeugen und Kompetenz erfahren. Als wichtiger Aspekt bei der Verwendung abstrakter Bewegungsvisualisierungen gilt daher, diese in ästhetisch ansprechender Weise zu gestalten. So gewinnt das Training eine motivierende, kreative und zufriedenstellende Komponente.

Die Abstraktion schafft dabei Raum für Imagination, was sich bei der Anwendung darin äußerte, dass die PatientInnen den visuellen Objekten individuelle Bezeichnungen gaben: Die Waveform Visualisierung wurde mit „Wellen", „Regenbögen" und „Vögeln" assoziiert, die Generative Tree Visualisierung mit „Lebensbäumen", und die Ellipsoidal Visualisierung mit „Wirbelsäulen", „Röhren" und „Fossilien". Sowohl die Objekte selbst als auch die Farbgebung, die begleitende Musik und das Interaktionspotential wurden von den PatientInnen als ansprechend und stimmig bezeichnet (siehe Abschnitt 4.4.3).

Eine wesentliche Eigenschaft der eingesetzten generativen Algorithmen ist die kontinuierliche Transformation. Damit die Visualisierungen für die Kontrolle der eigenen Bewegungen herangezogen werden können, müssen diese auf jede Interaktion einen direkten visuellen Effekt anzeigen. Es können daher nur solche Algorithmen verwendet werden, die einen kontinuierlichen und fließenden Übergang zwischen Ausgabezuständen ermöglichen.

5.1.2 Kohärente Sinnesreize binden die Aufmerksamkeit und animieren zu aktiver Bewegung

Bei der Interaktion mit virtuellen Umgebungen werden mehrere Sinne angesprochen und die Informationen auf den sensorischen Kanälen zu einem zusammenhängenden Eindruck integriert (siehe Abschnitte 2.3.1 und 2.4.1). Durch eine entsprechende Gestaltung und die gegenseitige Einflussnahme der sensorischen Reize wird der Eindruck einer kohärenten Welt geschaffen, welche die Aufmerksamkeit bindet und die Voraussetzungen für die Entwicklung eines starken Präsenzgefühls bietet. Abstrakte Umgebungen, die neben einer visuellen Komponente geeignete weitere Kanäle ansprechen, regen außerdem zur Exploration an und können somit aktive Bewegungen animieren.

Förderung der Aufmerksamkeit durch das Präsenzgefühls

Es wurde postuliert, dass Präsenz ein wesentlicher Faktor bei der Unterstützung effektiver motorischer Rehabilitation mit virtuellen Therapiesystemen ist, da in diesem Zustand die Konzentration auf das Dargestellte besonders leicht fällt. Die Auswertung verfügbarer Forschungsarbeiten begründete dies theoretisch (siehe Abschnitt 2.3.4). Zusätzlich wurde herausgestellt, dass besonders abstrakte Umgebungen das Präsenzgefühl auslösen können und hierzu ein offensichtliches Interaktionspotential und kohärente Sinnesreize erforderlich sind (siehe Abschnitt 2.3.3).

Die Ergebnisse der Pilotstudie zeigen, dass SchlaganfallpatientInnen tatsächlich hohe Präsenz in abstrakten virtuellen Umgebungen empfinden können (siehe Abschnitt 4.4.1). Es konnte zudem tendenziell ein Zusammenhang des Präsenzgefühls mit der motorischen Rehabilitation über den Verlauf der Woche festgestellt werden (siehe Abschnitt 4.4.2). Aufgrund der kleinen Stichprobe ist zwar keine eindeutige statistische Auswertung möglich, allerdings wird die theoretische Begründung des Wirkungszusammenhangs WZH1 durch diese Daten bestärkt. In welcher Form die unterschiedlichen Dimensionen des Präsenzgefühls hieran beteiligt sein können, wird in Abschnitt 5.4.1 diskutiert.

Zwei Patienten der Pilotstudie bestätigten auch in den Interviews, dass sie sich während der Interaktion in der virtuellen Umgebung anwesend fühlten, und dass der Großteil ihrer Aufmerksamkeit auf die Visualisierungen gerichtet war (siehe Abschnitt 4.4.3, Fallstudien RE und HG). Es gelang ihnen, störende Eindrücke aus der realen Umgebung des Therapieraums auszublenden. Interessanterweise bedienten diese beiden Patienten die AVUS sehr gegensätzlich. Während Patient

RE große Bewegungsausmaße zeigte und viele Positionsänderungen durchführte, konzentrierte sich Patient HG auf ruhige Bewegungen und das Erzeugen von symmetrischen Ergebnissen. Beide empfanden die Therapie jedoch subjektiv als erfolgreich. Offensichtlich gelang es, mit den abstrakten Visualisierungen unterschiedliche Intentionen für Handlungen zufriedenstellend zu unterstützen.

Bei der Virtuellen Rehabilitation bekommt die Interaktion mit der computergenerierten Umgebung eine zentrale Rolle für die Effektivität das Trainings. Es kann grundsätzlich davon ausgegangen werden, dass es förderlich ist, wenn die PatientInnen ihre Aufmerksamkeit auf diese Umgebung fokussieren können. Bei der Entwicklung von Therapiesystemen sollten daher Möglichkeiten zur Unterstützung des Präsenzgefühls besonders berücksichtigt werden, um die Aufmerksamkeit zu binden und eine intuitive Interaktion zu ermöglichen.

Animierende Wechselwirkungen zwischen Bewegung, Musik und visuellen Effekten

Als eine wichtige Erkenntnis aus dem praktischen Einsatz der AVUS kann die Bedeutung der auditiven Komponente und deren Rückwirkung in die visuelle Darstellung genannt werden. Zwar wurde die auditive Komponente im Rahmen dieser Arbeit nicht näher untersucht, jedoch erscheint eine solche Untersuchung vielversprechend (welche Möglichkeiten sich hierzu ergeben wird im Abschnitt 5.2.5 besprochen). Insbesondere bei SchlaganfallpatientInnen kann begleitend abgespielte Musik, die eng in die Durchführung der Intervention einbezogen wird, positive Auswirkungen haben.

In der Pilotstudie empfanden alle PatientInnen der beiden Versuchsgruppen das Einüben von Bewegungen zu rhythmischer, musikalischer Untermalung als wohltuend. Die PatientInnen der EG bezeichneten darüber hinaus die Musikauswahl der AVUS als gelungen und hoben deren Bedeutung für ihre aktive Teilnahme hervor. Einige wünschten sich Hintergrundmusik auch in anderen Therapiesitzungen (siehe Abschnitt 4.4.3). Aufgrund dieser deutlich positiven Beurteilungen wird angenommen, dass bei der repetitiven Ausübung einfacher motorischer Aktionen mit hoher Intensität eine rhythmische Untermalung des Trainings eine animierende Wirkung auf die Bewegungsausführung hat. Selbstverständlich spielen für die Auswahl der Musikstücke auch subjektive Gefallensaspekte eine wichtige Rolle.

Um trotz zusätzlicher sensorischer Reize die Konzentration der PatientInnen weiterhin auf die visuellen Effekte zu lenken, wirkt die auditive Komponente der AVUS in die visuelle Darstellung zurück. Auf diesem Weg werden kohärente Sinnesreize erzeugt, die das Präsenzgefühl fördern (siehe Abschnitt 2.3.3). Die für die Pilotstudie ausgewählte Musik wies dabei einen eindeutigen Rhythmus auf, blieb jedoch darüber hinaus im Hintergrund. Der Rhythmus spiegelte sich in den Visualisierungen wieder, wodurch ein enges Wechselspiel zwischen Bewegungen, Musik und visuellen Effekten ermöglicht wurde. Die Aussagen der PatientInnen in den Anwendungstests und der Pilotstudie wiesen darauf hin, dass genau dieses Wechselspiel als eine wesentliche Eigenschaft der AVUS wahrgenommen wurde. Diese Eigenschaft wurde außerdem von der Mehrheit der PatientInnen als positiv und animierend empfunden (siehe Abschnitt 4.4.3). Es wird daher davon ausgegangen, dass insbesondere bei der Verwendung abstrakter Visualisierungen durch eine geeignete Integration von Musik eine Atmosphäre geschaffen wird, die zur Exploration und motorischen Aktionen motiviert.

Das AVUS Therapiesystem ermöglicht die freie Auswahl von Musikstücken. In der Pilotstudie wurde die Auswahl jedoch auf zwei unterschiedliche, aber vorherbestimmte Stücke beschränkt. Zwei Patienten machten deutlich, dass deren persönlicher Musikgeschmack von jeweils einem der Stücke besonders getroffen wurde (siehe Abschnitt 4.4.3, Fallstudie HG und NE). Insbesondere bei Patient HG führte das nicht präferierte Musikstück zu einer schlechteren Bewertung der Intervention und zu einem schwächer empfundenen Präsenzgefühl. Dies unterstreicht die Notwendigkeit zur individuellen Einstellung der auditiven Komponente auf die persönlichen Bedürfnisse der PatientInnen. Es ist denkbar, die Musikauswahl entsprechend vorbestimmter Kriterien den PatientInnen selbst zu überlassen und sie aufzufordern, eigene Musikstücke für die Therapie mitzubringen. Auch die Verwendung natürlicher rhythmischer Geräusche ist denkbar, wodurch die auditive Komponente noch weniger Aufmerksamkeit auf sich ziehen könnte.

5.1.3 Externe Bewegungseffekte und Illusionen uneingeschränkter Bewegungen unterstützen die motorischen Rehabilitation

Durch die Verwendung virtueller Umgebungen wird die Aufmerksamkeit der PatientInnen auf die externen Effekte von Bewegungen gelenkt. Es wurde erläutert, dass bei einem solchen externen Fokus motorisches Lernen effektiver erfolgt, als bei dem in der heutigen therapeutischen Praxis häufig angeregten internen Fokus auf die Ausführung exakt spezifizierter Bewegungsmuster (siehe Abschnitt 2.2.3). Die externen Auswirkungen von Bewegungen können durch den Computereinsatz zudem manipuliert und bspw. verbessert dargestellt werden. So wird dann eine Illusion von korrekter Bewegungsausführung erzeugt, welche zusätzlich zum körperlichen Training eine Stimulation motorischer Hirnareale bewirkt (siehe Abschnitt 2.2.5). Auf diese Weise gestaltete, virtuelle Therapiesysteme können die motorische Rehabilitation daher besonders unterstützen.

Fokussierung externer Bewegungseffekte durch abstrakte Darstellungen

Ein Fokus auf externe Bewegungseffekte wird in herkömmlichen Therapieansätzen durch die Verwendung von Objekten als Hilfsmittel angeregt. So können beispielsweise im Sinne eines Trainings von Alltagsfähigkeiten Tassen auf einem Tisch verschoben werden oder das Einfüllen von Flüssigkeiten in diese Tassen geübt werden. Bei solchen Übungen steht die Zielerreichung im Vordergrund und es werden variable motorische Programme trainiert (siehe Abschnitt 2.2.3). Die motorischen Einschränkungen der PatientInnen werden jedoch häufig eine erfolgreiche Ausführung von Alltagstätigkeiten verhindern, was zu Frustration führen kann. Bei der Verwendung von virtuellen Umgebungen können hingegen Objekte auf eine Weise dargestellt und manipuliert werden, dass eine Zielerreichung auch mit eingeschränkten Fähigkeiten möglich ist und ein Gefühl von Kompetenz entsteht. Therapiesysteme, welche das Erzeugen abstrakter und ästhetisch ansprechender Visualisierungen zum Ziel haben, bieten hierbei den Vorteil, dass eine erfolgreiche Bewegungsausführung mit unterschiedlichen Fähigkeitsniveaus erreicht werden kann.

Die überwiegende Fokussierung auf externe Bewegungseffekte bei der AVUS Therapie kann aus den Anwendungstests und der Pilotstudie abgeleitet werden. Die Patientin SC wies bspw. darauf hin, dass sie den Eindruck habe, etwas zu erschaffen, und das ihr dies ein Gefühl von Kompetenz vermittle. Der Patient HG betonte, dass er die externen Bewegungseffekte gut dazu verwenden könne, sich selbst einzuschätzen und das es ihm Freude bereite, die Baumvisualisierung möglichst natürlich aussehen zu lassen (siehe Abschnitt 4.4.3, Fallstudien SC und HG). Insgesamt war die Blickrichtung der PatientInnen während der Übungen überwiegend auf die virtuelle Umgebung konzentriert.

Für die Interaktion mit Objekten in einer virtuellen Umgebung ist die Visualisierung der eigenen Bewegungen in dieser Umgebung erforderlich. Verfügbare Therapiesysteme der Virtuellen Rehabilitation verwenden hierfür häufig anthropomorphe Avatare. Mit dem Ziel der Fokussierung externer Bewegungseffekte erscheinen allerdings abstrakte Darstellungsformen besser geeignet. Bei der Anzeige realistischer Extremitäten wird - wie bei der Beobachtung von Bewegungen im Spiegel bzw. am eigenen Körper - die Aufmerksamkeit auf die einzelnen Körperteile und die zu aktivierenden Muskeln gelenkt. Abstrakte Darstellungsformen assoziieren jedoch nicht direkt die eigenen Extremitäten, wodurch eine Fokussierung auf externe Bewegungseffekte unterstützt werden kann.

Illusionen uneingeschränkter Bewegungsausführung

Die während der Interaktion mit einer virtuellen Umgebung aufgezeichneten Bewegungsdaten können algorithmisch manipuliert werden, um bspw. eine Verbesserung des Bewegungsablaufs oder -ausmaßes zu erzielen. Für diese Manipulation sind verschiedene Varianten möglich, von denen einige in bestehenden Therapiesystemen implementiert sind (siehe Abschnitt 2.1.2) und weitere in Abschnitt 5.2 diskutiert werden. Bei einer verbesserten Darstellung der tatsächlichen motorischen Aktionen wird eine Illusion erzeugt, die den Eindruck einer korrekten Bewegungsausführung vermittelt. Häufig wird den PatientInnen die Illusion allerdings auffallen, weshalb sie sich bewusst darauf einlassen müssen, um diese als real zu empfinden. Gelingt ihnen dies, können - wie in Abschnitt 2.2.5 dargestellt - durch den visuellen Eindruck motorische Hirnareale stimuliert werden, was wiederum die Rehabilitation unterstützt. Die Potentiale virtueller Umgebungen zur Erzeugung solcher Illusionen sollten daher bei der Entwicklung von Therapiesystemen ausgenutzt werden.

Unter anderem kann die Spiegelung der Bewegungsinformationen der gesunden Seite im Sinne der Spiegeltherapie für die korrekte Darstellung von Bewegung auf der betroffenen Seite verwendet werden. Dies wurde für die AVUS implementiert. Die Rückmeldungen von mehreren PatientInnen der Pilotstudie wiesen auf die Möglichkeit zur Identifikation mit den Illusionen hin (siehe Abschnitt 4.4.3). Im Spiegeltherapiemodus der AVUS empfanden drei PatientInnen ein positives Gefühl von Bewegungsfreiheit auf der betroffenen Seite (siehe Fallstudien SC, HG und NE). Besonders der Wechsel von einer direkten Darstellung der Bewegungen im veritablen Modus zur gespiegelten Darstellung wurde als eindrucksvoll beschrieben und erzeugte ein positives Gefühl. Die Veränderung der Bewegungsdarstellung war den PatientInnen dabei bewusst, es gelang ihnen aber dennoch, sich darauf einzulassen.

Abstrakte Bewegungsvisualisierungen bieten die Möglichkeit einer Weiterentwicklung der herkömmlichen Spiegeltherapie. Aus der Verwendung eines Spiegels resultieren verschiedene Einschränkungen, die durch virtuelle Umgebungen aufgehoben werden können (siehe Abschnitt 1.1.1). Wie weiter oben besprochen wurde, kann durch eine abstrakte Darstellung außerdem die Konzentration auf die Bewegungsinformationen erleichtert und die Aufmerksamkeit gebunden werden. Hierdurch wird es den PatientInnen erleichtert, sich auf die Illusionen einzulassen. In der Pilotstudie bestätigte Patient RE - der einzige

Patient der bereits Erfahrungen mit der herkömmlichen Spiegeltherapie hatte - dies für die Interaktion mit der AVUS (siehe Abschnitt 4.4.3, Fallstudie RE). Ein Vergleich der AVUS mit der herkömmlichen Spiegeltherapie in der klinischen Anwendung erscheint daher vielversprechend.

5.1.4 Die Anwendung der AVUS mit SchlaganfallpatientInnen ist plausibel

In den Anwendungstests und der Pilotstudie zeigte sich, dass die Zielgruppe der SchlaganfallpatientInnen vielversprechend auf das Training mit der AVUS reagierte. Die Wirkung einzelner Gestaltungselemente wurde in den vorigen Abschnitten bereits diskutiert. Hier sollen weitere Erkenntnisse besprochen werden, welche den Einsatz des Therapiesystems insgesamt betreffen.

Eine positive Wirkung der AVUS auf die motorische Rehabilitation der PatientInnen wurde theoretisch begründet und die empirischen Ergebnisse bestärken diese Annahme. Dennoch kann ein therapeutischer Mehrwert auf Basis der vorliegenden Daten noch nicht nachgewiesen werden. Zum derzeitigen Forschungs- und Entwicklungsstand kann daher lediglich die Plausibilität der Anwendung des Systems für die Behandlung von SchlaganfallpatientInnen bestätigt werden.

Allerdings erscheint nach den ersten Ergebnisse auch bei dieser Zielgruppe eine weitere Eingrenzung sinnvoll. Für den therapeutischen Ablauf von Interventionen mit der AVUS ergaben sich außerdem unterschiedliche Varianten. Bei der Interaktion mit dem System werden Bewegungen ausgeführt, die von SchlaganfallpatientInnen grundsätzlich trainiert werden müssen. Vor diesem Hintergrund kann die AVUS als Zusatztherapie empfohlen werden. Dies wird im Folgenden näher erläutert.

Eingrenzung der Zielgruppe

Die Auswahl der TeilnehmerInnen an der Pilotstudie erfolgte anhand von Ein- und Ausschlusskriterien, welche die Zielgruppe eingrenzten (siehe Abschnitt 4.2.2). Diese Eingrenzung schloss jedoch immer noch ein breites Spektrum motorischer und kognitiver Fähigkeitsniveaus ein. Nach den Rückmeldungen aus der Pilotstudie können weitere Kriterien aufgestellt werden.

Bzgl. der Armparese sollte die untere Schranke angehoben werden. Die AVUS Therapie ist für PatientInnen mit sehr geringen, proximalen Bewegungsausmaßen wenig geeignet. Zum Einen erkennt die verwendete Sensortechnologie geringe Bewegungen, die nah am Körper erfolgen, häufig nicht. Wenn die PatientInnen daher über einen längeren Zeitraum keine größeren Bewegungen durchführen, ist die fehlerhafte Erkennung in der visuellen Darstellung ersichtlich und dies kann negative Folgen haben. Führen die PatientInnen nämlich tatsächlich unter Anstrengung geringe Bewegungen durch, welche dann jedoch keinen Effekt auf die virtuelle Umgebung haben, wirkt sich dies demotivierend aus (siehe Abschnitt 4.4.3, Fallstudie SC). Darüber hinaus ist das Interaktionspotential der bislang implementierten Visualisierungen besonders auf die Durchführung großer Oberarmbewegungen in der frontalen Körperebene ausgelegt (siehe Abschnitt 3.3.1). Dies kann von PatientInnen mit besseren motorischen Fähigkeiten umfassender ausgenutzt werden. Solange daher keine leistungsfähigere Sensortechnologie verwendet wird und keine weiteren Visualisierungen speziell für kleinere Bewegungsausmaße implementiert sind, ist zu empfehlen lediglich solche PatientInnen für die AVUS Therapie auszuwählen, die zumindest moderate, proximale Bewegungen durchführen können.

Die Verwendung einer abstrakten virtuellen Umgebungen für die Therapie ist kognitiv anspruchsvoll. Bei der Interaktion mit der AVUS werden visuelle, auditive und propriozeptive Reize verarbeitet. Zugleich regen die Visualisierungen die Imagination an und der therapeutische Ansatz erfordert ein aktives Hineinversetzen der PatientInnen in die virtuelle Umgebung. Dies gelang während der praktischen Anwendung vor allem solchen PatientInnen gut, bei denen die kognitive Leistungsfähigkeit durch den Schlaganfall wenig beeinträchtigt war (siehe Abschnitt 4.4.3, Fallstudien SC und RE). Hingegen hatten PatientInnen mit starken kognitiven Einschränkungen Schwierigkeiten, die Konzentration über die gesamte Dauer der Interaktion aufrecht zu halten (Fallstudien RI, HG und NE). Zukünftige Untersuchungen können klären, ob Möglichkeiten zur Anpassung der AVUS an geringere kognitive Fähigkeiten gegeben sind. Solange hierüber jedoch keine Klarheit besteht, sollten als Ausschlusskriterium bereits moderate kognitive Einschränkungen gelten.

Weiterhin ergaben sich aus den Rückmeldungen der PatientInnen Kriterien, die noch näher untersucht werden müssen. So erforderte der Therapieansatz die eigenständige Exploration und eine positive Einstellung gegenüber kreativer, körperlicher Aktivität. Diese ist offensichtlich nicht bei allen PatientInnen gleichermaßen ausgeprägt, sie kann jedoch auf unterschiedliche Weise animiert werden. Wesentlich ist die Darstellung eines therapeutischen Mehrwerts, aus dem sich eine Motivation für die aktive Mitarbeit während der Intervention ergeben kann. Darüber hinaus äußerten die PatientInnen in der Pilotstudie den Wunsch, das Therapiesystem auf ihre individuellen Vorlieben anzupassen. In anschließenden Untersuchungen sollten genauere Hinweise erhoben werden, wie eine solche Anpassung vorgenommen werden kann und welche Parameter hierfür softwareseitig anzubieten sind.

Therapeutischer Ablauf

Der therapeutische Ablauf der Intervention mit der AVUS erfolgte weitestgehend durch die PatientInnen selbstgesteuert. Vorgegeben war die Reihenfolge und Dauer der verschiedenen Visualisierungen sowie die Verwendung des veritablen und Spiegeltherapiemodus nacheinander. Die während der Interaktion durchgeführten Bewegungen wählten die PatientInnen jedoch selbst. Dieser Ablauf erwies sich als durchführbar und es fanden sich Hinweise, dass die motorische Rehabilitation mit diesem freien Ansatz in besonderem Maße gefördert wird. Es können variable Bewegungsmuster trainiert, sowie Autonomie und Selbstbewusstsein gestärkt werden (siehe Abschnitt 3.1).

Während des bisherigen Einsatzes der AVUS haben TherapeutInnen die PatientInnen bei der Interaktion begleitet und ggfs. unterstützt. In den Anwendungstests wurde das Therapiesystem von einigen TherapeutInnen als Hilfsmittel für das Training verwendet und sie formulierten ihre Instruktionen mit Bezug auf die virtuelle Umgebung (siehe Abschnitt 3.4.2). In anderen Fällen benötigten die PatientInnen weniger Unterstützung und zeigten aus eigenem Antrieb aktive Bewegungen und freie Exploration. Grundsätzlich sollten - im Sinne der in Kapitel 2.2.3 erläuterten Forschungsarbeiten bzgl. die Förderung des motorischen Lernens - möglichst wenige Instruktionen gegeben werden, jedoch kann es notwendig sein, von Zeit zu Zeit bestimmte motorische Aktionen anzuregen. Ein Patient der Pilotstudie wünschte sich mehr Interaktion mit TherapeutInnen (siehe Abschnitt 4.4.3, Fallstudie NE). Die AVUS Therapie ermöglicht es, hierauf situationsabhängig einzugehen.

Der Wechsel zwischen den beiden Interaktionsmodi der AVUS war für viele PatientInnen eindrucksvoll. Es wurde theoretisch begründet, dass zuerst eine Interaktion im veritablen Modus erfolgen muss, damit die sensomotorischen Zusammenhänge gelernt werden können (siehe Abschnitt 2.2.5). Dies bestätigte sich in der praktischen Anwendung. Aufgrund des positiven Gefühls, welches der Wechsel in den Spiegeltherapiemodus bei den PatientInnen der Pilotstudie erzeugte (siehe Abschnitt 4.4.3), ist es naheliegend, solche Wechsel während einer Intervention häufiger durchzuführen. Dies kann auch in unregelmäßigen Intervallen und unangekündigt erfolgen, wodurch das Erleben der Illusion gestärkt werden könnte. Zukünftige Anwendungen der AVUS sollten dies überprüfen und verschiedene Varianten des Einsatzes des veritablen und Spiegeltherapiemodus testen.

In der Pilotstudie wurde eine Phase der Bewegungsbeobachtung zu Beginn der Intervention durchgeführt. Diese Phase sollte die PatientInnen auf den Therapieansatz einstimmen, sowie die visuelle Wahrnehmung und die Bewegungsvorstellung anregen (siehe Abschnitt 4.3.2). Die Rückmeldungen der PatientInnen hierzu waren positiv (siehe Abschnitt 4.4.3). Einige hoben diese Phase explizit als förderlich für das Training hervor, da ihnen dadurch deutlich gemacht wurde, welche visuellen Effekte erzeugt werden können. Im Vergleich zu den Anwendungstests interagierten die PatientInnen in der Pilotstudie tatsächlich zielführender mit den Visualisierungen, was auf die einstimmende Phase zurückgeführt werden kann.

Durchführung therapeutisch relevanter Bewegungen

In den Anwendungstests und der Pilotstudie wurde von TherapeutInnen bestätigt, dass für die Interaktion mit der AVUS therapeutisch relevante Bewegungen durchgeführt werden. Die PatientInnen bewegen aktiv ihre betroffene Extremität und die Visualisierungen regen dazu an, die körperlichen Fähigkeiten auszureizen. Darauf wiesen insbesondere die PatientInnen SC und NE explizit hin (siehe Abschnitt 4.4.3).

Die bislang implementierten Visualisierungen reagieren besonders auf Bewegungen in der frontalen Körperebene. Um variantenreiche Formen zu erzielen sind häufige Positionsveränderungen erforderlich. Hierbei werden Bewegungen repetitiv mit hoher Intensität durchgeführt. Gleichzeitig erfolgt die Bewegungsausführung variabel, da keine exakten und vorgegebenen motorischen Spezifikationen befolgt werden. Vielmehr können Beeinflussungen der Visualisierungen auf verschiedene Weise erreicht werden und die Integration der auditiven Komponente stellt die Ergebnisse stets unterschiedlich dar. Dies wurde im Abschnitt 2.2.3 als für motorisches Lernen förderlich herausgestellt.

Die Patientin SC erklärte in den Interviews, dass sie durch das Training mit der AVUS zu mehr Aktivität im Alltag animiert wurden (siehe Abschnitt 4.4.3). Sie traute sich die Durchführung funktionaler Bewegungen mit der betroffenen Seite zu. Zwar kann eine positive Auswirkung der AVUS auf die motorische Funktion noch nicht endgültig nachgewiesen werden, neben den oben diskutierten therapeutischen Wirkmechanismen ist aufgrund des aktiven Übens therapeutisch relevanter Bewegungen jedoch eine Unterstützung der Rehabilitation zu erwarten.

Die AVUS als Zusatztherapie

Das Training mit der AVUS kann auch als Zusatztherapie verwendet werden. PatientInnen und TherapeutInnen regten einen Einsatz für Aufwärm- bzw. Entspannungsphasen zwischen anderen Interventionen an (siehe Abschnitt 4.4.3). Hierdurch könne ein abwechslungsreicher Rehabilitationsalltag gewährleistet werden, was motivierende Wirkung habe. In der Pilotstudie bezeichnete die Patientin SC die AVUS Therapie als sanfte Therapie und Patient RE erklärte, die Bewegungen fiel ihm leichter und erfolgte flüssiger, als bei herkömmlichen Therapieformen. Die selbstbestimmte Interaktion mit den Visualisierungen ermöglicht es den PatientInnen, ein individuelles Leistungsniveau zu wählen, welches bspw. nach einem intensiven Krafttraining eine Möglichkeit der Entspannung bietet, wobei dennoch motorische Übungen durchgeführt werden.

Die AVUS Therapie erfordert kognitive Leistungen und regt die Prozesse der Bewegungsvorstellung an. Das mentale Training verwendet diese Prozesse als eigenständige Intervention (siehe Abschnitt 2.2.2). Häufig wird das mentale Training jedoch durch zuvor betrachtete Bewegungsausführungen stimuliert. Hier kann die Visualisierung aufgezeichneter Interaktionsabläufe mit der AVUS unterstützend eingesetzt werden.

5.2 Potentiale

Nach den ersten Erfahrungen mit der AVUS in der praktischen Anwendung können Potentiale für vielversprechende Erweiterungen des Therapiesystems sowie weitere Einsatzzwecke erkannt werden.

5.2.1 Abwechslungsreiche Therapieabläufe

Die derzeitige frühe Version der AVUS bietet drei unterschiedliche Bewegungsvisualisierungen an. Für den Einsatz in der Pilotstudie war dies ausreichend, jedoch wiesen Rückmeldungen der PatientInnen darauf hin, dass für eine längerfristiger Anwendung abwechslungsreichere Interaktionen erwartet werden (siehe Abschnitt 4.4.3, Fallstudien RI, HG und NE). Nachdem mit dieser Arbeit die Plausibilität des Ansatzes der generativen Gestaltung demonstiert wurde, können in zukünftigen Versionen der AVUS weitere Visualisierungen auf ähnliche Weise implementiert werden. Einige Varianten hierfür liegen im Softwarepaket der AVUS bereits in einem experimentellen Stadium vor.

Bezüglich der Verwendung von Hintergrundgestaltungen der virtuellen Umgebung gab es uneindeutige Befunde. Während besonders die TherapeutInnen und auch einige PatientInnen in den Anwendungstests die Möglichkeiten animierter Hintergründe für eine externe Strukturierung des therapeutischen Ablaufs hervorhoben, gab es auch Hinweise, die eine Reduktion zusätzlicher Informationen und eine Fokussierung auf die Bewegungsvisualisierungen nahelegten. Durch die softwareseitige Möglichkeit, Hintergründe und Visualisierungen beliebig zu kombinieren, ist jedoch ein situationsabhängiger Einsatz realisierbar. Hiermit kann der therapeutische Einsatz abwechslungsreich gestaltet werden. Eine Entwicklung komplexerer Hintergründe ermöglicht außerdem eine weitergehende Strukturierung der Interaktion, wenn bspw. durch Zielobjekte in der virtuellen Umgebung Bewegungsaufgaben vorgegeben werden.

Eine andere Möglichkeit, die Intervention mit der AVUS zu strukturieren, bietet die Aufzeichnungskomponente. Es ist denkbar, die TherapeutInnen so in die Übungen einzubeziehen, dass diese für die individuellen Trainingsziele ihrer PatientInnen bestimmte Übungsabläufe vorgeben. Die TherapeutInnen können in einer Demonstrationsphase zu Beginn der Therapie die AVUS eigenhändig bedienen und diese Interaktion im Sinne einer Choreographie aufzeichnen. Bei einer anschließenden Übungsphase der PatientInnen können die aufgezeichneten Bewegungsdaten dann zusätzlich abgespielt und in Form eines „Phantombildes" visualisiert werden. Die Aufgabe der PatientInnen wäre es dann, die eigene Interaktion möglichst eng an diesem Phantombild zu orientieren. Kontinuierliche Abstandsmessungen stellen den Erfolg quantifiziert dar. Auf diese Weise kann eine zusätzliche Anforderung gestellt werden, welche einerseits ein individuell fokussiertes und forderndes Training ermöglicht, jedoch andererseits das Prinzip der freien Exploration aufhebt. Für ein zielführendes Therapieprogramm sind daher Interventionen, welche die freie Exploration erwarten mit solchen, in denen vorgegebene Choreographien erfüllt werden müssen, abzuwechseln.

Zusätzlich kann die Komponente der Haltungs- und Gestenerkennung den PatientInnen eine Möglichkeit geben, bestimmte Ereignisse, wie bspw. den Visualisierungswechsel, durch Bewegungen auszulösen. Hierdurch könnten dann softwareseitig Aufgaben gestellt werden, die bestimmte motorische Aktionen erfordern. Dies kann durch visuelle und auditive Rückmeldungen angezeigt werden. So können Punkte erzielt, verschiedene Schwierigkeitsgrade implementiert und der Trainingsfortschritt der PatientInnen durch entsprechende Elemente visualisiert werden.

5.2.2 Heimtraining

Eine Weiterentwicklung der AVUS zu einem vollständigen Computerspiel, welches von den PatientInnen eigenständig bedient werden kann, ermöglicht den Einsatz im Heimtraining. In der Pilotstudie wünschten sich die PatientInnen SC und RE ausdrücklich eine private Weiterführung des Trainings nach dem Klinikaufenthalt. Die technische Einrichtung auf dem Heimrechner ist grundsätzlich auch ohne Expertenwissen möglich, jedoch müssten entsprechende Installationsroutinen geschrieben werden. Des Weiteren ist eine einfach zu bedienende Benutzeroberfläche erforderlich. Damit das Training langfristig im privaten Einsatz interessant und gewinnbringend ist, sollten außerdem die im vorigen Abschnitt diskutierten Erweiterungen eingebracht werden.

Wesentlich für das Heimtraining ist eine Untersuchung der therapeutischen Mehrwerte und Risiken des Trainings mit der AVUS. Bevor eine unbedenkliche Aushändigung des Systems erfolgen kann, müssen klinische Studien die therapeutischen Effekte genauer darstellen. Der motorische und kognitive Anspruch der Interaktion mit den Bewegungsvisualisierungen könnte bei unsachgemäßer Anwendung für die PatientInnen auch nachteilig sein. In der Pilotstudie wies die Patientin SC auf eine empfundene Tonuserhöhung aufgrund der Interaktion hin. Da beim Heimtraining eine therapeutischen Begleitung nicht gegeben ist, werden für die motorische Rehabilitation nachteilige Entwicklungen ggfs. nicht rechtzeitig erkannt. Es müssen daher Ursachen und Wege der Vermeidung unsachgemäßer Anwendungen untersucht und entsprechende Maßnahmen in das Therapiesystem integriert werden, bevor ein Einsatz im Heimtraining erfolgen kann.

5.2.3 Automatisierte Auswertung von Bewegungsinformationen

Ein wesentliches und bislang unausgeschöpftes Potential von Therapiesystemen für die Virtuelle Rehabilitation ist die automatisierte Auswertung der aufgezeichneten Bewegungsinformationen. Mit der AVUS wurden Messwerte erhoben, die Aufschluss über die motorische Aktivität und die Beweglichkeit in den Gelenken liefern sollten. Diese konnten aufgrund zu hoher Ungenauigkeiten der verwendeten Sensortechnologie zwar nicht ausgewertet werden (dies wird im folgenden Abschnitt 5.3 diskutiert), solche Daten können aber grundsätzlich zur Beurteilung des Fähigkeitsniveaus der PatientInnen herangezogen werden. Sie geben allerdings keinen direkten Aufschluss über funktionale Verbesserungen, die das wichtigste Rehabilitationsziel darstellen. Es gibt jedoch Vorschläge, wie aussagekräftige Informationen automatisiert erhoben werden können.

In Kapitel 2.2.3 wurden Forschungsarbeiten zur Bewegungsvariabilität vorgestellt, die mit nichtlinearen Analyseverfahren zeigten, dass gesunde motorische Abläufe ein optimales Niveau von Variabilität aufweisen [199]. Die verwendeten Analyseverfahren können algorithmisch implementiert werden und auf den während einer Interaktion mit einem Therapiesystem aufgezeichneten Bewegungsdaten operieren. Die Ergebnisse geben dann Aufschluss über die Qualität und Robustheit der durchgeführten motorischen Aktionen und können für die Bewertung der Rehabilitation verwendet werden. Eine solche Auswertungskomponente kann in zukünftigen Versionen der AVUS implementiert werden, wenn die Einschränkungen der verwendeten Sensortechnologie überwunden wurden.

Die Ergebnisse einer automatisierten Auswertung der Bewegungsdaten können außerdem bereits während der Interaktion die dargestellten Visualisierungen beeinflussen. Die Implementation von Verfahren, welche die Bewegungen der PatientInnen optimiert darstellen, ermöglicht es, erweiterte Illusionen zu erzeugen. Zusätzlich zum Spiegeltherapiemodus könnte bspw. ein Modus einen Tiefpassfilter vorsehen, um die Bewegungen von PatientInnen mit hohem Muskeltremor geglättet darzustellen. Weiterhin können bei einem strukturierten Therapieablauf unter Verwendung von vorgegebenen Bewegungszielen die motorischen Aktionen der PatientInnen in Bezug auf diese Ziele verbessert angezeigt werden. Es muss untersucht werden, ob solche Illusionen die motorische Rehabilitation unterstützen können.

5.2.4 Einsatz für andere Zielgruppen und therapeutische Ansätze

Therapeutische Ansätze, die mit SchlaganfallpatientInnen eingesetzt werden, sind häufig auch für andere neurologische PatientInnengruppen profitabel. Dem AVUS Therapiesystem liegt der Ansatz der Spiegeltherapie zugrunde, welcher ursprünglich für PhantomschmerzpatientInnen nach einer Amputation entwickelt wurde (siehe Abschnitt 2.2.4). Dieselbe Therapieform wird auch für PatientInnen mit komplexem regionalen Schmerzsyndrom (CRPS) und PatientInnen mit anderen Hirnverletzungen erfolgreich eingesetzt. Für diese Krankheitsbilder kann die klinische Anwendung der AVUS ohne weitere Anpassungen untersucht werden.

Darüber hinaus ist die Einbindung der AVUS Therapie als eine zusätzliche Stufe in das in Kapitel 2.2.4 erläuterte GMI Therapieprogramm plausibel. Dieses bietet eine Kombination aus Übungen der Bewegungsvorstellung, mentalem Training und Spiegeltherapie und wird hauptsächlich bei CRPS-PatientInnen eingesetzt. Ziel dieses Programms ist es, die kognitiven Prozesse motorischer Aktionen zuerst implizit zu aktivieren, um ein Schmerzempfinden zu vermeiden, bevor dann tatsächliche Bewegungen mit der betroffenen Seite durchgeführt werden. Bei der AVUS Therapie werden Bewegungen aktiv durchgeführt und die abstrakten Bewegungsvisualisierungen stellen zusätzliche Anforderungen an die kognitive Leistungsfähigkeit der PatientInnen. Es ist daher denkbar, im Rahmen des GMI im Anschluss an die Übungen mit dem Spiegel ein Training mit der AVUS durchzuführen, um den Trainingsanspruch weiter zu steigern.

5.2.5 Erweiterung der auditiven Komponente

Wie bereits weiter oben erwähnt wurde (siehe Abschnitt 5.1.2) legen die Ergebnisse der praktischen Anwendung der AVUS eine Erweiterung und umfassendere Untersuchung der auditiven Komponente nahe. Es ist bspw. möglich, die begleitende Musik durch die Bewegungen der PatientInnen zu beeinflussen. Patientin SC merkte hierzu an, dass eine Veränderung der Tonhöhe in Abhängigkeit des Bewegungsausmaßes eine motivierende Wirkung haben könnte. Unter dem Begriff der „Sonifikation" werden algorithmische Verfahren beschrieben, die eine solche Einflussnahme ermöglichen (vgl. [74]).

Zudem können in einer eigenen Forschungsarbeit die therapeutischen Effekte einer verstärkten Integration der auditiven Komponente untersucht werden. Es sind interessante Fragestellungen, ob durch eine zielgerichtete Gestaltung auditiver Reize bspw. Exploration und Bewegung animiert bzw. eine Illusion von Bewegung verstärkt werden können.

5.3 Einschränkungen

Das Therapiesystem und die vorgestellten Forschungserkenntnisse unterliegen derzeit einigen Einschränkungen, die im Folgenden erläutert werden.

5.3.1 Prospektive Entwicklung und Anwendung

Die AVUS ist das Ergebnis einer erstmaligen und exemplarischen Realisierung des Ansatzes algorithmisch generierter, abstrakter Bewegungsvisualisierungen. Wie in Abschnitt 5.2 bereits diskutiert wurde, sind Erweiterungen notwendig damit die virtuelle Umgebung als vollständiges Therapiesystem im klinischen Alltag einsetzbar ist. Diese Erweiterungen wären außerdem für den Einsatz in einer umfassenderen klinischen Studie vorteilhaft, mit der belegbare Daten über den therapeutischen Nutzen gesammelt werden. Hierbei muss eine langfristige Anwendung erfolgen, die beim derzeitigen Entwicklungsstand der AVUS zu wenig abwechslungsreich wäre.

Bzgl. der in Kapitel 5.1 diskutierten Ergebnisse aus dem praktischen Einsatz der AVUS in den Anwendungstests und der Pilotstudie wurde bereits erwähnt, dass die zugrundeliegende Datenbasis lediglich tendenzielle Schlussfolgerungen zulässt. Es war das Ziel, prospektive Informationen für eine Weiterentwicklung sowie eine nähere Untersuchung der AVUS zu sammeln. Die vorgestellten Erkenntnisse können einen therapeutischen Mehrwert des Systems für SchlaganfallpatientInnen noch nicht endgültig belegen.

5.3.2 Mangelhafte Sensordaten

Die AVUS verwendet den Microsoft Kinect Sensor für die Aufzeichnung der Bewegungsdaten. In Abschnitt 4.4.1 wurde bereits erläutert, dass die aufgezeichneten Daten eine relativ hohe Ungenauigkeit aufwiesen und die Auswertungsergebnisse daher nicht für eine Beurteilung des Therapieerfolgs herangezogen werden konnten. Auch die auf Basis dieser Daten generierten Visualisierungen waren von der Ungenauigkeit betroffen, obschon dies aufgrund der abstrakten Darstellungsweise und der Einflussnahme der Musik nur in seltenen Fällen erkennbar war (siehe Abschnitt 3.4.2).

Die Verwendung der mangelhaften Sensordaten verminderte die Aussagekraft der mit den Anwendungstests und der Pilotstudie erhobenen sonstigen Informationen jedoch nur geringfügig. Die beschriebenen, sporadisch auftretenden, visuellen Darstellungsfehler beeinflussten die Interaktion zwar und führten bspw. dazu, dass die PatientInnen kurzzeitig ihre Aufmerksamkeit von den Bewegungsvisualisierungen zur Kontrolle auf ihre Extremitäten richteten. Allerdings war der Anteil dieser Situationen gemessen an der gesamten Dauer der Intervention zu vernachlässigen. Auch die Rückmeldungen der PatientInnen gaben keine Hinweise darauf, dass den Situationen große Bedeutung beigemessen wurde.

Dennoch ist für die zukünftige Anwendung der AVUS und für die automatisierte Auswertung der Bewegungsdaten eine Verbesserung der

Aufzeichnungskomponente anzustreben. Hilfreich wäre eine verkürzte Startphase, in welcher die Skelettstruktur erkannt wird, eine exaktere Positionsbestimmung der Gelenke auch bei kleinen Bewegungsausmaßen und die Möglichkeit zur Durchführung von Drehbewegungen mit dem Körper, bei denen einzelne Gelenke durch die Positionierung gegenüber dem Sensor verdeckt sind. Die Skeletterkennung sollte zudem für verschiedene, menschliche Skelette möglich sein, so dass bspw. ein Einsatz mit amputierten PatientInnen realisiert werden kann.

Bzgl. der eingesetzten Sensortechnologie kann durch den technologischen Fortschritt mit einer Verbesserung gerechnet werden. Bereits jetzt ist absehbar, dass die seit kurzem verfügbare, nachfolgende Generation des Kinect Sensors eine deutlich erhöhte Messgenauigkeit und -geschwindigkeit erreicht [3]. Nach einer Freigabe des Sensors für EntwicklerInnen - die für den Sommer 2014 angekündigt wurde - kann dieser für die AVUS verwendet werden. Es besteht weiterhin die Möglichkeit, die Daten von mehreren, zueinander positionierten Sensoren zu kombinieren und somit ein vollständigeres Abbild der PatientInnenbewegungen aufzuzeichnen. Hierdurch ist mit einer Verbesserung der Messgenauigkeit sowie einer Vermeidung von Problemen durch Gelenkverdeckung zu rechnen. Die Anzahl der verwendeten Sensoren ist allerdings durch die Notwendigkeit eine flexiblen Aufbaus des Systems im klinischen Einsatz begrenzt.

Softwareseitig kann eine Aufbereitung der Bewegungsdaten erfolgen. Es ist möglich, eine einstellbare Grenze für maximale Bewegungsdistanzen einzuführen, welche auf die individuelle Leistungsfähigkeit der PatientInnen angepasst wird. Wird diese Grenze dann von dem berechneten Abstand der Gelenkpositionen zwischen zwei Sensorbildern überschritten, werden die neuen Daten nicht übernommen und somit kann in einigen Fällen die erwähnte fehlerhafte Darstellung der Visualisierungen verbessert werden. Weiterhin können bei einem erkannten fehlerhaften Datensatz Extrapolationsverfahren die Bewegungsrichtung und -geschwindigkeit weiterführen und somit simulierte Gelenkpositionen erzeugen, welche den Eindruck einer korrekten Bewegungsvisualisierung vermitteln.

5.3.3 Geringe Immersion

Die Wiedergabe der AVUS erfolgte während der Anwendungstests und der Pilotstudie über einfache Bildschirme oder großformatige Fernseher sowie mit handelsüblichen Stereolautsprechern. Diese Rahmenbedingungen konnten im klinischen Kontext einfach umgesetzt werden, erwiesen sich aber für die Intervention als nachteilig. In Kapitel 2.3.1 wurde beschrieben, dass die technische Qualität (z.B. Auflösung, Größe der Anzeige, Anzahl der Lautsprecher) der für die Anzeige einer virtuellen Umgebung verwendeten Medien Einfluss darauf hat, in welchem Maße die Aufmerksamkeit der BenutzerInnen gebunden wird. Die Auswahl der Medien bestimmt über die technische Immersion und kann daher das Präsenzgefühl begünstigen.

Um die Interaktion mit der AVUS eindrucksvoller zu gestalten, wäre daher eine aufwändigere Installation vorteilhaft. Darauf wiesen auch die Rückmeldungen des Patienten NE hin (siehe Abschnitt 4.4.3). Aufgrund der Bedeutung der Konzentration der PatientInnen für den therapeutischen Ansatz der AVUS kann erwartet werden, dass durch eine gesteigerte Immersion die motorische Rehabilitation und die subjektive Beurteilung der Intervention verbessert wird.

Um dem Kompromiss einer verbesserten technischen Ausstattung bei einer weiterhin realisierbaren Installation im klinischen Kontext gerecht zu werden, können bspw. ein protabler Projektor, eine großflächige Leinwand sowie eine tragbare Raumklang-Anlage eingesetzt werden. Wesentlich ist außerdem die Verdunkelungsmöglichkeit des Therapieraums. Im Rahmen der Pilotstudie war dies unzureichend möglich, wodurch die Konzentration auf die virtuelle Umgebung erschwert wurde.

5.4 Interaktionsgestaltung virtueller Umgebungen

Die Ergebnisse dieser Arbeit sind auch über den Anwendungsbereich der Schlaganfalltherapie hinaus für die Virtuelle Rehabilitation insgesamt sowie für den Ansatz der Gamification im Allgemeinen von

Bedeutung. In diesem Kapitel werden drei Aspekte herausgestellt: Aus den Überlegungen zur Gestaltung der AVUS wurde ein theoretisches Modell virtueller Umgebungen entwickelt, welches verschiedene Typen von visuellen Rückmeldungen unterscheidet und deren Bedeutung für die Therapie und das Benutzungserlebnis beschreibt (vgl. [183]). Dieses Modell erleichtert die Analyse unterschiedlicher Therapiesysteme und hilft EntwicklerInnen Gestaltungsentscheidungen zu treffen. Weiterhin werden in diesem Abschnitt die Vorzüge und Gefahren der benutzerzentrierten Entwicklung im Kontext der Virtuellen Rehabilitation diskutiert (vgl. [184]). Schlussendlich werden Potentiale abstrakter Darstellungsformen im Kontext der Gamification besprochen.

5.4.1 Drei Arten von Rückmeldungen in virtuellen Umgebungen

Bislang ist unbekannt, welche Elemente virtueller Umgebungen bestimmte therapeutische Wirkungen auslösen (siehe Kapitel 2.1.4). Eine kürzlich durchgeführte Literaturdurchsicht bestätigte für den Anwendungsbereich der neurologischen Rehabilitation der oberen Extremität, dass die visuellen Charakteristika der verwendeten Therapiesysteme in Bezug auf die therapeutischen Effekte nicht näher untersucht wurden und daher keine Aussagen getroffen werden können, welche Varianten für bestimmte Zielsetzungen verwendet werden sollten [57]. Es fehlt ein geeignetes Modell, das eine Analyse unterschiedlicher Therapiesysteme hinsichtlich der sie konstituierenden Komponenten möglich macht. Basierend auf den Erkenntnissen dieser Arbeit kann ein solches Modell vorgeschlagen werden.

Demnach geben virtuelle Umgebungen PatientInnen grundsätzlich drei Arten von therapeutisch relevanten Rückmeldungen: *Bewegungsvisualisierungen, Leistungsfeedback* und *Kontextinformationen*. Diese Rückmeldungen stehen, wie in Tabelle 5.1 dargestellt, in engem Zusammenhang mit den drei in Abschnitt 2.3.1 vorgestellten Dimensionen des Präsenzgefühls. Im Folgenden wird erläutert, welche Bedeutung sie für die motorische Rehabilitation haben.

Tabelle 5.1: Drei Arten von therapeutisch relevanten Rückmeldungen in virtuellen Umgebungen und deren Zusammenhang mit drei Dimensionen des Präsenzgefühls.

Art der Rückmeldung		Präsenzdimension
Bewegungsvisualisierung	⟷	Räumliche Präsenz
Leistungsfeedback	⟷	Engagement
Kontextinformationen	⟷	Sensorische Validität

Bewegungsvisualisierung

Die Bewegungsvisualisierung repräsentiert die PatientInnen in der virtuellen Umgebung (z.B. durch die Übertragung der Körperbewegungen auf einen Avatar oder auf abstrakte Darstellungsformen). Um sich in der Umgebung zu orientieren und Aktionen auszuführen, müssen sich die PatientInnen mit den hierfür gewählten Objekten identifizieren. Bei der Umsetzung ihrer Handlungsintentionen mit diesen Objekten, bestätigt die visuelle Rückmeldung dann im Rahmen der sensomotorischen Regulation die Ausführung motorischer Programme. Das Aktionspotential einer Umgebung wird somit durch die Bewegungsvisualisierungen erfahren. Gelingt es den PatientInnen durch diese Visualisierungen alle geplanten Handlungen auszuüben, entsteht ein Gefühl von räumlicher Präsenz (siehe Abschnitt 2.3.2).

In dieser Arbeit wurde weiterhin beschrieben, dass die Beobachtung von virtuell erzeugten Bewegungsvisualisierungen motorische Areale stimulieren kann. Bei der Wahrnehmung von Bewegungen werden über das visuelle System kognitive Prozesse ausgelöst, die für die motorische Rehabilitation förderlich sind (siehe Abschnitt 2.2.3). Die Bewegungsvisualisierung unterstützt damit therapeutische Übungen in direkter Weise durch die Förderung von motorischen Lernprozessen (vgl. [35]).

Hieraus kann außerdem gefolgert werden, dass ein Gefühl der räumlichen Präsenz bei der Interaktion mit einer virtuellen Umgebung die zentral sensorische Stimulation motorischer Areale moduliert. Ein starkes Präsenzgefühl deutet darauf hin, dass die PatientInnen sich mit den virtuellen Bewegungseffekten identifizieren und sie diese für die sensomotorische Regulation einbeziehen. Es wird daher ein positiver Zusammenhang zwischen räumlicher Präsenz und der Stimulation motorischer Areale postuliert. Die Ergebnisse der Pilotstudie bestärken diese Hypothese (siehe Abschnitt 4.4.2).

Leistungsfeedback

Zum Leistungsfeedback in Therapiesystemen zählen alle Elemente einer virtuellen Umgebung, mit welchen die PatientInnen zur Erfüllung therapeutischer Aufgaben interagieren und die Aufschluss über den Fortschritt bei der Intervention geben. Häufig sind diese Elemente im Sinne eines Computerspiels gestaltet und visualisieren bspw. Bewegungsziele durch Spielobjekte oder zeigen die Qualität der Aufgabenerfüllung in Form von Punkten an (vgl. Beispiele in Kapitel 2.1.2). Diese Art von Rückmeldungen ist daher wesentlich für die Durchführung gezielter Übungen und die Einschätzung der individuellen Leistung.

Das Leistungsfeedback lenkt die Aufmerksamkeit auf die externen Effekte von Bewegungen. Dies wurde für die motorische Rehabilitation als förderlich beschrieben (siehe Abschnitt 2.2.3). Das Visualisieren von Erfolgserlebnissen trägt außerdem zur Motivation der PatientInnen bei. Dabei ist darauf zu achten mit dem Leistungsfeedback solche Anreize zu vermitteln, die den PatientInnen ein Gefühl von Autonomie, Kompetenz und sozialer Eingebundenheit vermitteln (siehe Abschnitt 2.4.2). Durch die Ausübung bedeutungsvoller Aktionen in der virtuellen Umgebung kann repetitives Training spielerisch erfolgen und Bewegungen werden animiert. Aus diesem Grund ist Leistungsfeedback für das Engagement während der Intervention wichtig und es wird erwartet, dass es im Zusammenhang mit der entsprechenden Präsenzdimension steht.

Heute verfügbare Therapiesysteme demonstrieren variantenreiche Möglichkeiten zur Gestaltung von Leistungsfeedback (vgl. Abschnitt 2.1.2). Häufig wird der motivierende Aspekt des Trainings mit diesen Systemen herausgestellt. Dies unterstreicht die Bedeutung entsprechender Eigenschaften von virtuellen Umgebungen für intensive Übungsphasen. Andererseits wurde bei der AVUS auf das Hinzufügen entsprechender Spielelemente verzichtet und statt dessen durch die Bewegungsvisualisierungen selbst ein Gefühl von Autonomie und Kompetenz vermittelt. Die PatientInnen bezeichneten die Interaktion mit dem System in der Pilotstudie jedoch als motivierend (siehe Abschnitt 4.4.3) und es wird daher angenommen, dass auch eine allgemein ästhetische Gestaltung von Bewegungseffekten als eine Form des Leistungsfeedbacks wahrgenommen wird.

Kontextinformationen

Die Kontextinformationen einer virtuellen Realität konstituieren eine überzeugende Welt, in welche die PatientInnen eintauchen können. Sie erzeugen bspw. eine natürlich anmutende Umgebung, oder stellen fiktive und abstrakte Objekte dar. Bei dieser Rückmeldungsart wird besonders deutlich, dass nicht nur visuelle Reize verwendet werden können, da bspw. atmosphärische Geräusche oder Musik ebenfalls für den Eindruck einer kohärenten Welt wichtig sind. Die gezielte Gestaltung der Kontextinformationen gibt Therapiesystemen den Anschein einer „echten" Umgebung, die mehr ist als ein bloßes Trainingsinstrument. Diese Elemente hängen daher mit der Präsenzdimension der sensorischen Validität zusammen. Der Eindruck entsteht, wenn die Bewegungsvisualisierungen und das Leistungsfeedback in einem angemessenen und bedeutungsvollen Kontext angezeigt werden.

In Abschnitt 2.1.3 wurde erläutert, dass mit Systemen der Virtuellen Rehabilitation die Durchführung alltäglicher Aufgaben trainiert werden kann. Wird dieses Ziel verfolgt, müssen die Kontextinformationen den entsprechenden realweltlichen Bezug deutlich machen. Gelingt es den PatientInnen, die Übungen mit der alltäglichen Situation zu assoziieren, wird der Transfer der gelernten Bewegungen erleichtert. In dieser Hinsicht kann die Präsenzdimension der sensorischen Validität dann Aufschluss geben über die Unterstützung dieses Transfers durch das Therapiesystem.

Im Allgemeinen können Kontextinformationen die Fokussierung der Aufmerksamkeit auf die virtuelle Umgebung begünstigen. Erzeugt die Interaktion mit einem Therapiesystem einen plausiblen Gesamteindruck und werden dabei kohärente Sinnesreize auf mehreren sensorischen Kanälen erzeugt, wird die Aufmerksamkeit der PatientInnen gebunden. Auf diese Weise wird die Interaktion zu einer „echten" Erfahrung und Fortschritte in der virtuellen Umgebung können das Selbstbewusstsein und ein Gefühl von Autonomie fördern.

Bedeutung für die Analyse und Gestaltung von Therapiesystemen

Das vorgeschlagene Modell der drei Rückmeldungsarten von virtuellen Umgebungen kann für die Analyse von Therapiesystemen eingesetzt werden. Diese werden dann bezogen auf die Bewegungsvisualisierungen, das Leistungsfeedback und die Kontextinformationen miteinander verglichen und die durch diese Elemente unterstützten therapeutischen Wirkmechanismen werden herausgearbeitet. Auf diese Weise können die Effekte der Virtuellen Rehabilitation für die Behandlung unterschiedlicher PatientInnengruppen detaillierter untersucht und auf bestimmte Gestaltungselemente zurückgeführt werden.

Für die Realisierung therapeutischer Ansätze mit neuen Therapiesystemen bietet dieses Modell außerdem ein Rahmenwerk, um Gestaltungsentscheidungen zu konkretisieren und zu erleichtern. Hierfür können Forschungserkenntnisse aus der Analyse anderer Therapiesysteme einbezogen werden. Wird das Modell auf diese Weise von verschiedenen Forschungsgruppen eingesetzt, können konkrete Empfehlungen für förderliche Eigenschaften virtueller Umgebungen bei bestimmten Zielgruppen abgeleitet werden. Die Weiterentwicklung und Verbreitung des Modells erfolgt in künftigen Arbeiten.

5.4.2 Benutzerzentrierte Entwicklung von Therapiesystemen

Das Therapiesystem AVUS wurde benutzerzentriert entwickelt. Diese Vorgehensweise ist im Kontext der Virtuellen Rehabilitation zu empfehlen und wird für Anwendungssoftware im Allgemeinen durch internationale Standards eingefordert. Neben verschiedenen Vorteilen birgt der Entwicklungsansatz besonders in innovativen Anwendungsfeldern auch Risiken, für die geeignete Vorkehrungen getroffen werden sollten.

Die benutzerzentrierte Entwicklung von Therapiesystemen stellt die PatientInnen mit ihren Bedürfnissen und Zielen in den Mittelpunkt. Wesentlich ist die Realisierung eines bestimmten therapeutischen Ansatzes und eine bestmögliche Unterstützung des hierfür nötigen Trainings. Um dies sicherzustellen werden frühzeitig Rückmeldungen der Zielgruppe aufgenommen. Da in den meisten Fällen die EntwicklerInnen nicht über das Spezialwissen verfügen, welches im Kontext des therapeutischen Einsatzes erforderlich ist, verlangt die Benutzerzentrierung, die PatientInnen und TherapeutInnen möglichst eng in den Entwicklungsprozess einzubinden. Hierbei sollen frühe Anwendungstests nicht nur den Nutzen eines Systementwurfs für die Rehabilitation eruieren, sondern explizit Anregungen für die weitere Gestaltung aufnehmen.

Häufig existieren für einen therapeutischen Ansatz herkömmliche Methoden, welche die durchzuführenden Übungsaufgaben demonstrieren. Eine naheliegende Herangehensweise ist es, diese Aufgaben mit Hilfe einer virtuellen Umgebung nachzustellen und die Ausführung durch das Hinzufügen von spielerischen Elementen motivierend, abwechslungsreich und zielgerichtet zu gestalten. Viele der heute verfügbaren Systeme verfolgen genau diese Herangehensweise (siehe Abschnitte 2.1.2 und 2.1.5). PatientInnen und TherapeutInnen, die bereits Erfahrungen mit der herkömmlichen Therapieform haben, können hierbei Hinweise geben, welche Aspekte notwendigerweise realisiert werden müssen, und Vorschläge machen, wie die Übungen zu verbessern sind.

Ein anderes Vorgehen orientiert sich weniger stark an den herkömmlichen Methoden, sondern untersucht zunächst die volle Bandbreite der durch die Technologie möglichen Lösungsansätze. Der resultierende Systementwurf kann dann eine völlig neue Therapieform darstellen, die ohne den Computereinsatz nicht möglich wäre. Das AVUS Therapiesystem demonstriert dies beispielhaft. Bei diesem Vorgehen ist jedoch im Zuge der benutzerzentrierten Entwicklung darauf zu achten, dass die Rückmeldungen der PatientInnen und TherapeutInnen in frühen Anwendungstests nicht auf bestehenden Erfahrungen beruhen. Eine sinnvolle Weiterentwicklung des Systementwurfs und der praktische Einsatz erfordern vielmehr eine Einschätzung des technologischen Potentials. Um dabei dennoch von dem Expertenwissen der AnwenderInnen zu profitieren, muss dieses technologische Potential in geeigneter Weise vermittelt werden. Bei innovativen Projekten besteht also in besonderem Maße ein Bedürfnis für intensive Kommunikation und Kooperation zwischen EntwicklerInnen und AnwenderInnen und es besteht das Risiko, durch eine Fokussierung der aus PatientInnensicht etablierten Prozesse Chancen bei der Entwicklung zu übersehen.

Im noch jungen Forschungsfeld der Virtuellen Rehabilitation stellen die heute verfügbaren Therapiesysteme häufig Forschungsprototypen dar, die für die Beantwortung einer bestimmten wissenschaftlichen Fragestellung entwickelt wurden. Hierbei war die Einhaltung von Prinzipien wie der benutzerzentrierten Entwicklung nachrangig. Zunehmend zeichnet sich aber ein Wandel der therapeutischen Versorgungsstrukturen ab und fortgeschrittene Therapiesysteme werden in den Alltag integriert. Diese Veränderung erfordert eingehend getestete und an den Erkenntnissen der Mensch-Computer Interaktion orientierte Systeme. Um die klinischen AnwenderInnen eng in den Entwicklungsprozess einbeziehen zu können, ist eine geeignete Vermittlung technologischer Potentiale und Herangehensweisen an diese Zielgruppe erforderlich. Es besteht ein Bedarf an einer praxisorientierten Einführung in das Themenfeld des Software Engineering für Akteure auf dem Gebiet der Virtuellen Rehabilitation.

5.4.3 Abstrakte Darstellungsformen im Kontext der Gamification

In der Einleitung zu dieser Arbeit wurde deutlich gemacht, dass das vorgestellte Therapiesystem beispielhaft für die als Gamification bezeichnete Integration von Spielelementen in produktive Computeranwendungen ist (siehe Abschnitt 1.3.1). Für diesen Bereich insgesamt sind die Verwendung abstrakter Darstellungsformen und eine Orientierung der Gestaltung an den intrinsischen Eigenschaften des Mediums interessant.

Ein Ziel der Gamification ist es, die immer komplexer gewordenen Interaktionsprozesse mit Computern bedeutungsvoll und motivierend zu gestalten. Zunehmend werden virtuelle und erweiterte Umgebungen in produktiven Kontexten eingesetzt. Die Ergebnisse dieser Arbeit weisen darauf hin, dass in allen Anwendungsbereichen solcher Umgebungen, bei denen die Interaktion über natürliche Bewegungen erfolgt, eine abstrakte Visualisierung dieser Bewegungen für eine intuitive Bedienung förderlich ist. Der naheliegende Ansatz, computererzeugte Welten möglichst realistisch erscheinen zu lassen und anthropomorphe Avatare als Repräsentanten der BenutzerInnen zu verwenden, muss vor dem Hintergrund der in Kapitel 2.3.3 diskutierten Hinweise aus der Forschung zum Thema Präsenz hinterfragt werden. Für eine intuitive Bedienung und zur Förderung einer hohen Identifikation erscheinen abstrahierte Darstellungsformen besser geeignet. Zudem können durch selbstbestimmte Interaktionsprozesse mit abstrakten Visualisierungen Autonomie und Kompetenz gefördert werden, was für die intrinsische Motivation der BenutzerInnen förderlich ist (siehe Abschnitt 2.4.2).

Ein Anwendungsbereich, der viele Gemeinsamkeiten mit der Virtuellen Rehabilitation aufweist, ist das Training für den Leistungssport. Auch hier werden zunehmend virtuelle Umgebungen mit spielerischen Elementen eingesetzt, um bspw. Bewegungsabläufe zu üben [217]. Die in Kapitel 2.2.3 erläuterten Prinzipien des motorischen Lernens gelten für gesunde Menschen genauso, wie für PatientInnen nach einem Schlaganfall. Im Sinne der generativen Gestaltung erzeugte Bewegungsvisualisierungen können daher auch SportlerInnen helfen, ein variables Bewegungsrepertoire und die Koordination motorischer Programme bei einem Fokus auf die externen Auswirkungen zu trainieren.

Im Kapitel 2.1.1 wurde der Begriff Exergames erwähnt, mit dem bewegungsbasierte Computerspiele bezeichnet werden, die allgemein zu motorischer Aktivität anregen und damit auch zur Steigerung der körperlichen Leistungsfähigkeit beitragen können. Solche Spiele sind mit der Einführung der Microsoft Kinect und der Nintendo Wii populär geworden. Zwar ist hierbei der Aspekt der Unterhaltung vordergründig, jedoch wird durch den Einsatz auch das Ziel verfolgt, den körperlichen Nachteilen einer dauerhaften Beschäftigung mit herkömmlichen Computeranwendungen (z.B. verspannte Muskulatur, Bewegungsmangel) entgegen zu wirken. Spiele wie Microsofts „Kinect Adventures" oder Nintendos „Wii Fit" bieten darüber hinaus explizit Trainingseinheiten und Bewegungsübungen an, die zu einem aktiveren Lebensstil animieren sollen.

Mit Exergames wurde eine an den intrinsischen Eigenschaften des Mediums orientierte Gestaltung bislang nur selten umgesetzt. Ein Beispiel ist das von Tetsuya Mizuguchi entwickelte Spiel „Child of Eden" (siehe Abbildung 5.1), welches die Entwicklung der AVUS inspiriert hat. Die Potentiale für außergewöhnliche Erfahrungen bei der körperlichen Interaktion mit algorithmisch generierten visuellen Effekten wurden jedoch bereits von den Pionieren auf dem Gebiet der virtuellen Realität hervorgehoben (vgl. [8]). Dabei kann die Exploration computergenerierter und zuvor unbekannter Bewegungseffekte in einer ästhetisch gestalteten, animierenden und Präsenz-fördernden Umgebung eine hohe unterhaltende Wirkung haben. Zukünftige Entwicklungen bewegungsbasierter Spiele können dieses Potential umfassender ausschöpfen.

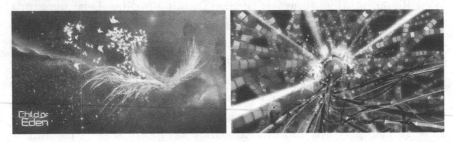

Abbildung 5.1: Das Exergame „Child of Eden" von Ubisoft setzt bewegungsbasierte Interaktion mit abstrakten Visualisierungen und musikalischen Effekten beispielhaft um. *(Grafiken heruntergeladen von http://www.videogameszone.de)*

6 Schluss

Im Folgenden wird die Arbeit zusammengefasst und mit einem Fazit kritisch beleuchtet. Ein Ausblick gibt abschließend Anregungen für die weitere Forschung und diskutiert die gesellschaftliche Relevanz.

6.1 Zusammenfassung und Fazit

Mit der vorliegenden Arbeit wurde ein Therapiesystem theoriegeleitet entwickelt und praktisch überprüft, welches die motorische Rehabilitation der oberen Extremitäten von SchlaganfallpatientInnen durch algorithmisch aufbereitete visuelle Bewegungseffekte unterstützt. Zur Realisierung der Problemstellung war die Klärung einer Reihe von Forschungsfragen (siehe Abschnitt 1.2.1) erforderlich und in den Kapiteln 2 bis 5 wurden die vier einleitend aufgestellten Forschungsziele (siehe Abschnitt 1.2.2) wie folgt bearbeitet.

Theoretische Grundlage Aus der Auseinandersetzung mit den Forschungsständen der Virtuellen Rehabilitation in Abschnitt 2.1 und der neurologischen Behandlung des Schlaganfalls in Abschnitt 2.2 wurde der Einsatz abstrakter, algorithmisch generierter Bewegungseffekte für das motorische Lernen als vielversprechende Forschungslücke identifiziert. Es wurde gezeigt, dass die Wahrnehmung virtueller Bewegungseffekte motorische Hirnareale stimuliert. Stellen diese Effekte auf der betroffenen Seite der PatientInnen eine korrekte Bewegungsausführung dar, kann hierdurch eine Illusion entstehen, die für die Rehabilitation förderlich ist. Abstrakte, generierte Darstellungsformen waren in diesem Zusammenhang bislang noch nicht untersucht worden, es fanden sich jedoch Hinweise, dass diese auf ähnliche Weise für die sensomotorische Bewegungsregulation integriert werden können, wie anthropomorphe Darstellungen.

Als wesentliche Voraussetzungen für effektives motorisches Lernen anhand von virtuellen Illusionen gelten die Konzentration der PatientInnen, das bewusste Einlassen auf die Illusion und das Hineinversetzen in das visuell Dargestellte. Das entwickelte Therapiesystem sollte dies möglichst erleichtern. Aus diesem Grund erfolgte eine Auswertung von Gestaltungshinweisen aus der Forschung zum Präsenzgefühl in virtuellen Umgebungen (siehe Abschnitt 2.3). Die Erkenntnisse machten deutlich, dass die Übersetzung motorischer Intentionen in Aktionen für die Entwicklung des Präsenzgefühls von besonderer Bedeutung ist, und dass dies durch abstrakte Darstellungsformen besser gelingen kann, als mit realistischen Umgebungen. Wichtig ist hierbei, dass die visuellen Effekte von den PatientInnen als legitime Folgen ihrer Bewegungen erwartet werden können. Die Verwendung von abstrakten, generierten Darstellungsformen erfordert daher eine Lernphase zur Aufnahme der sensomotorischen Zusammenhänge. Außerdem wurde erläutert, dass die Konzentration auf die virtuelle Umgebung durch kohärente Sinnesreize erleichtert werden kann.

Weitere Gestaltungshinweise leiteten sich aus Erkenntnissen über die menschliche Wahrnehmung und aus Verhaltenstheorien ab (siehe Abschnitte 2.4.1 und 2.4.2). Werkzeuge und geometrische Objekte können in das Körpergefühl einbezogen werden und eine ästhetische Komposition abstrakter Bewegungseffekte erleichtert dies. Wichtig erschien außerdem, dass die PatientInnen die Reaktionen des Therapiesystems durch eigenständige Exploration erfahren und die Effekte durch Akkommodation an die bis dahin unbekannte Umgebung internalisieren. Bei der Interaktion sollten überdies mit steigenden Fähigkeiten auch steigende Anforderungen einhergehen, so dass die Rahmenbedingungen für das Erleben des Flow-Gefühls gegeben sind. Durch den Eindruck von Autonomie und Kompetenz kann hierbei die Motivation und Leistungsbereitschaft der PatientInnen gesteigert werden.

Es wurde darüber hinaus erläutert, dass Computerspiele besonders erfolgreich eine hohe Leistungsbereitschaft der SpielerInnen aufrecht halten und dass Spielelemente daher seit einigen Jahren unter dem

Begriff der Gamification auch in produktiven Kontexten eingesetzt werden (siehe Abschnitt 2.4.3). Die Virtuelle Rehabilitation gilt als ein Anwendungsbereich der Gamification und bestehende Computerspiele stellen daher eine Quelle der Inspiration für die Entwicklung von Therapiesystemen dar. Abschließend wurde in Abschnitt 2.4.4 die Technik der Visualisierung eingeführt, mit welcher Daten in eine bedeutungsvolle visuelle Darstellung überführt werden. Der Bereich der Generativen Kunst entwickelt hierfür Algorithmen, die ästhetisch ansprechende Ergebnisse liefern und solche Algorithmen sollten auch in dieser Arbeit verwendet werden.

Exemplarische Realisierung Kapitel 3 führte das AVUS-Therapiesystem ein, welches eine exemplarische Realisierung des Ansatzes der Verwendung abstrakter, generierter Bewegungseffekte in der Therapie der oberen Extremitäten nach einem Schlaganfall darstellt. Es wurden zunächst die Erkenntnisse der theoretischen Fundierung hinsichtlich konkreter Gestaltungsziele und deren erwarteten therapeutischen Wirkungen ausgewertet (siehe Abschnitt 3.1). Dann wurden therapeutische Rahmenbedingungen und technische Anforderungen genannt, die je doch aufgrund des gewählten Vorgehens bei der Entwicklung zunächst auf grundsätzliche Notwendigkeiten beschränkt waren (siehe Abschnitt 3.2).

Das AVUS-Therapiesystem bietet derzeit drei Varianten von Bewegungsvisualisierungen, die steigenden Abstraktionsgrad vom menschlichen Oberkörper aufweisen und die begleitend abgespielte Musik in die Darstellung einbeziehen. Die Visualisierungen können vor verschiedenen Hintergründen angezeigt werden und es sind mehrere Möglichkeiten für die Strukturierung der Intervention implementiert. Weiterhin sind zwei Bedienungsmodi vorhanden, die entweder die Bewegungsinformationen entsprechend der Körperseiten auf die Visualisierungen übertragen (veritabler Modus), oder die Bewegung der gesunden Körperseite zusätzlich gespiegelt für die Darstellung der betroffenen Seite verwenden (Spiegeltherapiemodus). Durch die Interaktion im veritablen Modus werden die sensomotorischen Zusammenhänge von den

PatientInnen gelernt und können dann im Spiegeltherapiemodus eine Illusion von Bewegung erzeugen (siehe Abschnitt 3.3).

Das Therapiesystem wurde iterativ und benutzerzentriert entwickelt. Frühe Anwendungstests untersuchten erste Prototypen mit neurologischen PatientInnen und deren TherapeutInnen (siehe Abschnitt 3.4). In diesem Prozess konnte die technische Lauffähigkeit des Systems verbessert werden. Die Visualisierungen wurden schrittweise erweitert und die Interaktion mit ihnen war für die PatientInnen plausibel. Sie konnten sich mit den Bewegungseffekten identifizieren und die TherapeutInnen bestätigten, dass für die motorische Rehabilitation relevante Bewegungen durchgeführt wurden. Die Zielgruppe wurde auf hemiparetische SchlaganfallpatientInnen eingegrenzt, die mindestens minimales proximales Bewegungsausmaß und höchstens geringe kognitive Einschränkungen aufweisen. Außerdem wurde ein vielversprechender Ablauf für die Intervention bestimmt, der sowohl den veritablen als auch den Spiegeltherapiemodus verwendet und dabei die drei Visualisierungsvarianten mit steigenden kognitiven Anforderungen anzeigt. Außer einer zeitgeschalteten Progression durch die Visualisierungen erfolgte dann keine weitere Strukturierung, so dass die PatientInnen das Training selbstgesteuert vornehmen, bei der Exploration der abstrakten Bewegungseffekte ihre körperlichen Grenzen ausreizen und dabei Autonomie und Kompetenz erfahren können. Zusätzlich sollte eine vorgeschobene Phase der Bewegungsbeobachtung das Interaktionspotential demonstrieren und auf die Therapie einstimmen.

Prospektive Untersuchung Nach diesen ersten Anwendungstests wurde das Therapiesystem in einer strukturierten prospektiven Pilotstudie eingesetzt (siehe Kapitel 4). Im Sinne einer kontrollierten, doppelt verblindeten Fallserie sollten einerseits erste quantitative Hinweise auf eine therapeutische Wirkung und andererseits reichhaltige qualitative Informationen aus Rückmeldungen der PatientInnen erhoben werden. Aufgrund der geringen Vorerfahrungen mit dem System wurde eine kleine Fallzahl (8 PatientInnen) gewählt und die statistischen Ergebnisse haben daher lediglich tendenziellen Charakter. Zusammen mit den qualitativen Informationen bilden sie eine Grundlage für weitere Studien.

Es sollte explorierend vorgegangen werden und die vornehmliche Zielsetzung der Studie war eine tendenzielle Beurteilung der therapeutischen Wirkung sowie theoretisch begründbarer Wirkungszusammenhänge. Es wurden vorläufige Hypothesen aufgestellt (siehe Abschnitt 4.1.1), die durch die Ergebnisse entweder untermauert oder geschwächt wurden (siehe Abschnitt 4.4.4).

Die Untersuchung war einigen Rahmenbedingungen unterworfen (siehe Abschnitt 4.2). Es erfolgte eine Kooperation mit einer neurologischen Rehabilitationseinrichtung und es waren ethische Anforderungen einzuhalten. Die Auswahl der TeilnehmerInnen wurde anhand von Ein- und Ausschlusskriterien getroffen. Es wurde ein Studienprotokoll entworfen (siehe Abschnitt 4.3), welches den genauen Ablauf, die Interventionen für die Experimental- und Kontrolltherapiegruppe sowie Forschungsinstrumente für die Datenerhebung beschrieb. Dieses Protokoll erwies sich als durchführbar.

Die erhobenen Daten wurden statistisch explorierend und in Form von Fallstudien ausgewertet (siehe Abschnitt 4.4). Letztere waren für die Beurteilung des praktischen Einsatzes der AVUS besonders wichtig. Es ergaben sich differenzierte Reaktionen der PatientInnen, die zwischen einer begeisternd-zustimmenden und einer interessiert-skeptischen Haltung variierten. Ein quantitativ messbarer, therapeutischer Mehrwert für die motorische Rehabilitation konnte nicht bestimmt werden, jedoch kristallisierten sich Hinweise auf Wirkungszusammenhänge und Abhängigkeiten von individuellen Voraussetzungen heraus. Insbesondere schien das während der Interaktion erlebte Präsenzgefühl mit der motorischen Verbesserung und der subjektiven Beurteilung der Therapie zusammenzuhängen. Die Fähigkeit zur mentalen Bewegungsvorstellung erschien als eine wichtige Voraussetzung für das Training mit der AVUS. Im Zuge der Ergebnisdarstellung erfolgte jeweils eine kurze Interpretation, die ausführliche Diskussion wurde im anschließenden Kapitel 5 im Kontext der Erkenntnisse aus der theoretischen Fundierung und der Entwicklung des Therapiesystems durchgeführt.

Diskussion der Forschungserkenntnisse In Kapitel 5 wurden die gesammelten Erkenntnisse aus der Auswertung wissenschaftlicher Grundlagen, der praktischen Entwicklung des Therapiesystems und der empirischen Untersuchung in den Anwendungstests und der Pilotstudie diskutiert. Die Verwendung abstrakter Bewegungsvisualisierungen für die neurologische Therapie wurde als vielversprechend herausgestellt. Dieser Ansatz ist geeignet, Therapiesysteme zu entwickeln, die ohne die Technologie nicht möglich wären. Weiterhin können multiple und kohärente Sinnesreize eingesetzt werden, um die Aufmerksamkeit der PatientInnen auf die virtuelle Umgebung zu lenken und aktive Bewegungen zu animieren. Außerdem gilt ein Fokus auf externe Bewegungseffekte für das motorische Lernen grundsätzlich als förderlich und dieser wird durch abstrakte Darstellungsformen angeregt. Im Sinne der Spiegeltherapie können durch abstrakte virtuelle Illusionen positive Gefühle von Bewegungsfreiheit auf der betroffenen Körperseite der PatientInnen ausgelöst und dadurch kann die motorische Rehabilitation unterstützt werden.

Die Anwendung der AVUS mit SchlaganfallpatientInnen erwies sich in dieser Arbeit als plausibel und es ergaben sich Hinweise auf positive therapeutische Wirkungen. Die differenzierten Ergebnisse des praktischen Einsatzes legten eine weitere Eingrenzung der Zielgruppe in zukünftigen Untersuchungen nahe. Alternative Möglichkeiten zur Strukturierung des therapeutischen Ablaufs sind denkbar. Außerdem kann die AVUS als Zusatztherapie die Durchführung anderer Interventionen positiv beeinflussen.

Es wurden weiterhin Potentiale und Einschränkungen der AVUS besprochen, sowie Hinweise für die Interaktionsgestaltung virtueller Umgebungen im größeren Kontext der Virtuellen Rehabilitation und der Gamification herausgestellt.

Fazit Die vorliegenden Arbeit klärte wesentliche Fragen bzgl. der Verwendung abstrakter virtueller Illusionen für die Behandlung des Schlaganfalls und demonstrierte die Plausibilität dieses Ansatzes zur Unterstützung der motorischen Rehabilitation. Neben einer theoretischen Begründung konnte die technische Realisierbarkeit gezeigt

werden und durch die praktische Anwendung wurden bestärkende
Rückmeldungen von PatientInnen und TherapeutInnen aufgenommen.
Das entwickelte AVUS-Therapiesystem erwies sich als einsetzbar und
es ergaben sich Hinweise auf positive Auswirkungen des Trainings mit
dem System auf die motorische Rehabilitation, die Motivation und das
Selbstbewusstsein der PatientInnen einer eingegrenzten Zielgruppe.
Eindeutige Befunde konnten jedoch aufgrund des prospektiven Cha-
rakters der Untersuchungen noch nicht gefolgert werden. Weiterhin
wurden die Bedeutungen des Präsenzgefühls, von kohärenten Sinnesreizen und einer selbstbestimmten Interaktion für die neurologische
Therapie herausgestellt. Diese können durch die Verwendung abstrakter Darstellungsformen in virtuellen Umgebungen besonders gefördert
werden.

Die Ergebnisse der Arbeit weisen insgesamt darauf hin, dass die
intrinsischen Eigenschaften des digitalen Mediums der therapeutischen
Anwendung das Potential zur Entwicklung völlig neuer und effektiver Therapieformen bieten, die ohne die Technologie nicht möglich
wären. Außerdem können diese Eigenschaften auch für andere Anwendungsbereiche virtueller Umgebungen hinsichtlich einer intuitiven,
konzentrationsfördernden und motivierenden Bedienung nützlich sein.

6.2 Ausblick

Abschließend werden im Folgenden Vorschläge für die weiterführende
Forschung gegeben und durch diese Arbeit aufgeworfene, offene Fragen
erläutert. Außerdem werden gesellschaftlich relevante Themen des
Computereinsatzes in der therapeutischen Anwendung diskutiert.

Weiterführende Forschung In Kapitel 5 wurden bereits Potentiale
und Einschränkungen des derzeitigen Entwicklungsstands der AVUS
vorgestellt, die Ausgangspunkte für weitere Entwicklungen darstellen.
Einige der dort besprochenen Aspekte sollen besonders herausgestellt
und möglichst zuerst bearbeitet werden.

Zunächst gilt es, die mit der Pilotstudie gesammelten, tendenziellen
Ergebnisse durch eine umfassendere, klinische Kontrollstudie und mit
einer weiter eingegrenzten Zielgruppe zu überprüfen, um hierdurch eine
therapeutische Wirksamkeit der Interaktion mit abstrakten virtuellen
Illusionen belegen zu können. Für eine solche Untersuchung kann das
Protokoll der in Kapitel 4 vorgestellten Pilotstudie im Wesentlichen
wiederverwendet werden, es ist jedoch zu empfehlen, die Dauer des
Trainings auf mehrere Wochen auszudehnen. Damit ein längerfristiger
Einsatz interessant und abwechslungsreich ist, sind Erweiterungen
der AVUS und insbesondere die Implementation zusätzlicher Visualisierungsvarianten erforderlich. Es liegen bereits mehrere Vorschläge
hierfür in einem frühen Entwicklungsstadium vor. Darüber hinaus
wäre hinsichtlich der verschiedenen Einsatzgebiete der Spiegeltherapie auch die Anwendung der AVUS mit anderen Zielgruppen, z.B.
SchmerzpatientInnen, vielversprechend.

Die angesprochene Erweiterung der AVUS sollte vor allem die technischen Rahmenbedingungen der Bewegungsdatenerfassung verbessern.
Diese muss auch für kleine Bewegungsausmaße zuverlässig funktio-
nieren. Mit diesem Ziel kann entweder eine andere Sensorhardware
verwendet werden, oder es werden softwaretechnische Möglichkeiten ge-
sucht, um die fehlerhafte Erkennung zu vermeiden. Letzteres wäre aus
Forschungssicht besonders interessant. Die Entwicklung entsprechender
Verbesserungsalgorithmen kann auch für eine erweiterte Auswertungskomponente der Bewegungsdaten von Bedeutung sein. Z.B. könnte
eine Filterfunktion den vorhandenen Muskeltremor nicht nur ausglei-
chen, sondern auch beziffern. Weiterhin könnten erfahrungsbasierte
Extrapolationsverfahren fehlerhafte Sensordaten ersetzen und gleichzeitig die vorhandene Bewegungsvariabilität beurteilen. Eine solche
Auseinandersetzung mit fortgeschrittenen mathematischen Verfahren der Datenverarbeitung wird im Kontext des Forschungsfeldes der
Virtuellen Rehabilitation dringend benötigt.

In den Fallstudien wiesen die PatientInnen auf positive Auswirkungen der auditiven Komponente hin. Die begleitend abgespielte
Musik wurde als animierend, wohltuend und konzentrationsfördernd
beschrieben. Aufgrund der eindeutigen Befunde diesbezüglich erscheint

eine weitere Untersuchung und umfassendere Integration des auditiven Kanals für die AVUS Therapie sinnvoll. Dies kann auf verschiedene Weisen erfolgen. Unter anderem könnte die Kohärenz der Interaktion durch eine Einflussnahme der Bewegungen auf die Musik verstärkt werden. So könnte bspw. das Bewegungsausmaß die Tonhöhe einer generierten Melodie im Sinne einer Oktavverschiebung verändern, oder der Rhythmus wird entsprechend der Gleichförmigkeit von Bewegungen angepasst. Relativ leicht könnte eine Individualisierung der Therapie durch eine flexible Auswahl von Musikstücken erfolgen, wenn diese z.B. für verschiedene Grundstimmungen angeboten oder von den PatientInnen selbst mitgebracht werden.

Unabhängig vom Einsatz der AVUS können aus der Arbeit weitere interessante Forschungsfragen abgeleitet werden. Bspw. waren die Hinweise bzgl. der Vorzüge eines freien und selbstbestimmten therapeutischen Ablaufs nicht allein auf die Interaktion mit abstrakten virtuellen Illusionen bezogen, sondern können auch für andere Therapieansätze zuträglich sein. Es gilt zu untersuchen, inwieweit durch den Computereinsatz die Eindrücke von Autonomie und Kompetenz bei der Therapie, und somit die Motivation und das Selbstvertrauen der PatientInnen gefördert werden können. In diesem Zusammenhang erscheint eine theoretische Auseinandersetzung mit der konstruktivistischen Lerntheorie in Bezug auf die Virtuelle Rehabilitation fruchtbar. Diese ist bereits in den pädagogischen Anwendungsbereichen des „Computer-based Learning" verbreitet, umfasst aber grundsätzlich auch motorische Lernprozesse.

Computereinsatz in der therapeutischen Anwendung In den Abschnitten 1.3.2 und 2.1.3 wurde auf Gefahren hingewiesen, die mit der Einführung des Computers in das sensible Anwendungsfeld der therapeutischen Versorgung verbunden sind. Hier werden zwei Aspekte erneut aufgegriffen, für die mit der vorliegenden Arbeit relevante Erkenntnisse gewonnen wurden.

Die Bedeutung der PatientIn-TherapeutIn Interaktion für eine erfolgreiche Rehabilitation wurde bereits angesprochen. Durch die Verwendung von automatisierten Therapiesystemen besteht die Gefahr, zunehmend Teile der heute in direktem Kontakt stattfindenden Behandlung auf den Einsatz der Technologie zu verlagern. Während zwar die Steigerung der Therapieeffizienz für eine schnellere Genesung der PatientInnen und eine geringere Belastung des Gesundheitssystem grundsätzlich erstrebenswert ist, so sollten die frei werdenden Kapazitäten möglichst zu einer besseren Verfügbarkeit von persönlichen Kontakten zwischen PatientInnen und TherapeutInnen führen, um z.B. Betreuungssitzungen zu intensivieren. Mit dem AVUS System wird demonstriert, wie dies durch die Technologie eingefordert werden kann. Auf Grund des selbstbestimmten Ablaufs und der geringen Kontrolle anhand von Leistungsfeedback ist eine persönliche Begleitung durch die TherapeutInnen notwendig. Unter anderem instruieren diese die PatientInnen hinsichtlich der zu trainierenden Bewegungen, erläutern den Wirkmechanismus und die Bedeutung gesteigerter Konzentration und reflektieren gemeinsam den Therapieverlauf. Es ist perspektivisch zwar durchaus denkbar, zusätzliche Übungen mit dem System ohne Betreuung im Heimtraining durchzuführen, allerdings ist ein vollständiger Verzicht auf diese Betreuung mit der AVUS nicht möglich. Im Gegensatz zu automatisierten, vorstrukturierten und adaptiven Trainingsprogrammen, die eine Behandlungssitzung vollständig abbilden können, ist die AVUS vielmehr ein Werkzeug in den Händen der TherapeutInnen, durch welches es diesen möglich wird, gezielte visuelle Reize für die Unterstützung des motorischen Lernens einzusetzen. Eine entsprechende Auffassung des Potentials der Computertechnologie für die Rehabilitation kann auch bei zukünftigen Entwicklungen von Therapiesystemen die Gefahr reduzierter persönlicher Kontakte bei der Behandlung vermeiden.

Als eine weitere Problematik wurde die durch den Computereinsatz mögliche Erhebung von sensiblen Daten und die damit einhergehenden Anforderungen an den Schutz der Privatsphäre genannt. Gerade zu der Zeit, in der diese Arbeit erscheint, sind die umfassenden Möglichkeiten der Technologie zur automatisierten Überwachung und nicht-autorisierten Auswertung privater Daten deutlich geworden (vgl. z.B. [198]). Sowohl Unternehmen als auch staatliche Institutionen erhalten Zugriff auf detaillierte Informationen über praktisch jede Person, die Computertechnologie verwendet. Sobald Daten in Netzwerke eingespeist werden, ist eine dauerhafte Kontrolle der Zugriffsrechte nach derzeitigem Stand nur mit hohem Aufwand möglich. Aus diesem Grund ist vor der Vernetzung von Therapiesystemen die Klärung grundlegender rechtlicher Fragen sowie die Entwicklung einfach zu verwendender und nachhaltig schützender Datenverschlüsselungs- und -transferverfahren erforderlich. Solange hierfür keine Lösungen vorliegen sollten die gesammelten PatientInnendaten lediglich lokal zur Verfügung stehen und nur auf solchen Endgeräten transportiert bzw. betrachtet werden, die eine sichere Verwahrung gewährleisten können.

Mit der Datenerhebung durch Therapiesysteme besteht eine weitere Gefahr. Es wurde bereits erläutert, dass derzeit noch keine Verfahren verfügbar sind, mit denen aussagekräftige Messwerte über den therapeutischen Fortschritt von PatientInnen erhoben werden können. Vielmehr werden von verfügbaren Systemen Spielmetriken und einfache kinetische Zusammenhänge berechnet, die jedoch keinen Aufschluss über wichtige Behandlungsziele wie funktionale Verbesserungen oder die Steigerung der Lebensqualität geben können. Die begrenzte Aussagekraft solcher Daten muss klar kommuniziert werden, um der Gefahr einer Reduzierung therapeutischer Zielstellungen auf technologisch Messbares vorzubeugen. Solche Tendenzen werden von anderen Autoren in den Kontexten der pädagogischen Wissensvermittlung (Werner Sesinks „Inverse Imitation" [187]), der Kommunikation in Online-Netzwerken (Jaron Laniers „Missing Persons" [108]) und der Gestaltung von Mensch-Computer Schnittstellen (Frank Bioccas „Cyborg Dilemma" [6]) beschrieben. Eine ähnliche Entwicklung sollte im therapeutischen Anwendungsbereich vermieden werden.

Literaturverzeichnis

[1] Sergei V Adamovich, Gerard G Fluet, Eugene Tunik, and Alma S Merians. Sensorimotor training in virtual reality: a review. *NeuroRehabilitation*, 25(1):29–44, 2009.

[2] E L Altschuler, S B Wisdom, L Stone, C Foster, D Galasko, D M Llewellyn, and V S Ramachandran. Rehabilitation of hemiparesis after stroke with a mirror. *Lancet*, 353(9169):2035–2036, June 1999.

[3] R Austinat and H Gieselmann. GDC Next: Wie Kinect 2.0 Spieler scannt, November 2013.

[4] H J Bartsch. *Taschenbuch mathematischer Formeln*. Fachbuchverlag Leipzig, 2001.

[5] Sonja Billhardt. Senioren im Daddelfieber. *Focus*, 41, October 2009.

[6] Frank Biocca. The Cyborg's Dilemma: Progressive Embodiment in Virtual Environments. *JCMC*, 3(2):1–24, 1997.

[7] Frank Biocca. Can we resolve the book, the physical reality, and the dream state problems? From the two-pole to a three-pole model of shifts in presence. In *EU Future and Emerging Technologies Presence Initiative Meeting*, Venice, 2003.

[8] Frank Biocca, Taeyong Kim, and Mark R Levy. The vision of virtual reality. *Communication in the age of virtual reality*, pages 3–14, 1995.

[9] BIU. Gamer Statistiken, 2014.

[10] BIU. Games Standort Deutschland, 2014.

[11] BIU. Genrekunde, 2014.

[12] S Björk and J Holopainen. *Patterns in Game Design*. Charles River Media, Boston, 2005.

[13] M.A. Boden and E.A. Edmonds. What is generative art? *Digital Creativity*, 20(1-2):21–46, 2009.

[14] Corey J Bohil, Bradly Alicea, and Frank A Biocca. Virtual reality in neuroscience research and therapy. *Nature Reviews Neuroscience*, 12(12):752–762, December 2011.

[15] H Bohnacker, B Groß, and J Laub. *Generative Gestaltung*. Entwerfen Programmieren Visualisieren. Verlag Hermann Schmidt, Mainz, 2009.

[16] Rares Boian, A Sharma, C Han, Alma S Merians, Grigore C Burdea, Sergei V Adamovich, Michael Recce, Marilyn Tremaine, and Howard Poizner. Virtual reality-based post-stroke hand rehabilitation. *Studies in health technology and informatics*, 85:64–70, 2002.

[17] B Bonnechere, B Jansen, P Salvia, H Bouzahouene, L Omelina, J Cornelis, M Rooze, and S Van Sint Jan. What are the current limits of the KinectTM sensor? *International Conference on Disability, Virtual Reality and Associated Technologies ICDVRAT*, pages 1–8, July 2012.

[18] J Bortz and N Döring. *Forschungsmethoden und Evaluation*. Springer Verlag, Heidelberg, 4 edition, 2006.

[19] Jürgen Bortz and Gustav Adolf Lienert. *Kurzgefasste Statistik für die klinische Forschung*. Springer Lehrbuch, Heidelberg, 3 edition, 2008.

[20] T Brandt. Schlaganfall: Risikofaktoren und ihre Behandlung. In C Dettmers, P Bülau, and C Weiller, editors, *Schlaganfall Rehabilitation*. Hippocampus Verlag, Bad Honnef, 2007.

[21] Brockhaus. *Brockhaus multimedial 2009.* Bibliographisches Institut & F.A. Brockhaus AG, Mannheim, 2009.

[22] FP Brooks. What's real about virtual reality? *Computer Graphics and Applications, IEEE*, 19(6):16–27, 1999.

[23] K Brütsch, A Koenig, L Zimmerli, S Mérillat Koeneke, R Riener, L Jäncke, H J van Hedel, and A Meyer-Heim. Virtual reality for enhancement of robot-assisted gait training in children with central gait disorders. *J Rehabil Med*, 43(6):493–499, May 2011.

[24] G Buccino, A Solodkin, and S L Small. Functions of the mirror neuron system: implications for neurorehabilitation. *Cognitive and behavioral neurology*, 19(1):55–63, March 2006.

[25] D V Buonomano and M M Merzenich. Cortical plasticity: from synapses to maps. *Annual review of neuroscience*, 21:149–186, 1998.

[26] G C Burdea. Virtual rehabilitation benefits and challenges. *Methods of information in medicine*, 42(5):519–523, 2003.

[27] M S Cameirao, S B i Badia, E Duarte, A Frisoli, and P F M J Verschure. The Combined Impact of Virtual Reality Neurorehabilitation and Its Interfaces on Upper Extremity Functional Recovery in Patients With Chronic Stroke. *Stroke*, 43(10):2720–2728, September 2012.

[28] MS Cameirao, IBS Bermúdez, OE Duarte, and PF Verschure. The rehabilitation gaming system: a review. *Studies in health technology and informatics*, 145:65, 2009.

[29] John M Carroll. The Adventure of Getting to Know a Computer. *Computer*, 15(11):49–58, 1982.

[30] Chaomei Chen. *Information Visualization.* Springer, London, 2006.

[31] Volker Claus and Andreas Schwill. *Duden Informatik.* Ein Fachlexikon für Studium und Praxis. Bibliographisches Institut, Mannheim, 2003.

[32] M S Cohen, S M Kosslyn, H C Breiter, G J DiGirolamo, W L Thompson, A K Anderson, S Y Brookheimer, B R Rosen, and J W Belliveau. Changes in cortical activity during mental rotation. A mapping study using functional MRI. *Brain*, 119 (Pt 1):89–100, January 1996.

[33] Thomas M Connolly, Elizabeth A Boyle, Ewan MacArthur, Thomas Hainey, and James M Boyle. Computers & Education. *Computers & Education*, 59(2):661–686, September 2012.

[34] M Csikszentmihalyi. *Flow.* Harper and Row, New York, 1990.

[35] M da Silva Cameirão, S Bermúdez i Badia, E Duarte, and P F M J Verschure. Virtual reality based rehabilitation speeds up functional recovery of the upper extremities after stroke: a randomized controlled pilot study in the acute phase of stroke using the Rehabilitation Gaming System. *Restorative neurology and neuroscience*, 29(5):287–298, 2011.

[36] S de Vries and T Mulder. Motor imagery and stroke rehabilitation: a critical discussion. *J Rehabil Med*, 39(1):5–13, 2007.

[37] E L Deci and R M Ryan. *Intrinsic motivation and self-regulation in human behavior.* PlenumPress, New York, 1985.

[38] Edward L Deci and Richard M Ryan. Die Selbstbestimmungstheorie der Motivation und ihre Bedeutung für die Pädagogik. *Zeitschrift für Pädagogik*, 39(2):223–238, 1993.

[39] Sebastian Deterding, Dan Dixon, Rilla Khaled, and Lennart Nacke. From game design elements to gamefulness: defining gamification. *Proceedings of the 15th MindTrek Conference*, pages 9–15, 2011.

[40] Sebastian Deterding, Rilla Khaled, Lennart E Nacke, and Dan Dixon. Gamification: Toward a definition. In *CHI 2011 Gamification Workshop*, Vancouver, 2011.

[41] C Dettmers and V Nedelko. Einsatz von mentalem Training in der Neurorehabilitation. *physioscience*, 8(03):96–103, August 2012.

[42] Michael A Dimyan and Leonardo G Cohen. Neuroplasticity in the context of motor rehabilitation after stroke. *Nature*, 7(2):76–85, January 2011.

[43] C Dohle. Spiegeltherapie. In Jan Merhholz, editor, *Neuroreha nach Schlaganfall*. Thieme, Stuttgart, 2011.

[44] Christian Dohle, Raimund Kleiser, Rüdiger J Seitz, and Hans-Joachim Freund. Body scheme gates visual processing. *Journal of neurophysiology*, 91(5):2376–2379, May 2004.

[45] Christian Dohle, Klaus Martin Stephan, Jakob T Valvoda, Omid Hosseiny, Lutz Tellmann, Torsten Kuhlen, Rüdiger J Seitz, and Hans-Joachim Freund. Representation of virtual arm movements in precuneus. *Experimental brain research*, 208(4):543–555, 2011.

[46] Geoffrey A Donnan, Marc Fisher, Malcolm Macleod, and Stephen M Davis. Stroke. *The Lancet*, 371(9624):1612–1623, May 2008.

[47] P Dorman, J Slattery, B Farrell, M Dennis, and et al. Qualitative comparison of the reliability of health status assessments with the EuroQol and SF-36 questionnaires after stroke. *Stroke*, 1998.

[48] P J Dorman, F Waddell, J Slattery, M Dennis, and P Sandercock. Is the EuroQol a valid measure of health-related quality of life after stroke? *Stroke*, 28(10):1876–1882, September 1997.

[49] Hajo Düchting. *Grundlagen der künstlerischen Gestaltung. Wahrnehmung, Farben- und Formenlehre, Techniken*. Deubner Verlag, Köln, 2 edition, 2008.

[50] P W Duncan, M Propst, and S G Nelson. Reliability of the Fugl-Meyer assessment of sensorimotor recovery following cerebrovascular accident. *Physical Therapy*, 63(10):1606–1610, September 1983.

[51] J Edmans, J Gladman, D Hilton, M Walker, A Sunderland, S Cobb, T Pridmore, and S Thomas. Clinical evaluation of a non-immersive virtual environment in stroke rehabilitation. *Clinical Rehabilitation*, 23(2):106–116, February 2009.

[52] Anne G Ekeland, Alison Bowes, and Signe Flottorp. Effectiveness of telemedicine: A systematic review of reviews. *International Journal of Medical Informatics*, 79(11):736–771, November 2010.

[53] B Elsner and W Prinz. Psychologische Modelle der Handlungssteuerung . In *Kognitive Neurowissenschaften*. Springer DE, 2012.

[54] K Eng, A Pescatore, E Chevrier, P Pyk, L Holper, C Schuster, A Heinrichs, and DC Kiper. Patient Evaluation of a Mirrored Display for Viewing of Co-located Virtual Arms. *World Congress on Medical Physics and Biomedical Engineering, Munich*, pages 1861–1864, 2009.

[55] K Eng, E Siekierka, P Pyk, E Chevrier, Y Hauser, M Cameirao, L Holper, K Hägni, L Zimmerli, and A Duff. Interactive visuomotor therapy system for stroke rehabilitation. *Medical and biological engineering and computing*, 45(9):901–907, 2007.

[56] C Farrer, N Franck, N Georgieff, C D Frith, J Decety, and M Jeannerod. Modulating the experience of agency: a positron emission tomography study. *Neuroimage*, 18(2):324–333, February 2003.

[57] L Ferreira dos Santos, H Schmidt, J Kruger, and C Dohle. Visualization of virtual reality neurological motor rehabilitation of the upper limb - a systematic review. In *International Conference on Virtual Rehabilitation 2013*, pages 176–177, Philadelphia, 2013.

[58] Elisabeth Fertl. Grundlagen der Neurologischen Rehabilitation. In Johann Lehrner, Gisela Pusswald, Elisabeth Fertl, Wilhelm Strubreither, and Ilse Kryspin-Exner, editors, *Klinische Neuropsychologie: Grundlagen–Diagnostik–Rehabilitation.* Springer, Wien, 2011.

[59] Susanna Freivogel. Forced-use-Therapie. In Jan Merhholz, editor, *Neuroreha nach Schlaganfall.* Thieme, Stuttgart, 2011.

[60] P Frommelt and H Grötzbach. Zielsetzung in der Schlaganfallrehabilitation. In C Dettmers, P Bülau, and C Weiller, editors, *Schlaganfall Rehabilitation.* Hippocampus Verlag, Bad Honnef, 2007.

[61] Peter Frommelt and Hubert Lösslein. *Neuro-Rehabilitation.* Ein Praxisbuch für interdisziplinäre Teams. Springer DE, 2010.

[62] A R Fugl-Meyer, L Jaasko, I Leyman, S Olsson, and S Steglind. The post-stroke hemiplegic patient. A method for evaluation of physical performance. *Scandinavian Journal of Rehabilitation Medicine,* 7(1):13–31, 1975.

[63] V Gallese, L Fadiga, L Fogassi, and G Rizzolatti. Action recognition in the premotor cortex. *Brain,* 119 (Pt 2):593–609, April 1996.

[64] D J Gladstone, C J Danells, and S E Black. The Fugl-Meyer Assessment of Motor Recovery after Stroke: A Critical Review of Its Measurement Properties. *Neurorehabilitation and Neural Repair,* 16(3):232–240, September 2002.

[65] Ernst von Glasersfeld. *Radikaler Konstruktivismus: Ideen, Ergebnisse, Probleme.* Suhrkamp, 1996.

[66] N F Gordon, M Gulanick, F Costa, G Fletcher, and et al. Physical activity and exercise recommendations for stroke survivors. *American Heart Association Circulation,* 109:2031–2041, 2004.

[67] R T Harbourne and N Stergiou. Movement Variability and the Use of Nonlinear Tools: Principles to Guide Physical Therapist Practice. *Physical Therapy*, 89(3):267–282, February 2009.

[68] A Hartmann. Pathophysiologische Grundlagen des Hirninfarkts. In C Dettmers, P Bülau, and C Weiller, editors, *Schlaganfall Rehabilitation*. Hippocampus Verlag, Bad Honnef, 2007.

[69] B Hauptmann. Von der Theorie zur Praxis: Grundlagen prozeduralen und motorischen Lernens. In C Dettmers, P Bülau, and C Weiller, editors, *Schlaganfall Rehabilitation*. Hippocampus Verlag, Bad Honnef, 2007.

[70] M L Heilig. Patent US3050870 - Sensorama Simulator. US Patent Office, 1962.

[71] N Heinrichs, U Stangier, A L Gerlach, and U Willutzki. *Evidenzbasierte Leitlinie zur Psychotherapie der Sozialen Angststörung*. Hogrefe Verlag, 2010.

[72] Cornelia Helfferich. *Die Qualität qualitativer Daten: Manual für die Durchführung qualitativer Interviews*. VS Verlag Springer Fachmedien, Wiesbaden, 4 edition, 2011.

[73] Amy Henderson, Nicol Korner-Bitensky, and Mindy Levin. Virtual reality in stroke rehabilitation: a systematic review of its effectiveness for upper limb motor recovery. *Topics in Stroke Rehabilitation*, 14(2):52–61, 2007.

[74] Thomas Hermann, Andrew Hunt, and John G Neuhoff. *The Sonification Handbook*. Logos Verlag, Berlin, 2011.

[75] P Heuschmann, O Busse, M Wagner, M Endres, A Villringer, J Röther, P Kolominsky-Rabas, and K Berger. Schlaganfallhäufigkeit und Versorgung von Schlaganfallpatienten in Deutschland. *Aktuelle Neurologie*, 37(07):333–340, October 2010.

[76] Sonja B Hofer, Thomas D Mrsic-Flogel, Tobias Bonhoeffer, and Mark Hübener. Experience leaves a lasting structural trace in cortical circuits. *Nature*, 457(7226):313–318, October 2008.

[77] Hunter G Hoffman, David R Patterson, Eric Seibel, Maryam Soltani, Laura Jewett-Leahy, and Sam R Sharar. Virtual reality pain control during burn wound debridement in the hydrotank. *The Clinical Journal of Pain*, 24(4):299–304, 2008.

[78] Martin Hofheinz, Michael Mibs, and B Elsner. Balancetraining nach Schlaganfall. In Jan Merhholz, editor, *Neuroreha nach Schlaganfall*. Thieme, Stuttgart, 2011.

[79] MK Holden. Virtual environments for motor rehabilitation: review. *Cyberpsychology & behavior : the impact of the Internet, multimedia and virtual reality on behavior and society*, 8(3):187–211, 2005.

[80] Robin Hunicke, Marc LeBlanc, and Robert Zubek. MDA: A formal approach to game design and game research. In *AAAI Challenges in Games AI Workshop*, pages 04–04, 2004.

[81] M Iacoboni and J C Mazziotta. Mirror neuron system: basic findings and clinical applications. *Annals of neurology*, 62(3):213–218, September 2007.

[82] Igroup. Igroup Website, 2014.

[83] ISPR. The Concept of Presence: Explication Statement, 2014.

[84] ISVR. International Society for Virtual Rehabilitation, 2014.

[85] David Jack, Rares Boian, Alma S Merians, Marilyn Tremaine, Grigore C Burdea, Sergei V Adamovich, Michael Recce, and Howard Poizner. Virtual reality-enhanced stroke rehabilitation. *IEEE Transactions on Neural Systems and Rehabilitation Engineering*, 9(3):308–318, 2001.

[86] David Jacobson. On theorizing presence. *Journal of Virtual Environments*, 6(1), 2002.

[87] Charlene Jennett, Anna Cox, and Paul Cairns. Investigating computer game immersion and the component real world dissociation. *CHI '09: Proceedings of the 27th international conference extended abstracts on Human factors in computing systems*, April 2009.

[88] Gunnar Johansson. Visual perception of biological motion and a model for its analysis. *Attention, Perception, & Psychophysics*, 14(2):201–211, 1973.

[89] S Johnson, J Hall, S Barnett, M Draper, G Derbyshire, L Haynes, C Rooney, H Cameron, G L Moseley, A C C Williams, C McCabe, and A Goebel. Using graded motor imagery for complex regional pain syndrome in clinical practice: Failure to improve pain. *European Journal of Pain*, 16(4):550–561, December 2011.

[90] Scott H Johnson, Gwen Sprehn, and Andrew J Saykin. Intact motor imagery in chronic upper limb hemiplegics: evidence for activity-independent action representations. *Journal of Cognitive Neuroscience*, 14(6):841–852, August 2002.

[91] Naomi Josman, Hadass Milika Ben-Chaim, Shula Friedrich, and Patrice L Weiss. Effectiveness of virtual reality for teaching street-crossing skills to children and adolescents with autism. *International Journal on Disability and Human Development*, 7(1):49–56, 2008.

[92] Younbo Jung, Shih-Ching Yeh, and Jill Stewart. Tailoring virtual reality technology for stroke rehabilitation: a human factors design. *CHI '06: CHI '06 extended abstracts on Human factors in computing systems*, April 2006.

[93] Friederike Kane and Sonja Drehlmann. Das AVUS-Programm verbessert die Funktion des betroffenen Arms bei Schlaganfallpatienten. Master's thesis, Hochschule Osnabrück, June 2013.

[94] V Kaptelinin and B A Nardi. *Acting with Technology: Activity Theory and Interaction Design*. The MIT Press, Cambridge, Massachusetts, 2006.

[95] Hans-Otto Karnath and Peter Thier. *Kognitive Neurowissenschaften*. Springer DE, 3 edition, 2012.

[96] N Katz, H Ring, Y Naveh, R Kizony, U Feintuch, and P L Weiss. Interactive virtual environment training for safe street crossing of right hemisphere stroke patients with Unilateral Spatial Neglect. *Disability & Rehabilitation*, 27(20):1235–1244, January 2005.

[97] E Klinger, S Bouchard, P LÃ geron, S Roy, F Lauer, I Chemin, and P Nugues. Virtual reality therapy versus cognitive behavior therapy for social phobia: a preliminary controlled study. *Cyberpsychology & behavior : the impact of the Internet, multimedia and virtual reality on behavior and society*, 8(1):76–88, January 2005.

[98] Peter L Kolominsky-Rabas, Peter U Heuschmann, Daniela Marschall, Martin Emmert, Nikoline Baltzer, Bernhard Neundörfer, Oliver Schöffski, and Karl J Krobot. Lifetime cost of ischemic stroke in Germany: results and national projections from a population-based stroke registry: the Erlangen Stroke Project. *Stroke*, 37(5):1179–1183, May 2006.

[99] S M Kosslyn, G J DiGirolamo, W L Thompson, and N M Alpert. Mental rotation of objects versus hands: neural mechanisms revealed by positron emission tomography. *Psychophysiology*, 35(2):151–161, February 1998.

[100] S M Kosslyn, G Ganis, and W L Thompson. Neural foundations of imagery. *Nature Reviews Neuroscience*, 2(9):635–642, September 2001.

[101] John W Krakauer. Motor learning: its relevance to stroke recovery and neurorehabilitation. *Current opinion in neurology*, 19(1):84–90, February 2006.

[102] T T Kuhlen and C C Dohle. Virtual reality for physically disabled people. *Computers in Biology and Medicine*, 25(2):205–211, February 1995.

[103] B Lange, S Flynn, and A Rizzo. Game-based telerehabilitation. *European journal of physical and rehabilitation medicine*, 45(1):143–151, 2009.

[104] B Lange, E. Suma, B. Newman, T. Phan, C.Y. Chang, A Rizzo, and M Bolas. Leveraging unencumbered full body control of animated virtual characters for game-based rehabilitation. *Virtual and Mixed Reality-Systems and Applications*, pages 243–252, 2011.

[105] Belinda Lange, Sebastian T Koenig, Chien-Yen Chang, Eric McConnell, Evan Suma, Mark Bolas, and A A Rizzo. Designing informed game-based rehabilitation tasks leveraging advances in virtual reality. *Disability & Rehabilitation*, 34(22):1863–1870, November 2012.

[106] Peter Langhorne, Julie Bernhardt, and Gert Kwakkel. Stroke rehabilitation. *Lancet*, 377(9778):1693–1702, May 2011.

[107] Peter Langhorne, Fiona Coupar, and Alex Pollock. Motor recovery after stroke: a systematic review. *The Lancet Neurology*, 8(8):741–754, July 2009.

[108] Jaron Lanier. *You are not a gadget: A manifesto*. Penguin Books, London, 2011.

[109] M L Latash. Anticipatory Control of Voluntary Action. In F Danion and M L Latash, editors, *Motor control: Theories, experiments and applications*. Oxford Univ Press, 2011.

[110] W Laube. *Sensomotorisches System*. Thieme, 2009.

[111] K Laver, S George, S Thomas, J E Deutsch, and M Crotty. Cochrane review: virtual reality for stroke rehabilitation. *European journal of physical and rehabilitation medicine*, 48(3):523–530, September 2012.

[112] Gerd Lehmkuhl and Jan Frölich. Neue Medien und ihre Folgen für Kinder und Jugendliche. *Zeitschrift für Kinder- und*

Jugendpsychiatrie und Psychotherapie, 41(2):83–86, February 2013.

[113] Stanislav Lem. *Summa technologiae*. Insel Verlag, Frankfurt, 1978.

[114] B Lenggenhager, T Tadi, T Metzinger, and O Blanke. Video ergo sum: manipulating bodily self-consciousness. *Science*, 2007.

[115] J Liepert. Evidenz-basierte Verfahren in der Physiotherapie. In C Dettmers, P Bülau, and C Weiller, editors, *Schlaganfall Rehabilitation*. Hippocampus Verlag, Bad Honnef, 2007.

[116] J Liepert. Neuroplastizität. In Jan Merhholz, editor, *Neuroreha nach Schlaganfall*. Thieme, Stuttgart, 2011.

[117] Matthew Lombard and Theresa Ditton. At the heart of it all: The concept of presence. *Journal of computer-mediated communication*, 3(2):20, 1997.

[118] J Maeda. *The laws of simplicity*. MIT Press, 2006.

[119] John Maeda. *Design by Numbers*. MIT Press, Cambridge, October 1999.

[120] H R Maturana and F J Varela. *Der Baum der Erkenntnis*. Fischer Verlag, Frankfurt am Main, 4 edition, 2011.

[121] Philipp Mayring. Qualitative Inhaltsanalyse. In *Handbuch qualitative Forschung in der Psychologie*, pages 601–613. VS Verlag Springer Fachmedien, Wiesbaden, 2010.

[122] Ian McDowell. *Measuring health: a guide to rating scales and questionnaires*. Oxford University Press New York, 3 edition, 2006.

[123] J McGonigal. *Reality is broken*. Why games make us better and how they can change the world. The Penguin Press, New York, 2011.

[124] P A McGrath, C E Seifert, K N Speechley, J C Booth, L Stitt, and M C Gibson. A new analogue scale for assessing children's pain: an initial validation study. *Pain*, 64(3):435–443, February 1996.

[125] J Mehrholz. Elektromechanisch assistiertes Training. In Jan Merhholz, editor, *Neuroreha nach Schlaganfall*. Thieme, Stuttgart, 2011.

[126] A S Merians. Sensorimotor Training in a Virtual Reality Environment: Does It Improve Functional Recovery Poststroke? *Neurorehabilitation and Neural Repair*, 20(2):252–267, June 2006.

[127] A S AS Merians, E E Tunik, G G GG Fluet, Q Q Qiu, and S V SV Adamovich. Innovative approaches to the rehabilitation of upper extremity hemiparesis using virtual environments. *European journal of physical and rehabilitation medicine*, 45(1):123–133, February 2009.

[128] Alma S Merians, David Jack, Rares Boian, Marilyn Tremaine, Grigore C Burdea, Sergei V Adamovich, Michael Recce, and Howard Poizner. Virtual reality-augmented rehabilitation for patients following stroke. *Physical Therapy*, 82(9):898–915, September 2002.

[129] Günter Mey and Katja Mruck. Interviews. In *Handbuch qualitative Forschung in der Psychologie*, pages 423–435. VS Verlag Springer Fachmedien, Wiesbaden, 2010.

[130] Marvin Minsky. Telepresence. *Omni*, 2(9):45–51, 1980.

[131] A Mirelman, P Bonato, and Judith E Deutsch. Effects of Training With a Robot-Virtual Reality System Compared With a Robot Alone on the Gait of Individuals After Stroke. *Stroke*, 40(1):169–174, 2009.

[132] Anat A Mirelman, Inbal I Maidan, Talia T Herman, Judith E JE Deutsch, Nir N Giladi, and Jeffrey M JM Hausdorff. Virtual

reality for gait training: can it induce motor learning to enhance complex walking and reduce fall risk in patients with Parkinson's disease? *Journal of Gerontology: Medical Sciences*, 66(2):234–240, January 2011.

[133] Ingrid Möller and Barbara Krahé. Gewalt in Bildschirmspielen und aggressives Verhalten. In *Medienbildung und Gesellschaft*, pages 309–313. Springer Fachmedien Wiesbaden, Wiesbaden, May 2013.

[134] Masahiro Mori, Karl MacDorman, and Norri Kageki. The Uncanny Valley. *IEEE Robotics & Automation Magazine*, 19(2):98–100, 2012.

[135] G Lorimer Moseley. Graded motor imagery for pathologic pain: a randomized controlled trial. *Neurology*, 67(12):2129–2134, December 2006.

[136] G Lorimer Moseley, David S Butler, Timothy B Beames, and Thomas J Giles. *The Graded Motor Imagery Handbook*. Noigroup Publications, first edition, June 2012.

[137] G Lorimer Moseley, A Gallace, and C Spence. Is mirror therapy all it is cracked up to be? Current evidence and future directions. *Pain*, 138(1):7–10, 2008.

[138] Nick Mumford, Jonathan Duckworth, Patrick R Thomas, David Shum, Gavin Williams, and Peter H Wilson. Upper limb virtual rehabilitation for traumatic brain injury: initial evaluation of the elements system. *Brain Injury*, 24(5):780–791, December 2010.

[139] C D Murray, S Pettifer, T Howard, E L Patchick, F Caillette, J Kulkarni, and C Bamford. The treatment of phantom limb pain using immersive virtual reality: Three case studies. *Disability & Rehabilitation*, 29(18):1465–1469, 2007.

[140] National Center for Biotechnology Information. Pubmed, 2014.

[141] DA Neumann. *Kinesiology of the Musculoskeletal System: Foundations for Rehabilitation.* Mosby Elsevier, St. Louis, 2 edition, 2010.

[142] NOIGroup. Recognise: left/right discrimination, 2014.

[143] Donald A. Norman. *Emotional Design: Why We Love (or Hate) Everyday Things.* Basic Books, New York, 2004.

[144] L M Parsons. Integrating cognitive psychology, neurology and neuroimaging. *ACTPSY*, 107(1-3):155–181, April 2001.

[145] Thomas D Parsons and A A Rizzo. Affective outcomes of virtual reality exposure therapy for anxiety and specific phobias: a meta-analysis. *Journal of behavior therapy and experimental psychiatry*, 39(3):250–261, September 2008.

[146] Thomas D Parsons, A A Rizzo, Steve Rogers, and Philip York. Virtual reality in paediatric rehabilitation: A review. *Developmental Neurorehabilitation*, 12(4):224–238, January 2009.

[147] Alvaro Pascual-Leone, Amir Amedi, Felipe Fregni, and Lotfi B Merabet. The plastic human brain cortex. *Annual review of neuroscience*, 28:377–401, 2005.

[148] Matt Pearson. *Generative Art: A Practical Guide Using Processing.* Manning Publications Co., June 2011.

[149] Wei Peng, Jih-Hsuan Lin, Karin A Pfeiffer, and Brian Winn. Need Satisfaction Supportive Game Features as Motivational Determinants: An Experimental Study of a Self-Determination Theory Guided Exergame. *Media Psychology*, 15(2):175–196, May 2012.

[150] D Perani, F Fazio, N A Borghese, M Tettamanti, S Ferrari, J Decety, and M C Gilardi. Different Brain Correlates for Watching Real and Virtual Hand Actions. *Neuroimage*, 14(3):749–758, September 2001.

[151] Thomas T Platz, Cosima C Pinkowski, Frederike F van Wijck, In-Ha IH Kim, Paolo P di Bella, and Garth G Johnson. Reliability and validity of arm function assessment with standardized guidelines for the Fugl-Meyer Test, Action Research Arm Test and Box and Block Test: a multicentre study. *Clinical Rehabilitation*, 19(4):404–411, May 2005.

[152] C I M Price, R H Curless, and H Rodgers. Can Stroke Patients Use Visual Analogue Scales? *Stroke*, 30(7):1357–1361, July 1999.

[153] PrimeSense. PrimeSense NITE Algorithms 1.5. Technical report, December 2011.

[154] W Prinz. Representational foundations of intentional action. In *Human Body Perception from the Inside Out*. Oxford University Press, USA, 2006.

[155] P Pyk, D Wille, E Chevrier, Y Hauser, L Holper, I Fatton, R Greipl, S Schlegel, I Ottiger, B Ruckriem, A Pescatore, A Meyer-Heim, D Kiper, and K Eng. A Paediatric Interactive Therapy System for arm and hand rehabilitation. *Virtual Rehabilitation*, pages 127–132, 2008.

[156] Qinyin Qiu, Diego A Ramirez, Soha Saleh, Gerard G Fluet, Heta D Parikh, Donna Kelly, and Sergei V Adamovich. The New Jersey Institute of Technology Robot-Assisted Virtual Rehabilitation (NJIT-RAVR) system for children with cerebral palsy: a feasibility study. *Journal of NeuroEngineering and Rehabilitation*, 6(1):40, 2009.

[157] V S Ramachandran. Plasticity and functional recovery in neurology. *Clinical Medicine, Journal of the Royal College of Physicians*, 5(4):368–373, 2005.

[158] V S Ramachandran and E L Altschuler. The use of visual feedback, in particular mirror visual feedback, in restoring brain function. *Brain*, 132(Pt 7):1693–1710, July 2009.

[159] V S Ramachandran, D Rogers-Ramachandran, and S Cobb. Touching the phantom limb. *Nature*, 377(6549):489–490, 1995.

[160] Debbie Rand, Patrice L Weiss, and Noomi Katz. Training Multitasking in a Virtual Supermarket: A Novel Intervention After Stroke. *American Journal of Occupational Therapy*, 63(5):535–542, August 2009.

[161] Casey Reas. *Form and Code*. Princeton Architectural Press, New York, 2010.

[162] Casey Reas and Ben Fry. Processing: programming for the media arts. *AI & SOCIETY*, 20(4):526–538, May 2006.

[163] Holger Regenbrecht and Thomas Schubert. Real and illusory interactions enhance presence in virtual environments. *Presence: Teleoperators and Virtual Environments*, 11(4):425–434, 2002.

[164] Howard Rheingold. *Virtuelle Welten*. Reisen im Cyberspace. Rowohlt, Reinbek, 1992.

[165] G Riva. Is presence a technology issue? Some insights from cognitive sciences. *Virtual Reality*, 13(3):159–169, September 2009.

[166] Giuseppe Riva. Using Virtual Reality Immersion Therapeutically. *The Use of Technology in Mental Health: Applications, Ethics and Practice*, 2010.

[167] Giuseppe Riva, John A Waterworth, Eva L Waterworth, and Fabrizia Mantovani. From intention to action: The role of presence. *New Ideas in Psychology*, 29(1):24–37, 2010.

[168] A Rizzo and Gerard Jounghyun Kim. A SWOT Analysis of the Field of Virtual Reality Rehabilitation and Therapy. *Presence: Teleoperators and Virtual Environments*, 14(2):119–146, 2005.

[169] A A Rizzo, Thomas D Parsons, Belinda Lange, Patrick Kenny, John G Buckwalter, Barbara Rothbaum, Joann Difede, John Frazier, Brad Newman, Josh Williams, and Greg Reger. Virtual

Reality Goes to War: A Brief Review of the Future of Military Behavioral Healthcare. *Journal of Clinical Psychology in Medical Settings*, 18(2):176–187, May 2011.

[170] G Rizzolatti, L Fadiga, V Gallese, and L Fogassi. Premotor cortex and the recognition of motor actions. *Cognitive Brain Research*, 3(2):131–141, March 1996.

[171] Giacomo Rizzolatti and Laila Craighero. The Mirror-Neuron System. *Annual review of neuroscience*, 27(1):169–192, July 2004.

[172] D A Rosenbaum. *Human motor control*. Elsevier, 2 edition, 2010.

[173] R M Ryan and E L Deci. Self-determination theory and the facilitation of intrinsic motivation, social development, and well-being. *American Psychologist*, 55(1):68–78, 2000.

[174] S Saleh, S V Adamovich, and E Tunik. Mirrored Feedback in Chronic Stroke: Recruitment and Effective Connectivity of Ipsilesional Sensorimotor Networks. *Neurorehabilitation and Neural Repair*, December 2013.

[175] J Schell. *The Art of Game Design: A book of lenses*. Morgan Kaufmann Publishers Inc, Burlington, 2008.

[176] E Scherfer and T Bossmann. *Forschung verstehen: ein Grundkurs in evidenzbasierter Praxis*. Pflaum Verlag, 2 edition, 2011.

[177] Edward Schneider, Yifan Wang, and Shanshan Yang. Exploring the uncanny valley with Japanese video game characters. In *DiGRA 2007*, 2007.

[178] R Schönhammer. *Einführung in die Wahrnehmungspsychologie: Sinne, Körper, Bewegung*. facultas.wuv, Wien, 1 edition, 2009.

[179] Franz Schubert and Wolfgang Lalouschek. Schlaganfall. In Johann Lehrner, Gisela Pusswald, Elisabeth Fertl, Wilhelm Strubreither, and Ilse Kryspin-Exner, editors, *Klinische Neuropsychologie: Grundlagen–Diagnostik–Rehabilitation*. Springer, Wien, 2011.

[180] T Schubert, F Friedmann, and H Regenbrecht. The experience of presence: Factor analytic insights. *Presence: Teleoperators and Virtual Environments*, 10(3):266–281, 2001.

[181] Thomas Schubert and Jan Crusius. Five theses on the book problem: Presence in books, film and VR. In *Presence 2002*, pages 53–59. Universidad Fernando Pessoa. Porto,, Portugal, 2002.

[182] Thomas W Schubert. The sense of presence in virtual environments. *Zeitschrift für Medienpsychologie*, 15(2):69–71, April 2003.

[183] Thomas Schüler, Luara Ferreira dos Santos, and Simon Hoermann. Harnessing the experience of presence for virtual motor rehabilitation: towards a guideline for the development of virtual reality environments. In *International Conference on Disability, Virtual Reality and Associated Technologies ICDVRAT*, 2014.

[184] Thomas Schüler and Sebastian T Koenig. Software Engineering for Virtual Rehabilitation.

[185] H Schumann and W Müller. *Visualisierung: Grundlagen und allgemeine Methoden*. Springer Verlag, Berlin, 2000.

[186] J See, L Dodakian, C Chou, V Chan, A McKenzie, D J Reinkensmeyer, and S C Cramer. A Standardized Approach to the Fugl-Meyer Assessment and Its Implications for Clinical Trials. *Neurorehabilitation and Neural Repair*, June 2013.

[187] Werner Sesink. *In-formatio: Die Einbildung des Computers*. Lit Verlag, Münster, 2004.

[188] William R Sherman and Alan B Craig. *Understanding Virtual Reality. Interface, Application, and Design.* Morgan Kaufmann, 2002.

[189] A Shumway-Cook and M H Woollacott. *Motor Control: Translating Research Into Clinical Practice.* Lippincott Williams & Wilkins, 3 edition, 2007.

[190] Herbert A. Simon. *Die Wissenschaft des Künstlichen.* The MIT Press, 3 edition, 1996.

[191] Tania Singer. The neuronal basis and ontogeny of empathy and mind reading: review of literature and implications for future research. *Neuroscience and biobehavioral reviews,* 30(6):855–863, 2006.

[192] M Slater. A note on presence terminology. *Presence connect,* 3(3), 2003.

[193] Mel Slater. Inducing illusory ownership of a virtual body. *Frontiers in Neuroscience,* 3(2):214–220, September 2009.

[194] Steven L Small, Giovanni Buccino, and Ana Solodkin. The mirror neuron system and treatment of stroke. *Developmental Psychobiology,* 54(3):293–310, November 2010.

[195] M Spitzer. *Digitale Demenz: Wie wir uns und unsere Kinder um den Verstand bringen.* Droemer Verlag, München, 2012.

[196] Manfred Spitzer. *Geist im Netz. Modelle für Lernen, Denken und Handeln.* Spektrum Akademischer Verlag, Heidelberg, 1996.

[197] Manfred Spitzer. *Musik im Kopf: Hören, Musizieren, Verstehen und Erleben im neuronalen Netzwerk.* Schattauer, Stuttgart, 2002.

[198] Felix Stalder. In der zweiten digitalen Phase. *TAZ,* February 2014.

[199] Nicholas Stergiou and Leslie M Decker. Human movement variability, nonlinear dynamics, and pathology: Is there a connection? *Human Movement Science*, 30(5):869–888, October 2011.

[200] Dagmar Sternad and Masaki O Abe. Variability, Noise and Sensitivity to Error in Learning a Motor Task. In F Danion and M L Latash, editors, *Motor control: Theories, experiments and applications*. Oxford Univ Press, 2011.

[201] R Stone. Serious games: virtual reality's second coming? *Virtual Reality*, 13(1):1–2, 2009.

[202] L A Suchman. *Plans and situated actions: the problem of human-machine communication*. Cambridge Univ Press, Cambridge, 1987.

[203] Ivan E Sutherland. The Ultimate Display. In *International Federation of Information Processing Congress*, pages 1–2, 1965.

[204] Holm Thieme, Jan Mehrholz, Marcus Pohl, Johann Behrens, and Christian Dohle. Mirror therapy for improving motor function after stroke. *The Cochrane Library*, (3), 2012.

[205] Peter Thier. Grundlagen zielgerichteter Motorik. In *Kognitive Neurowissenschaften*. Springer DE, 2012.

[206] Phil Turner and Susan Turner. The Book Problem is all in the Mind. In *Presence 2011*, pages 1–9, Edinburgh, 2011.

[207] B Van Cranenburgh. *Neurorehabilitation*. Urban & Fischer, München, 2007.

[208] Roland van Peppen and Jan Mehrholz. Evidenzbasierte Rehabilitation nach Schlaganfall. In Jan Merhholz, editor, *Neuroreha nach Schlaganfall*. Thieme, Stuttgart, 2011.

[209] F J Varela, E T Thompson, and E Rosch. *The Embodied Mind: Cognitive Science and Human Experience*. MIT Press, Boston, 1991.

[210] M Villiger, D Bohli, D Kiper, P Pyk, J Spillmann, B Meilick, A Curt, M C Hepp-Reymond, S Hotz-Boendermaker, and K Eng. Virtual Reality-Augmented Neurorehabilitation Improves Motor Function and Reduces Neuropathic Pain in Patients With Incomplete Spinal Cord Injury. *Neurorehabilitation and Neural Repair*, 27(8):675–683, September 2013.

[211] JP Wann. Virtual reality environments for rehabilitation of perceptual-motor disorders following stroke. *Proceedings of the European Conference on Disability, Virtual Reality and Associated Technology*, pages 233–238, 1996.

[212] J A Waterworth and E L Waterworth. The meaning of presence. *Presence-Connect 3*, 2003.

[213] J A Waterworth, E L Waterworth, F Mantovani, and G Riva. On Feeling (the) Present. *Journal of Consciousness Studies*, 17(1-2):167–188, 2010.

[214] Natalie Webb and Tony Renshaw. Eyetracking in HCI. In Paul Cairns and Anna Cox, editors, *Research Methods for Human-Computer Interaction*, pages 1–6. Cambridge University Press, Cambridge, 2008.

[215] Patrice L Tamar Weiss and Noomi Katz. The potential of virtual reality for rehabilitation. *Journal of rehabilitation research and development*, 41(5):vii–x, September 2004.

[216] M. Wertheimer. Untersuchungen zur Lehre von der Gestalt. II. *Psychological Research*, 4(1):301–350, 1923.

[217] Josef Wiemeyer. Digitale Spiele. *Sportwissenschaft*, 39(2):120–128, June 2009.

[218] P H Wilson. Developmental cognitive neuroscience perspective on motor rehabilitation: the case for virtual reality-augmented therapy. In *International Conference on Disability, Virtual Reality and Associated Technologies ICDVRAT*, 2012.

[219] Bob G Witmer and Michael J Singer. Measuring presence in virtual environments: A presence questionnaire. *Presence: Teleoperators and Virtual Environments*, 7(3):225–240, 1998.

[220] WMA. World Medical Association Declaration of Helsinki. Technical report, 2008.

[221] Hartwig Woldag and Horst Hummelsheim. Prädikatoren nach Schlaganfall. In Jan Merhholz, editor, *Neuroreha nach Schlaganfall*. Thieme, Stuttgart, 2011.

[222] G. Wulf. Attentional focus and motor learning: A review of 10 years of research. *E-Journal Bewegung und Training*, 1:4–14, 2007.

[223] G. Wulf. Motorisches Lernen: Einflussgrößen und ihre Optimierung. In C Dettmers, P Bülau, and C Weiller, editors, *Schlaganfall Rehabilitation*. Hippocampus Verlag, Bad Honnef, 2007.

[224] G. Wulf, R Lewthwaite, and CJ Winstein. Motorisches Lernen und grundlegende psychologische Bedürfnisse: Implikationen für die Rehabilitation nach Schlaganfall. In Jan Merhholz, editor, *Neuroreha nach Schlaganfall*. Thieme, Stuttgart, 2011.

[225] Rachel Yehuda. Post-traumatic Stress Disorder. *Encyclopedia of Cognitive Science*, 2000.